ESSAI

SUR LES

FIÈVRES ADYNAMIQUES

EN GÉNÉRAL;

Notamment sur celle qui règne épidémiquement aux Indes occidentales, et sur ses rapports avec les maladies qu'on observe aujourd'hui en Europe, avec un avertissement et une observation nouvelle;

SUIVI D'UNE NOTICE SUR LA FIÈVRE JAUNE;

Par M. LE FOULON,

Docteur en Médecine de l'Université de Montpellier, résidant ci-devant à la Guadeloupe, et maintenant à Nantes.

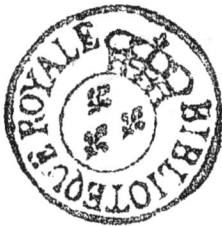

Occasio præceps..... Judicium difficile.
HIPP. *Aph.* I.

A PARIS,

Chez Méquignon l'aîné, père, Libraire de la Faculté de Médecine, rue de l'École de Médecine.

1816.

DE L'IMPRIMERIE DE CRAPELET.

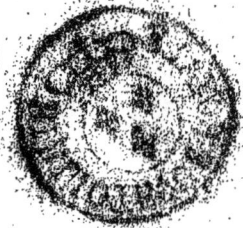

AVERTISSEMENT.

CET essai qu'on peut considérer comme un *Traité complet des Fièvres Adynamiques*, puisqu'il en est peu dont on n'y trouverait pas la description, fut imprimé en mon absence il y a huit ans, et se trouvait rempli de fautes et de quelques transpositions qui en rendaient la lecture difficile dans certains endroits, et inintelligible dans d'autres.

En remplaçant les feuilles les plus défectueuses par des cartons, j'avais bien à la vérité fait disparaître la plupart de ces incorrections; mais on y en voyait encore d'essentielles qui ne pouvaient être tolérées, et que j'ai élaguées en recourant de nouveau au même moyen; ensorte qu'il n'en reste plus maintenant que de très-légères que j'ai indiquées dans un *errata*.

C'est ainsi qu'en l'annonçant pour la seconde fois, j'ai cherché à rendre plus digne du public cet ouvrage, que je suis fondé à croire être utile, d'après les rapports flatteurs qu'en ont fait quelques sociétés savantes (1), et le suffrage dont un grand nombre de médecins instruits l'ont honoré. La théorie y est appuyée sur des principes que l'expérience ne démentira jamais, et renfermée dans de justes bornes qui la rendent facile à saisir; et j'y expose une méthode de traitement inusitée jusqu'à ce jour, et sanctionnée par les succès les plus heureux et les plus constans. J'y ai aussi ajouté, afin d'en augmenter l'intérêt, une observation qui en offre un, peut-être sans exemple, et le seul sans doute qui ait été assez puissant pour soustraire à la mort la personne qui en est le sujet. Si elle ne pré-

---

(1) Je saisis cette occasion pour remercier M. Savary, que je n'ai pas l'avantage de connaître, du rapport qu'il a bien voulu faire de cet essai; ce critique savant et impartial, poussant peut-être un peu loin l'éloge, en recommande non-seulement la lecture, mais encore la méditation. Je fais trop de cas des conseils qu'il m'y donne pour ne pas les mettre à profit, si je me trouve jamais dans le cas d'en faire une autre édition.

sente rien de nouveau sur le diagnostic des fièvres dont je m'occupe dans cet essai, elle servira du moins à démontrer jusqu'à l'évidence l'extrême facilité qu'elles ont à se communiquer d'individus à individus, vérité sur laquelle j'ai tant insisté, qu'on s'obstine cependant toujours à nier, et dont il importe néanmoins si fort d'avoir une pleine conviction, que c'est l'unique moyen qui puisse engager les médecins à user des précautions et à donner les conseils propres à s'en garantir. Je l'ai inséré à la page 175, sous l'espèce à laquelle elle paraît le mieux appartenir, et à laquelle précisément il en manquait de comparatives; ainsi placée, l'ordre de la lecture n'en souffre point, et l'on ne s'apercevrait pas qu'elle y est nouvellement adaptée, sans la réflexion qui la suit.

Il ne me reste plus qu'un mot à dire, et ce sera pour répondre à une observation que je regarde comme un reproche, c'est d'avoir un peu trop multiplié le nombre des fièvres adynamiques; mais pouvais-je atteindre le but que je m'étais proposé, en présentant sous moins de faces un genre de maladie qui, semblable à un Protée, affecte toutes les formes, et qui, malgré les précautions que j'ai prises pour le démasquer, trompe encore tous les jours les médecins les plus exercés? Commandée par la nature même du sujet, cette division ne pouvait guère être resserrée, et j'avouerai que, sans son secours, il m'aurait été impossible de m'engager dans les discussions qui m'ont conduit à traiter de beaucoup de cas particuliers qu'on n'aurait pu qu'indiquer dans le cours d'une simple narration où il m'aurait été impossible d'en développer suffisamment les causes, ni m'étendre assez sur leur traitement pour en faire sentir la nécessité et les avantages; de manière que la partie qui, selon moi, en est une des plus essentielles, aurait manqué à cet ouvrage.

Nota. On engage à corriger, avant de commencer à lire cet ouvrage, les fautes qui peuvent encore s'y trouver : elles son indiquées dans l'*errata* qu'on a placé à la fin.

PRÉFACE.

LE titre sous lequel je présente cet Essai au public n'est pas celui que je lui avais d'abord destiné, et ce n'est qu'après y avoir mûrement réfléchi que je me suis décidé à le lui donner. Je l'ai jugé le plus convenable, parce que je traite réellement des *fièvres adynamiques* en général, lorsque je parais m'occuper spécialement de la fièvre qui désole aujourd'hui les Indes occidentales. La marche que j'y suis semble, il est vrai, me les faire perdre de vue pendant quelque temps; mais les développemens et les détails dans lesquels j'entre alors ne leur en sont pas moins applicables, et je termine toujours par les leur rapporter; de sorte qu'il n'est pas douteux que je me serve de la dernière, comme du moyen le plus propre à les faire connaître. Et en effet, il n'en est aucune, même en France, parmi les premières, dont la description s'éloigne tellement d'une de celles des espèces que j'ai cru à propos d'en faire, qu'on ne puisse lui comparer, et qui ne fournisse une preuve de leur conformité avec elle. Ainsi, je n'ai pu parler de l'une sans toucher à ce qui concerne les autres, et j'ai véritablement traité des *fièvres adynamiques en général.*

Je m'attends, en livrant cet Essai à l'impression, à rencontrer plus d'un contradicteur; mais le sujet en est si intéressant pour tous les hommes, et particulièrement pour les médecins, que je

n'ai pas dû être arrêté par une aussi
faible considération. Quelle raison au-
rais-je d'ailleurs de me plaindre, lorsque des hommes justement célèbres ont
essuyé des persécutions pour avoir annoncé des vérités utiles ?

Bien éloigné d'établir aucune comparaison entre eux et moi, j'espère du temps
la justice qu'on leur a rendue ; et si je
diffère, en faisant part de mes idées, de
l'opinion commune sur la théorie des
fièvres des Indes occidentales, et d'un
grand nombre de celles qu'on voit aujourd'hui en Europe, de même que sur
la manière de les traiter, c'est que j'ai
observé qu'elles n'étaient pas les véri-
tables, et que les fautes des autres, et
celles que j'ai commises moi-même, m'ont
conduit à faire des réflexions auxquelles

on ne s'était point encore livré. Ainsi,
dans une science de faits, il reste toujours à perfectionner, et il arrive souvent qu'un homme ordinaire découvre
ce qui était échappé aux plus savans :
c'est, sans doute, à cette cause que je
peux attribuer le peu de bien que j'ai
pu faire. Je vais dire comment j'y suis
parvenu.

J'ai quitté la France encore jeune pour
passer à la Guadeloupe, où j'arrivai plein
de la lecture des meilleurs auteurs, et
surtout de *Baglivi*, que j'avais sérieusement médité. J'avais même déjà une pratique formée. Loin de m'y comporter
comme le plus grand nombre a coutume
de le faire, et de chercher à y voir de
suite des malades, je m'en éloignai pendant plusieurs mois, durant lesquels je

ne me permis d'en visiter aucun, si ce
n'est ceux de mes confrères avec qui je
tâchais de m'instruire. Les fièvres d'un
mauvais caractère, et telles qu'il y en a
aujourd'hui en si grande quantité, y
étaient rares : mais, en me portant partout, j'eus cependant occasion d'en voir
quelques-unes. On les y traitait comme
on le fait communément ici, et les malades succombaient presque tous : les
seuls qui réchappaient étaient ceux à qui
des rémissions bien marquées faisaient
donner le quinquina. Je commençai d'a-
bord à croire qu'on en aurait sauvé plusieurs autres, si on avait plus souvent et
plutôt eu recours à cette écorce, et je ne
tardai pas à me persuader qu'il fallait,
pour combattre ces maladies avec avantage, les attaquer de front et avant que

leur cause productrice n'eût répandu ses influences malignes sur l'universalité des solides et des fluides, au lieu de se borner à des remèdes insuffisans, en attendant la crise, qui n'arrivait pas. C'était en outre suivre le conseil d'auteurs fameux qui nous enseignent qu'il est des fièvres qui peuvent être guéries, et comme suffoquées dans leur invasion, par une méthode plus ou moins active. Ce précepte me parut applicable à celles-ci, et j'en fis pour l'avenir la règle de ma conduite. Il le sera probablement de la plupart des médecins, lorsqu'ils auront bien voulu examiner les motifs qui m'ont engagé à le suivre, et il y a lieu d'espérer qu'ils s'y conformeront d'autant plus volontiers, que je puis leur offrir une expérience de vingt années pour garant de

son utilité et de la nécessité où l'on est
de s'y soumettre.

Cette manière de se comporter à l'é-
gard des fièvres paraît, en France, admis-
sible aux colonies, dans un grand nombre
de cas; mais on y répugne à croire qu'elle
puisse convenir à celles qu'on observe
dans les régions tempérées. Il est cependant plus souvent indispensable d'y recourir qu'on ne se l'imagine; car il s'en
faut bien que les fièvres du caractère de
celles qui ravagent le Nouveau-Monde
y soient confinées, puisque leur existence
est également constatée dans l'Ancien,
où, quoiqu'elles y soient moins prononcées que dans le premier, et qu'il faille
quelquefois une grande délicatesse dans
le jugement pour saisir certaines d'entre

elles, elles se montrent néanmoins, pour
la plupart, aussi à découvert que dans
les pays chauds. Je me persuade qu'il suffira aux personnes sensées, et qui cherchent de bonne foi à s'instruire, d'avoir
sous les yeux les observations que j'en ai
rapportées, pour être convaincues que
non - seulement on y en voit de semblables, mais qu'elles y compliquent encore, dans quelques circonstances, un
grand quart des autres maladies. J'ajoute
qu'elles seront surprises qu'on ait besoin
de les leur signaler, puisqu'elles ont un
mode d'être si différent de celui des fièvres
qu'on observait jadis et qu'on rencontre
journellement dans la pratique.

Je ne pousserai pas ici plus loin ces
réflexions, parce que j'y reviendrai plu-

sieurs fois dans le cours de cet Essai, que
j'ai entrepris uniquement dans la vue
d'être utile.

Afin de ne pas revenir à chaque instant sur la composition des remèdes à employer dans les fièvres dont je vais m'occuper, je renvoie à la fin de cet ouvrage, où l'on trouvera les différentes formules de ceux que j'y prescris.

INTRODUCTION.

Peu de maladies méritent sans doute une attention plus sérieuse de la part des médecins que
la fièvre qui désole aujourd'hui les Indes occidentales. La mortalité qu'elle y a causée, l'incertitude qu'ont eue de son caractère les gens de
l'art qui ont été à même de l'examiner, et leur
aveu unanime sur le défaut de succès des divers
traitemens qu'ils lui ont opposés, ont dû naturellement inspirer à ceux qui, venant habiter ces
pays pour la première fois, se trouvaient plus
particulièrement exposés à ce fléau, un effroi
d'autant plus excusable, qu'ils étaient convain-
cus de ne pouvoir pas échapper à son attaque.
Aussi l'aspect de ses ravages en a-t-il décidé
un grand nombre à chercher dans une fuite pré-
cipitée le salut que tous n'ont pas eu le bonheur
d'y rencontrer, puisque plusieurs d'entre eux,
déja atteints de la contagion, y ont succombé
quelques jours après leur départ.

1 *

Ils ne voyaient donc plus qu'une sorte de folie à rester exposés à un danger qu'ils croyaient pouvoir encore éviter par la fuite. J'avouerai moi-même que, quelque accoutumé que je dusse être à l'influence du climat, les rapports que l'on faisait en France de cette épidémie, qui tendaient à la faire considérer comme pestilentielle, ont retardé de plus de trois mois un voyage que mes affaires à la Guadeloupe me rendaient indispensable. Absent depuis huit ans de cette colonie, je craignais de retourner dans une contrée aussi meurtrière, et que je n'avais pas connue telle autrefois. Je m'y rendis cependant au commencement de germinal an 11.

On était encore en paix, et la mortalité, entretenue par l'arrivée successive et constante des Européens, continuait à sévir. Sur cent, à peine cinq étaient épargnés, et rarement un pareil nombre survivait à la maladie (1).

_____

(1) Cette vérité n'est pas aussi constante pour ceux qui allaient de suite habiter les quartiers sains de la colonie. Là, vivant isolés, quelques-uns d'entre eux,

Les entretiens que j'eus à son sujet avec les médecins, dont quelques-uns étaient depuis long-temps fixés dans le pays, me frappèrent de surprise; car, outre qu'ils la prétendaient nouvelle, ils n'avaient jamais rien vu qui approchât de sa malignité. Ils avaient employé tour-à-tour tous les moyens jugés propres à combattre cette maladie; et je n'en voyais aucun qui eût été omis.

Je tremblai dès-lors d'être appelé pour la traiter, et de me voir ainsi réduit au rôle affligeant de contemplateur inutile. J'attendis donc avec une impatiente perplexité pour juger des choses par moi-même; et elle ne tarda pas à se présenter.

Un de mes anciens amis, M. Duviella, capitaine de la rivière de Bordeaux, était depuis trois semaines dans le port de la Pointe-à-Pître, ville où je résidais. Il avait déjà perdu deux de ses

---

qui n'avaient pas contracté le germe de cette maladie, ont été assez heureux pour n'en pas être atteints, et n'en ont point éprouvé d'autres, que celles qu'ils auraient pu avoir autrefois.

officiers et deux matelots; et son chirurgien, qui mourut le lendemain en vomissant des flots de sang, était malade depuis quatre jours. Il me fit voir un de ses mousses âgé de quatorze ans, chez lequel l'invasion de la fièvre, qui avait eu lieu pendant la nuit, ressemblait en tout à celle des gens de son équipage qui étaient morts. Il fut parfaitement rétabli le quatrième jour. Un de ses officiers et trois matelots qui tombèrent malades pendant que je soignais ce dernier, le furent tous le sixième.

La prompte guérison de ces personnes, que j'avais à la vérité traitées dès les premiers momens de leur chûte, répandit sur leur maladie des doutes que j'aurais pu moi-même partager, si les réflexions que j'avais eu le temps de faire ne m'avaient démontré qu'elle était le résultat de la méthode que j'avais suivie.

En effet, je m'étais trouvé à même de voir quelques malades traités par mes confrères, et que j'avais jugés sans espoir le quatrième jour. L'examen des remèdes administrés à ces malades

m'avait convaincu, dès ce moment, qu'ils n'é-
taient pas ceux qu'exige dans son début une
maladie dont la marche est aussi rapide, et
que, loin de temporiser avec elle, il était urgent
d'agir avec vigueur dès le principe, afin de s'opposer au développement de symptômes aussi
alarmans que l'étaient ceux dont j'étais témoin.
Tel avait été l'objet que je m'étais proposé de
suivre, et d'après lequel je m'étais conduit.

Cette pratique était celle que j'avais adoptée
long-temps auparavant, et à laquelle l'expérience
m'avait appris à recourir dès l'invasion de certaines fièvres, dans la vue de prévenir leur dégénérescence, contre laquelle elle m'avait montré qu'il
fallait toujours être sur ses gardes. L'habitude
que j'ai contractée de les considérer toutes avec
une attention sévère a eu depuis sur moi d'autant
plus d'empire, que j'en avais traité autrefois quelques-unes qui ne m'avaient pas paru d'abord
dignes de toute l'attention qu'elles méritaient,
et qui avaient pris dans la suite un caractère si
mauvais, qu'elles avaient résisté aux remèdes les
plus énergiques, alors donnés trop tard.

Je m'étais donc comporté à l'égard de cette
fièvre épidémique comme je l'avais fait dans
toutes les sporadiques de ce genre, que j'avais
observées pendant mes premiers séjours dans
cette colonie, où elle ne paraît nouvelle que
par la prodigieuse quantité des individus qu'elle
frappe, et par la faculté qu'elle a de se communiquer : car, si l'on en excepte l'espèce première
du chap. I.er, qui est la plus fréquente de toutes,
et qui est visiblement l'*ancienne des nouveaux-
venus, dénaturée par la contagion*, j'en ai, de
tout temps, vu de semblables attaquer indifféremment ceux-ci, lorsqu'ils se trouvaient soumis
aux causes qui y donnent lieu aujourd'hui, et
les anciens habitans, qui, quoiqu'on ait avancé
le contraire, y sont sujets comme eux, à ces différences près néanmoins, qu'ils en sont plus rarement atteints, que le développement de la maladie est moins prompt chez eux, et que, donnant
ainsi plus de temps pour le choix et l'emploi des
moyens, son issue est moins douteuse.

C'est en suivant cette méthode (j'ose l'attester)
que, sur quatre cents malades et plus auxquels

j'ai, pendant le séjour de quinze mois que je viens de faire dans ce pays, donné mes soins à l'époque où ils pouvaient encore être utiles (ce qui avait rarement lieu après le troisième redoublement, lorsque la fièvre s'était déclarée évidemment continue d'abord), il n'en est mort que quatre. De ce nombre, deux ont succombé à une rechûte qu'ils s'étaient attirée par leur imprudence : le premier en fut réduit de suite à un état désespéré, et je ne fus plus le maître du traitement de l'autre. L'évènement malheureux arrivé au troisième est dû à des remèdes qui lui furent donnés clandestinement, et aux contrariétés que je n'avais pas cessé d'éprouver durant le cours de sa maladie, qui eût été très-peu sérieuse, s'il n'avait pas été détourné de suivre les conseils que je lui avais donnés au commencement. Le quatrième enfin, attaqué mortellement, fut enlevé dans l'espace de huit heures. Lorsque je décrirai les espèces auxquelles ces différens cas appartiennent, je ne manquerai pas à les rapporter. Ils serviront, en exposant la

conduite que j'y ai tenue, et ce qui a occasionné la mort de deux de ces individus, à
jeter un grand jour sur le traitement général de
cette fièvre, une des moins meurtrières que je
connaisse, quand elle est prise à temps et traitée
d'une manière convenable.

L'objet que je me propose dans cet essai ne
serait qu'incomplètement rempli si je passais de
suite à la description de la fièvre qui doit nous
occuper, puisqu'il est plusieurs points essentiels
qu'il est nécessaire d'examiner auparavant, afin
d'en donner une juste idée. Le premier sera re-
latif aux individus qui y sont soumis.

En indiquant, d'un côté, les motifs qui déterminent la plupart des Européens à passer aux
colonies, les peines et les privations qu'ils ont à
supporter durant la traversée, les dangers qui
menacent leur constitution, et enfin l'état phy-
sique et moral dans lequel ils se trouvent à leur
arrivée et pendant les premiers mois qu'ils y
demeurent; en montrant de l'autre quelle est
la position des habitans de ces mêmes colonies,

soit qu'ils en soient natifs, ou qu'ils y soient naturalisés par le séjour qu'ils y ont fait, ou par
les maladies, ne sera-ce pas avoir déjà beaucoup
éclairé sur le mode de traitement qui convient
aux uns et aux autres, et désigné en même temps
ce qui établit la disproportion du péril et de la
fréquence de cette fièvre qu'on observe entre ces
individus, et pourquoi le premier diminue en
raison de l'habitude et du temps qu'on les ha-
bite ? Il sera encore aisé, d'après cela, de juger
de leur aptitude réciproque à contracter la maladie, et par quelle raison il en est même parmi
les premiers qui n'en éprouvent que de légères
atteintes, et quelques-uns qui l'évitent entièrement.

Ainsi je vais d'abord considérer les Européens
depuis le moment où ils conçoivent le projet
de traverser les mers, et les suivre dans leur
voyage, pour ne les perdre de vue que quelque
temps après leur arrivée. Je ferai voir ensuite
quels sont les changemens qu'a subis la constitution de ceux que le temps a naturalisés ou

assimilés aux créoles, qui, par leur naissance dans le pays, se trouvent dans la position la plus heureuse, à moins qu'ils n'y soient de retour depuis peu, à la suite d'une longue absence.

Quelles que soient les raisons qui déterminent le plus grand nombre de ceux qui passent aux colonies, on ne peut nier qu'ils n'aient de rudes combats intérieurs à essuyer avant de se décider à une pareille entreprise ; car ils ne peuvent guères quitter de sang froid leur pays, leur famille et leurs habitudes, pour se transporter dans des contrées dont ils n'ont que des notions confuses. Cependant leur imagination, plus ou moins exaltée, leur aplanit les obstacles, et l'idée chimérique d'une fortune brillante les leur fait surmonter tous. La résolution de partir étant une fois prise, ils sont tout entier à ce qu'ils vont faire, et s'en occupent avec ardeur. Ils laissent néanmoins apercevoir, au milieu des agitations qu'ils se donnent pour se préparer à exécuter leur projet, une inquiétude secrète qui les rend rêveurs. La crainte de ne pas réussir l'emporte souvent sur les espérances; mais pour mettre enfin un terme à ce combat, ils finissent par s'étourdir sur leur situation.

Indépendamment des peines de l'esprit, ils ont encore à surmonter les fatigues inséparables des préparatifs d'un semblable voyage, et le plus communément d'une longue route que nécessite la distance où ils sont d'un port de mer, où ils se rendent presque toujours avant le temps convenable, d'après les avis qu'ils reçoivent. C'est là que, contrariés par le retard qu'ils éprouvent, on les voit consommer dans l'impatience et dans l'ennui le peu qui leur est resté après l'achat d'une petite pacotille qui fait tout leur espoir. Tous ne sont pas, à la vérité, réduits à d'aussi foibles moyens ; mais ceux qui en possèdent de plus grands ont aussi une ambition plus étendue, et, tout bien considéré, la position des uns et des autres est à cet égard la même.

Le moment de mettre à la voile arrive enfin, et quelle que soit la grandeur des bâtimens sur lesquels ils s'embarquent, le nombre des pas-

sagers est toujours aujourd'hui plus considérable
qu'elle ne le comporte. Au lieu de s'y trouver
logés commodément comme ils l'auraient été
autrefois, ils y sont entassés et exposés, pendant
trente-cinq à quarante jours que dure un pas-
sage ordinaire, aux influences malignes d'un
air qui se vicie en peu de temps par son défaut de renouvellement. C'est surtout pendant
les premiers jours, durant lesquels l'insouciance
que cause le mal de mer en retient la plus grande
partie dans les cabanes, qu'ils ont le plus à
souffrir des vapeurs de la cale et de l'odeur fétide des matières qu'ils rejettent par le vomissement et par les selles. La soif, que le goût affreux que l'eau contracte en se putréfiant dans
les tonneaux, les empêche de satisfaire, contribue encore à rendre leur situation plus pénible;
c'est l'instant des regrets....

Bientôt il ne reste plus de ces anxiétés que
le souvenir; cinq à six jours ont suffi pour les
faire oublier : ils sont faits à la mer et à toutes
ses incommodités, et la nature a repris le des-

sus. A un dégoût total succède un appétit que
rendent vorace l'air vif qu'ils respirent et l'agitation continuelle que produit le mouvement des
flots. Mais la petitesse des navires n'ayant pas
permis de faire une provision suffisante de vivres frais, ees voyageurs n'ont guères pour nourriture que des viandes salées, dont ils mangent
peut-être pour la première fois, et qui les échauf-
fent beaucoup, et pour boisson que de l'eau
dégoûtante qui les force à recourir au vin. Souvent même l'exemple et le conseil des marins en
portent plusieurs à faire usage des liqueurs spiritueuses, qui, à la vérité, les désaltèrent pour
l'instant, et à l'abus desquelles ils se laissent facilement entraîner. Un pareil régime, en con-
densant les humeurs et en donnant un ton forcé
à la fibre, occasionne une diminution dans les
secrétions, dont la matière retenue dans le sang
devient dès-lors un principe certain de maladie.

Une cause encore bien propre à augmenter
le mal, est la chaleur qui s'accroît à mesure qu'on

s'avance vers le sud. Tempérée par un vent qui
souffle régulièrement de l'est, quand on a dé-
passé les Açores, si elle n'est jamais assez forte
à bord des bâtimens qui vont en Amérique, tandis qu'on est sur la mer, pour diminuer sensiblement l'appétit, son action sur le corps est
néanmoins suffisante pour les fatiguer et les ap-
pesantir. Jointe au balottement perpétuel auquel
on est livré, elle provoque au sommeil; et ces
hommes qui n'y sont déjà que trop enclins par
le désœuvrement, s'y abandonnent plusieurs fois
dans la journée, malgré les conseils qu'on leur
donne de lui résister.

Ils arrivent enfin dans les colonies, après avoir
respiré, les nuits entières et la plus grande partie
des jours, un air concentré et mal-sain, la plupart dans un embonpoint qui n'est pas naturel,
produit par un excès d'alimens et de boissons,
et favorisé par le défaut d'exercice. Ils s'y trouvent tout-à-coup exposés à une chaleur excessive qui leur est insupportable, et qui donne
lieu à une transpiration si abondante, qu'ils en

sont excédés. Pour ne point avoir à souffrir d'un changement si extraordinaire, il faudrait qu'ils eussent le temps de s'y faire ; mais comment se permettraient-ils le repos qu'exigerait la conservation de leur santé, lorsqu'ils se trouvent soumis à la loi impérieuse de travailler pour vivre ?

Les voilà donc réduits à se livrer, presque aussitôt après leur débarquement, à des occupations qui, quelque légères qu'elles soient en elles-mêmes, n'en sont pas moins fatigantes pour eux. Ce n'est pas tout : ils avaient compté en partant sur une fortune rapide et aisée, et qui ne leur paraît plus si facile : il n'a fallu qu'un seul moment pour les désabuser et leur découvrir le néant de leurs espérances. Sans soutien (car les malheurs des colonies, en détruisant les fortunes, les ont aussi privés des secours qu'ils y auraient jadis rencontrés, et qui leur eussent laissé entrevoir un avenir consolant), ils n'ont plus de ressource qu'en leur modique pacotille, qui, par la concurrence et la misère des temps, ne leur offre, le plus communément, que beaucoup de perte, au lieu des grands bénéfices qu'ils s'en étaient promis, et dont la cherté des vivres va dans peu absorber les fonds. Ils tombent dans un chagrin violent que suit bientôt le désespoir. Ajoutez à cela les excès de tous genres, à quelques-uns desquels ils sont vivement sollicités par le climat et par l'état d'échauffement où ils se sont mis, et vous aurez un tableau fidèle de la situation du plus grand nombre d'entre eux.

Je viens de dire du plus grand nombre d'entre eux, car tous ne sont pas dans ce cas. Il en est de plus heureux qui sont reçus, en arrivant, dans des maisons auxquelles ils ont été recommandés. Ceux-ci, exempts de craintes quant aux besoins, ont même, par la certitude qu'on a de les placer, l'esprit tranquille sur leur sort futur; mais en sont-ils plus à l'abri des accidens qui menacent leur vie? L'intérêt qu'on leur porte est précisément ce qui cause leur perte. En effet, s'ils reçoivent d'un côté des avis salutaires

et des consolations, on met, d'un autre, tout en
œuvre pour prévenir la maladie, ou pour la
rendre moins grave, en supposant qu'ils en
soient attaqués, et l'on emploie en conséquence
les rafraîchissans, les bains, les médecines de
précaution, et quelquefois la saignée. Cette méthode débilitante, bien loin de les en préserver,
les rend peut-être plus susceptibles de la contracter que ne le sont les premiers, malgré les
inquiétudes auxquelles ils sont en proie, et le
déréglement de leur conduite, pourvu cependant
que celui-ci ne soit pas porté trop loin.

Ainsi, telle est malheureusement la condition
des uns et des autres, que l'extrême chaleur,
l'irrégularité dans la conduite, les soucis, le
service militaire auquel ils sont tenus peu de
jours après leur débarquement, et les soins mal
entendus, les réduisent à un état de faiblesse qui
les dispose à recevoir les funestes impressions
du climat et de l'épidémie, et facilite le développement d'une fièvre qui a tant de rapports
avec certaines fièvres des prisons, et dont plu-

sieurs avaient apporté le germe, qui avait pris
naissance chez eux pendant la traversée. Si cette
dernière vérité est incontestable, comme on n'en
peut pas douter, puisqu'il ne manque pas d'exemples d'infortunés dont les uns sont morts quelques jours avant l'arrivée des bâtimens qui les
portaient, et les autres en mettant pied à terre,
devra - t - on être surpris en apprenant que,
de quarante-cinq personnes qui avaient fait ensemble le voyage, et dont quatre encore avaient
précédemment habité les colonies, sept seulement étaient vivantes à la fin du troisième mois ?

Tout ce que je viens de dire explique pourquoi les matelots et les soldats meurent dans les
colonies en bien moins grand nombre que les
autres individus. La précaution que l'on a à bord
des bâtimens de l'état, de renouveler tous les
jours l'air de l'entrepont où ils couchent, l'exercice auquel ils sont assujettis, et le régime réglé
qu'ils observent forcément pendant la traversée,
les préservent de la plus grande partie des dangers qui résultent d'un voyage où chacun se

conduit à sa guise. Ils arrivent par conséquent
dans les colonies, tels à-peu-près qu'ils s'étaient
embarqués. Ayant les uns et les autres leur sort
fixé, ils n'ont pas les inquiétudes qui tourmentent
ceux qui courent après la fortune ; et si leurs
occupations sont en général plus pénibles, ils
ne sont pas exposés comme eux aux peines de
l'esprit, plus fatigantes encore que le travail
du corps.

Si l'on jette maintenant un coup-d'œil sur les
anciens colons et sur ceux qu'un long séjour
dans les Indes occidentales a *créolisés*, on verra
que les causes productives de l'épidémie doivent
avoir moins de prise sur eux, quoiqu'ils y soient
soumis comme les premiers, et leur être moins
meurtrières, lorsqu'ils en sont atteints.

Établis depuis long-temps dans le pays, le plus
grand nombre y ont des possessions ou un commerce, et ceux à qui l'industrie a manqué pour
se procurer ces avantages, sont placés de manière à y avoir une existence assurée. Étant tous,
de cette sorte, à l'abri des besoins, et libres

d'une ambition démesurée, dont le temps leur
a appris à se guérir, ils n'ont pas les soucis qui
font le malheur des autres, et ils attendent avec
patience, de leur travail et des circonstances, un
bien qu'ils savent ne pouvoir pas acquérir autrement.

Les créoles dans leur élément naturel, et les
créolisés qui sont venus dans des instans plus
heureux, sont tous acclimatés : le laps des temps,
ou les maladies que ceux-ci ont essuyées pour
se faire au pays, moins dangereuses autrefois
qu'elles ne le sont aujourd'hui, parce que les
causes qui les aggravent, et que j'ai déjà analy-
sées, et celles dont je parlerai dans la suite, n'a-
vaient point lieu alors, ont opéré chez eux le
changement qu'exige cette espèce de naturali-
sation. Leur sang et leurs humeurs appauvris
ont perdu leur richesse et leur densité premières :
l'usage qu'ils font des alimens, salés en grande
partie, et moins substantiels que ceux dont on se
nourrit en Europe, les a réduits à cet état, et
les y conserve ; leur constitution y est faite, et

ils sont désormais les plus convenables pour elle,
tandis qu'ils sont insuffisans pour réparer les
grandes pertes de ceux qui ne sont pas encore
formés au climat : leur peau, en outre, durcie
par les rayons du soleil, est moins sensible aux
variations de l'atmosphère, et ses pores, plus
resserrés, ne laissent échapper de l'humeur trans-
piratoire que la quantité nécessaire à l'entretien
de la santé. Cette disposition, qui les rend capables de supporter les fatigues avec presque autant de facilité qu'on le fait dans les contrées
tempérées, les différencie absolument des nouveaux venus, chez qui cette excrétion équivaut
à de fortes sueurs, et les empêche ainsi de se livrer à aucun travail pénible.

Ils ne joüissent pourtant pas de la vigueur propre aux climats froids : les divers changemens
qui se sont opérés en eux les ont réduits à un
certain degré de débilité qui, loin de leur être
nuisible, est devenue nécessaire à leur conservation ; elle leur permet même des excès qui
seraient mortels pour tout autre, celui surtout
des liqueurs spiritueuses, que cette faiblesse leur

rend indispensables, parce qu'ils y trouvent un préservatif contre les suppressions de la transpiration, source la plus féconde des maux qui affligent l'humanité, et souvent un remède aux maladies qui en sont la suite. Ils ont enfin une manière de se conduire que l'expérience leur a fait adopter, et dont ils sentent le besoin de ne pas se départir; ils sont persuadés qu'ils lui doivent d'être moins sujets aux influences pernicieuses que ceux à qui leur position défend encore de l'observer, et dont, toutes choses égales d'ailleurs, ils n'ont pas autant à craindre les effets, par l'habitude qu'ils ont de s'y trouver exposés.

Mais pourquoi les maladies sont-elles plus fréquentes, et en général plus meurtrières dans les colonies, qu'elles ne l'y étaient autrefois, avant la révolution, par exemple ? Dire quelle était leur situation précédemment à cette époque, quel est leur état actuel et ce qui les y a amenées, c'est, je crois, répondre à ces questions :

1.° Quelle était leur situation avant la révolution ?

Découvertes depuis trois cents ans, ce ne fut

guères, à proprement parler, que vers le milieu
du seizième siècle qu'elles commencèrent à être
cultivées. Il en coûta cher à ceux qui se livrè-
rent les premiers à leur défrichement, qui leur
fut d'autant plus funeste, que les travaux se firent
alors en grand. L'expérience n'avait point encore appris à leurs habitans, devenus tout-à-
coup cultivateurs, de flibustiers qu'ils étaient, à
être en garde contre la malignité des miasmes
qui s'exhalaient en entr'ouvrant ces terres cou-
vertes de forêts aussi anciennes que leur sol : elle
ne leur enseigna qu'à la longue à prendre les
précautions convenables pour s'y soustraire, et
à ne fouiller leurs champs que quelque temps
après les avoir dépouillés. Dès ce moment la
mortalité diminua. Elle devint moindre, quand
elle eut ajouté à ses leçons celle de s'éloigner,
autant que possible, des plages marécageuses, et
d'observer une conduite régulière, si essentielle
dans ces climats, que les plus légers écarts y
sont souvent des causes de mort. En suivant ces
avis, ils n'avaient à redouter que les maladies

qui attaquent naturellement les hommes exposés à de grandes fatigues et aux intempéries des
saisons ; et un grand nombre y sont parvenus à
un âge très-avancé.

Parmi les Européens qu'on y vit dans la suite,
les uns y avaient été appelés par leurs parens,
les autres envoyés par le gouvernement pour y
remplir quelques fonctions ; d'autres enfin y passaient dans l'espoir bien fondé d'une fortune que
la rareté des hommes et l'abondance des moyens
rendaient presque certaine. Tous y étaient reçus
avec plaisir, ou, pour mieux dire, tous retrou-
vaient leur famille dans chacune de celles qu'ils
y allaient visiter. Les seuls dangers qu'ils avaient
à redouter, étaient donc ceux qui proviennent
de la différence de la température du nouveau
ciel sous lequel ils venaient habiter, l'exaltation
du sang et de la bile : elle donnait lieu à des
fièvres inflammatoires ou bilieuses, simples ou
compliquées, qui étaient rarement mortelles
quand on les traitait bien, et dont tous encore
n'étaient pas attaqués.

Ce n'était pourtant qu'après avoir essuyé une de ces espèces, qui, en atténuant les humeurs, leur enlevait cette consistance européenne à laquelle les pays chauds paraissent répugner, qu'ils pouvaient compter sur une santé stable, qui ne devenait telle, lorsqu'ils n'en étaient point atteints, que par un séjour de deux ou trois ans, la nature exigeant un espace de temps aussi long pour une opération qu'elles terminent en quelques semaines. Les autres maladies étaient celles qu'on voit tous les jours en Europe, à l'exception de certaines sporadiques très-rares et du caractère de celles qui y règnent épidémiquement aujourd'hui. Celles-ci cependant n'étaient connues qu'aux environs des marais, quand la convenance des lieux les avait fait choisir pour y former des établissemens ; mais les nouveaux venus n'étaient pas plus susceptibles de les contracter, que ne l'étaient les créoles, qu'elles attaquaient comme eux, quand ils venaient y habiter pour la première fois, ou seulement y séjourner pendant les mauvaises saisons.

2.° Quel est leur état actuel et ce qui les y a amenées ?

Sans doute que les colonies n'ont point changé, quant à leur nature, et qu'elles ne seraient pas plus meurtrières en ce moment, qu'elles ne l'étaient jadis, sans des circonstances, à quelques-unes desquelles il eût été presque impossible de s'opposer, et sans d'autres qu'on aurait pu prévenir, parce qu'il était aisé de les prévoir : ces circonstances appartiennent toutes à la révolution.

A peine y fut-elle connue, qu'elle causa une fermentation à laquelle personne ne fut étranger. Ses effets furent terribles sur les habitans, naturellement exaltés, et qui ne la virent pas tous du même œil. Les haines y furent aussi d'autant plus fortes, qu'on y avait été plus à portée de se connaître. Deux partis s'y montrèrent bientôt ; l'un égaré par des hommes perfides et destructeurs, l'autre cherchant à conserver ses propriétés ; ce qui était d'autant plus difficile, qu'elles se composaient de noirs, propriétés pensantes, et qu'on pouvait tourner contre lui ; ce qu'une

funeste expérience n'a que trop démontré. Dès-
lors, l'agitation et les inquiétudes furent extrêmes, et en tinrent toute la population sous les
armes ; et ce qui paraîtra extraordinaire, c'est
que, pendant plus de deux ans d'un pareil trouble, les maladies y furent moins communes
qu'elles ne l'avaient jamais été : on ne peut même
dater le commencement de celles qu'on a vues
depuis en si grand nombre à la Guadeloupe,
que de l'arrivée des Anglais dans cette île.

Ils sortaient de la Martinique, où ils avaient
débarqué, après une traversée de six semaines
et un séjour de deux mois dans cette colonie.
Le siége du fort Bourbon qu'ils y avaient fait,
leur avait causé des fatigues incroyables ; et pendant plus de quarante jours qu'il avait duré,
privés de tout abri, ils avaient eu à souffrir les
intempéries de l'atmosphère , si différente de
celle de la région qu'ils venaient de quitter. Des
jours brûlans étaient remplacés par des nuits
froides, pendant lesquelles il tombe un serein
abondant et si pernicieux, que les habitans du

pays s'y exposent rarement avec impunité. Les
sueurs étaient forcées pendant le jour, et la nuit
suspendait la transpiration, si toutefois elle ne
la supprimait pas. Leur nourriture était purement animale, et leur boisson du taffia nouveau (1), auquel ils n'étaient point accoutumés,
et dont ils buvaient avec profusion.

En Angleterre, les soldats font usage, de chemises de frise : ils les avaient conservées, quoique
faisant le service dans les colonies. Comme on
n'avait ni le soin, ni vraisemblablement le temps
ni la commodité de leur en faire changer aussi
souvent que le besoin l'aurait exigé, ils les portaient mal-propres et chargées de la matière
des sueurs. Celle-ci, altérée par la chaleur et re-
pompée à chaque instant à la surface de la peau,
s'insinuait dans les corps, où elle introduisait un
principe de corruption qui commença dès-lors
à se manifester. Ils eurent encore à faire de lon-

---

(1) Eau-de-vie qu'on fait avec un mélange de sirop et
d'eau, qu'on laisse fermenter pour le distiller ensuite.

gues marches à la Guadeloupe, et un siége qui
leur coûta beaucoup de peines et la perte de
plusieurs centaines d'hommes qui, mal enterrés,
laissèrent bientôt échapper des miasmes cor-
rupteurs. Le germe de la maladie qu'ils avaient
apporté avec eux en devint plus actif, et une
fièvre affreuse, du genre des rémittentes, en fut
le résultat. D'abord contagieuse parmi eux, elle
attaqua tant de monde à-la-fois, que les hôpitaux, qui en furent encombrés, ne furent plus
qu'un foyer de ravage et de mort : aussi ne
tarda-t-elle pas à se communiquer aux habitans
qui avaient le plus de relations avec eux; et l'on
observait alors entre ceux-ci et les premiers la
même différence dans les symptômes que l'on
remarque aujourd'hui entre les Européens et les
créoles. Les combats fréquens qu'ils eurent depuis à soutenir contre les forces qu'y condui-
sirent les délégués du comité du salut public;
les cruautés que ces délégués exercèrent contre
ceux des colons qu'une imprudente confiance
avait fait rester dans les colonies, lorsqu'ils en

furent-chassés; les exécutions sans nombre qui
en furent la suite; la misère enfin, et l'arrivée
successive de plusieurs renforts qui venaient de
France, la maintinrent dans toute son activité.

Elle parut ensuite assoupie pendant trois ans,
soit que, durant cet intervalle, les colons, fa-
çonnés en quelque sorte aux malheurs, par l'habitude, y fussent devenus moins sensibles, ou
que les Anglais, qui avaient vu si souvent leurs
entreprises échouer contre cette colonie, ayant
cessé de nouvelles descentes, les campagnes ne
furent plus arrosées de tant de sang, ni jonchées
de tant de cadavres.

Elle s'y renouvela vers le commencement de
l'an dix, époque où l'expédition envoyée de
France y arriva. Eh! comment n'y aurait-elle
pas sévi de nouveau? Son débarquement fut le
signal des combats, et toutes les parties de cette
île en offrirent le spectacle pendant plusieurs
mois. Indépendamment de ceux que le fer
moissonnait, une grande multitude d'individus
périssaient par les supplices. L'insouciance et

l'avarice laissaient pourrir sans sépulture et en
plein air, ou faisaient jeter dans la mer, les corps
de ces innombrables victimes, qui ne tardaient
pas à se corrompre et à répandre partout l'in-
fection, et principalement dans les villes situées
sur le rivage, où le flux les rapportait, Cependant, dans ces circonstances désastreuses, la nécessité forçait les blancs à s'y rassembler pour
former une masse susceptible de se défendre, ou
pour être plus à portée de fuir dans le cas où
la résistance aurait été jugée inutile.

Il se présente naturellement ici une objection;
car si de pareils événemens n'ont pas eu lieu dans
toutes les colonies, les causes de mort dont je
viens de faire l'énumération n'ont pas dû par
conséquent s'y rencontrer. Pourquoi donc la
mortalité a-t-elle été dans toutes presque la
même ?

A cela on peut répondre, qu'aucune d'elles
n'ayant été à l'abri de la révolution, aucune aussi
n'a été exempte de la visite des Anglais; et que,
si l'insurrection n'a pas été générale dans tou-

tes, il n'en a pas été d'assez heureuse pour n'en point avoir eu de partielle ; enfin que, si elles ont joui dans la suite d'une tranquillité apparente, elles ne l'ont dû qu'à la surveillance la plus stricte.

Un parti caché, qui n'en était que plus à craindre, des bandes envoyées de temps en temps pour insurger les nègres, parmi lesquels elles répandaient des proclamations pour les pousser au soulèvement, et la crainte journalière d'une invasion, forçaient les habitans à un service extrêmement pénible, et les tenaient dans une inquiétude sans cesse renaissante : en outre, un grand nombre de réfugiés des colonies insurgées y avaient été chercher un asile. Dénués de tout, tremblant sur leur sort actuel, et plus encore sur celui à venir ; logés à l'étroit, et contraints, pour exister, de se livrer à des travaux inaccoutumés, et les plus durs ; accablés, en un mot, par l'excès de la misère ; que de causes propres, en les affaiblissant, à les disposer aux affections les plus graves, et à leur donner naissance ?

Aussi, sans en aller chercher ailleurs des exemples, a-t-on vu à la Martinique, île alors soumise aux Anglais, à Saint-Pierre même, ville réputée si salubre, cette fièvre qui y régnait avant l'arrivée des Français, s'y montrer avec autant de malignité, que dans les autres colonies, lorsque ces derniers sont venus en reprendre possession à la paix (1).

Mais il est encore une cause bien plus funeste pour elles, et qui doit être un jour fatale au genre humain, si les gouvernemens n'y apportent pas la plus sévère attention; c'est l'abord constant qu'y font les Américains dans toutes les saisons, sans faire de quarantaine, et seulement après une visite insignifiante. On doit sentir à quels dangers une pareille inobservance peut exposer, puisqu'une fièvre d'un mauvais caractère, et du retour de laquelle on n'a pu jus-

---

(1) J'ai vu arriver à la Gouadeloupe, il y a trois ans, sept comédiens, reste déplorable d'une troupe composée de cinquante-sept individus qui étaient passés dix mois auparavant dans cette ile; et encore de ces sept individus, un avait-il vécu long-temps à Saint-Domingue avant la révolution.

qu'à-présent découvrir la cause, se déclare chez ce peuple presque annuellement, pour durer trois à quatre mois, et qu'il peut en apporter le germe à ces époques.

Combien de fois, en effet, n'ai-je pas vu leurs marins mourir à bord de leurs bâtimens, dans le port de la Pointe-à-Pître et dans la ville même! ou, si elle ne régnait alors que sporadiquement, toutefois avec la différence dans les symptômes dont j'ai parlé, sans y devenir épidémique, c'est à la seule idiosyncrasie des habitans, qui ne laisse que peu d'aptitude à la contracter, qu'on en était redevable.

Cette vérité est rendue évidente par une observation bien digne de remarque, qu'ont sans doute faite comme moi les médecins qui ont été témoins des épidémies qui ont régné au continent de l'Amérique en 1794 et 1795, durant lesquelles il n'y eut que très-peu de réfugiés des îles qui en furent atteints, quoique leur nombre y fût alors fort considérable.

Qu'on ne s'imagine pas que ce que je viens de dire atténue en rien les motifs de crainte :

tous ceux qui habitent lès villes maritimes dans
les pays chauds ne sont pas acclimatés. Il y
arrive journellement, en temps de paix, des passagers et des marins qui y viennent pour la première fois ; et ce sont eux que j'ai principalement en vue, surtout les derniers, qui sont d'autant plus exposés à la contagion, que les navires
où ils se trouvent, ne sont point ancrés à une
assez longue distance de ceux de ces étrangers.
C'est à ce défaut d'éloignement et à la fréquenta-
tion des matelots dans les cabarets que je puis
attribuer deux épidémies que je me rappelle
avoir observées sur des bâtimens de Nantes,
dont les équipages presque entiers furent attaqués, et auxquelles un quart au moins succomba.

Le besoin qu'on a de cette nation pendant la
guerre ne permet malheureusement pas à présent d'exercer envers ses marins la surveillance
active à laquelle il serait nécessaire de les soumettre dans d'autres temps ; et ce ne sera qu'à
la paix qu'on pourra la porter au point où elle
doit l'être, pour avoir le degré d'utilité qu'elle
mérite. C'est aussi alors qu'il faudra remédier

aux inconvéniens qui résultent de l'entassement des passagers sur les navires qui iront aux colonies, en ordonnant d'en proportionner le nombre à leur capacité.

Au surplus, il est facile d'apercevoir qu'on peut appliquer la plupart des causes qu'on vient d'analyser aux fièvres qu'on a vues si fréquemment régner depuis la révolution en Europe, et surtout en France. Sans doute les incarcérations, les supplices de tous genres, les combats multipliés, les inhumations communément mal soignées et souvent impossibles, les fatigues physiques, et plus encore les affections morales, ont beaucoup contribué à les rendre aussi malignes ; mais ne peut-on pas dire que le commerce que nos villes maritimes font avec les Américains et les peuples du midi, chez lesquels il en a aussi régné épidémiquement de semblables, a ajouté au mal, par les rapports qu'il entretient de ces nations avec elles ? C'est une vérité que je puis attester pour Nantes (1), où j'avais déjà vu, dans

_____

(1) Précisément, à cette époque, les ports de France ayant tous été fermés aux neutres, par les Anglais, ex-

l'intervalle de l'an 4 à l'an 10 ; plusieurs de ces maladies, dont le caractère étonne, qui y étaient jadis inconnues, et dont j'ai trouvé le nombre considérablement accru depuis mon retour du voyage que je viens de faire à la Gouadeloupe.

En effet, dans l'espace de six mois, durant lesquels il y est mort un grand nombre de personnes, dont quelques-unes presque subitement, et toutes avec des symptômes qui surprenaient, j'ai donné des soins à plus de trente malades, chez qui j'ai reconnu des fièvres du même genre que celles qui désolent les colonies. On n'observait certainement pas en France, il y a vingt-trois ans, lorsque je la quittai pour la première fois, rien qui eût trait à une maladie de ce caractère. Qu'on juge après cela, si les craintes que témoignent les nations ne sont pas bien fondées, et quel tort pourraient faire aux peuples les médecins qui prétendent que cette fièvre, qui

___

cepté ceux de Cherbourg et de Nantes, le commerce entier qu'ils faisaient se dirigeait sur ces deux points, et principalement sur la dernière ville.

se contracte avec autant de facilité, et que j'ai eue moi-même deux fois par contagion, n'en est pas susceptible, si l'on voulait bien ajouter foi à leurs écrits.

Ce court exposé me paraît suffisant pour démontrer pourquoi la mortalité est plus considérable aux Indes occidentales, parmi les Européens nouvellement débarqués, que parmi les colons ; et pourquoi ces pays sont plus dangereux à habiter aujourd'hui qu'ils ne l'étaient ci-devant. Il indique aussi quels sont les moyens dont le gouvernement devra user pour prévenir dans ces contrées une fièvre dont la malignité ne peut diminuer qu'à mesure que les causes qui l'ont produite et qui l'entretiennent, deviendront moins fréquentes. On y voit enfin que c'est avec raison que je me crois autorisé à prouver l'identité de nos fièvres actuelles avec celles qui règnent dans ces climats, puisque indépendamment de la conformité des causes qui y ont donné lieu dans l'un et l'autre hémisphère, elles peuvent encore nous avoir été communiquées.

ESSAI

SUR

LES FIÈVRES ADYNAMIQUES

EN GÉNÉRAL;

Notamment sur celle qui règne épidémique-
ment aux Indes occidentales, et sur ses
rapports avec les maladies qu'on observe
aujourd'hui en Europe.

CHAPITRE PREMIER.

ARTICLE PREMIER.

La fièvre qui fait le sujet de cet essai n'a point
d'uniformité dans sa marche. La variabilité qu'elle
affecte dans son principe, et les différentes formes
sous lesquelles elle se montre, sont sans doute ce
qui contribue le plus à en imposer sur son caractère et sur le traitement qui lui convient.

Prenant, en effet, chez les uns, un aspect lent
et insidieux qu'elle conserve pendant plusieurs
jours, préludant chez d'autres à la manière des
tierces ou des double-tierces, sans que les malades aperçoivent dans ces premiers temps un
dérangement bien notable dans leur état (à part

*

une légère faiblesse), tandis que le plus grand
nombre en sont attaqués brusquement, et souvent, dès qu'elle se déclare, avec une violence
extrême, j'ai jugé à propos de la diviser en
espèces. Cette division, en rendant sa description
plus facile, servira à indiquer plus clairement ses
moyens curatifs particuliers, auxquels on a recours dans l'occasion, et qu'on administre, soit
avant, soit après ceux qui constituent la méthode générale que j'ai adoptée, ou concurrem-
ment avec eux, selon que les circonstances le
requièrent.

Ces espèces formeront trois chapitres, dont
le premier comprendra celles qui ont particulièrement trait aux nouveaux arrivés dans les
colonies; le second sera de iné à celles qui attaquent ordinairement les créoles, et ceux qui
sont acclimatés; et, comme il en est quelques-
unes moins fréquentes à la vérité, mais auxquelles cette dernière classe d'individus seule
est sujette, je les réserverai pour le troisième,
afin de compléter, en quelque sorte, cet essai,
et le rendre de cette manière aussi utile qu'il
puisse l'être. Il est d'autant plus nécessaire de
tracer de celles-ci un tableau fidèle, que la plupart n'ont point été connues, ou ne le sont que
très-peu; de manière que leur traitement n'étant

fondé sur aucune théorie raisonnée, loin d'avoir été jusqu'à présent avantageux aux malades, n'a pu que leur être le plus souvent très-nuisible.

Cette conduite, qui semble, au premier coup-d'œil, m'éloigner de mon sujet, n'a pourtant pas cet inconvénient; elle m'en rapproche au contraire : car, quoiqu'une partie de ces dernières aient une marche différente de celles des premières espèces, elles n'en appartiennent pas moins au même caractère ; et, dans ce cas, c'est éclairer un objet par un autre ; leur traitement d'ailleurs étant, à peu de chose près, semblable à celui qu'on a consacré aux autres, servira à l'appuyer, et en sera, en quelque sorte, le complément.

Article II.

Je vais examiner, avant d'exposer les symptômes propres à ces diverses espèces, ceux qui décèlent les caractères que peuvent revêtir les maladies en général. En les présentant sous un même point de vue et dans un cadre étroit, il sera plus facile de connaître celui auquel elles appartiennent, et de se fixer sur le choix des remèdes à employer pour les combattre. Ce procédé m'a paru essentiel ; car, quelque attention que j'eusse apportée dans l'énumération et l'ordre de ceux qu'elles offrent dans leur développement , en omettant, non pas d'indiquer, mais de donner une notion exacte du caractère dont elles participent plus particulièrement, il serait toujours resté de très-grandes difficultés pour ne pas les confondre avec celles d'un autre, et en préciser le traitement, et mon objet n'eût pas été rempli.

Les maladies se dessinent dans tous les climats par des symptômes dont la complication donne lieu , dans la pratique, à un grand nombre de cas embarrassans ; mais leurs signes pathognomoniques étant bien connus, il n'est pourtant pas impossible, en les comparant entre eux , de ne pas se méprendre sur le caractère qui en fait le fond ; et si l'on en rencontre quelqu'une , comme cela arrive quelquefois, qui tienne en même temps de la nature de deux, ou même de plusieurs caractères, de saisir l'indication que réclame le dominant , et d'y satisfaire avant que de songer à remplir celles que les secondaires exigent.

Je vais tâcher de rendre sensible, par des exemples, ma manière de m'énoncer ; et je suppose pour un instant qu'on soit appelé pour un malade dont les yeux soient rouges , la peau très-chaude, avec un grand mal de tête, beaucoup d'altération, un pouls accéléré et plein, de l'oppresssion et les urines fort colorées; ces symptômes indicatifs de la saignée, et qui semblent la prescrire impérieusement, doivent-ils décider à tirer du sang, si ce malade se plaint en même temps d'une faiblesse générale et d'angoisses, et qu'on lui trouve un certain embarras au cerveau, le regard abattu, les vaisseaux de la pupille engorgés, et un pouls qui ne répond pas à son état présumé? La prudence veut du moins qu'on s'abstienne d'agir, si toutefois les derniers signes ne sont pas suffisamment prononcés, pour se porter à donner de suite les remèdes propres à vaincre l'atonie qu'ils annoncent, dans la crainte qu'il ne tombe dans un accablement dont il serait peut-être impossible de le tirer, si l'on tardait trop à les lui administrer.

Dans une autre supposition où la langue serait recouverte d'un limon épais, gris ou jaunâtre, avec des nausées et des vomissemens et beaucoup de mal à la tête, ne serait-ce pas exposer le malade au plus grand risque, en prescrivant un émétique, si dans la même circonstance on apercevait de l'affaissement et des anxiétés; que le pouls fût faible et les matières rendues par le vomissement visqueuses et surnageant une sérosité claire, blanche ou jaune; si surtout les déjections alvines qui leur succèdent étaient ténues, jaunâtres ou brunes, et le ventre météorisé ?

Enfin, dans une autre occasion, si le pouls est petit, serré, avec des intermittences, la langue très-chargée, la peau moite ; si cet état est accompagné de douleurs d'entrailles, de borborygmes, d'émission de vents, de nausées ou de vomissemens, et d'urines claires et abondantes, assemblage de symptômes qui décèlent un état vaporeux ; n'est-il pas instant de chercher à calmer l'irritation où se trouvent les nerfs, au lieu de l'augmenter par un vomitif ou l'application des vésicatoires ?

Ce sont de pareilles contre-indications, qui ne laissent pas que d'être très-fréquentes, qui me portent à faire connaître les principaux caractères des maladies et les symptômes qui les distinguent entre eux, afin de prévenir les malheurs qu'elles peuvent occasionner. Je le répète, sans ces notions préliminaires, comment établir la ligne de démarcation qui les sépare les uns d'avec les autres, et appliquer à chacun d'eux les cas qui sont de son ressort ? La tâche est difficile : je ferai mes efforts pour la remplir.

A r t i c l e III.

Des caractères principaux des maladies, et de leurs signes.

Ces caractères sont, selon ma manière d'envisager les choses, au nombre de quatre :

L'*inflammatoire* ou *phlogistique.*

Le *bilieux* ou *gastrique.*

Le *putride* ou *adynamique* (1).

Le *nerveux ,* ou *ataxique.*

En les considérant chacun en particulier, je ne négligerai pas d'indiquer leurs complications, et quels en sont les résultats.

Caractère inflammatoire ou *phlogistique.*

Chaleur forte, uniforme et sans âcreté; regard vif, yeux rouges avec un léger engorgement de leurs vaisseaux; sentiment de pesanteur dans tout

---

(1) Je m'occupe d'une Dissertation sur les fièvres, dans laquelle j'examine ce que les anciens ont voulu donner à entendre par le mot *putride ,* et où j'indique la véritable idée qu'on doit se former de celui d'*adynamique ,* par lequel on a prétendu le remplacer. Il résulte de la discussion , que , si les premiers ont erré, les modernes sont bien loin d'avoir résolu la difficulté, sur laquelle ils n'ont fait que passer, sans l'éclaircir.

le corps, gêne dans ses mouvemens, espèce de
gonflement général, sensible surtout aux doigts;
engourdissement qu'a précédé une augmentation
de force, embarras de la tête et du col, bour-
donnement d'oreilles, langue d'un beau rouge
sur les côtés, et couverte, à sa superficie, d'un limon ténu, blanc ou cendré; pouls plein et embarrassé; et pendant les paroxismes de la fièvre, qui
ne tardent pas à avoir lieu tous les jours, avec une
violence presque égale et sans frisson, accéléré,
élevé, fort et dur; altération considérable augmentant et diminuant avec eux; insomnies,
agitations, assoupissement peu notable, fatigant, et pendant lequel on rêve aux boissons
rafraîchissantes; urines ardentes et rares, dont
le cours devient plus libre à mesure que le relâchement arrive; resserrement et tension du ventre; augmentation de cette dernière suivie d'oppression, si le malade boit beaucoup, comme il
est excité à le faire par la soif qui le presse;
sueurs copieuses au déclin de l'accès, et du-
rables en raison de la quantité des liqueurs qu'il
a prises.

Il peut se continuer long-temps dans sa simplicité (vingt-un et même trente jours), à dater
de l'invasion de la fièvre, et toujours assez pour
qu'on ne puisse pas le confondre avec un autre.

Abandonné à la nature, s'il ne survient pas d'hémorrhagies, il produit des engorgemens mortels, ou dégénère en fièvre lente qui ne cède qu'après un temps fort long, mais qui cause le plus souvent des obstructions qui conduisent à l'hydropisie, si, conservant son type, elle ne prend pas celui de double-tierce violente, qui les résout, en excitant des crises abondantes par les selles.

Il reconnaît pour causes l'excès des alimens et des boissons, les spiritueuses surtout, l'oisiveté, un sommeil prolongé, l'exercice continué au soleil. Un tempérament bien constitué, robuste et sanguin, et les hémorrhagies habituelles supprimées y disposent.

Caractère bilieux ou *gastrique.*

Teinte jaune de la peau et des yeux, regard tranchant, altération, dégoût, bientôt fièvre précédée de frisson, et dont les redoublemens, qui reviennent tous les jours, sont alternativement plus forts et accompagnés d'un grand mal de tête frontal qui se relâche avec eux; langue sèche, couverte d'un limon jaunâtre; chaleur de la peau âcre au toucher, plus grande à la paume des mains; pouls accéléré, élevé, vif, sans beaucoup de dureté; tension des hypochondres urines ténues, d'une couleur saffranée, plus ou moins foncée ; ventre très-sec.

Il se termine par des crises alvines, du 7 au 14, à moins que le foie ne s'engorge, et qu'il n'en résulte, soit une inflammation ou une obstruction de ce viscère, qui rendent le danger très-pressant, ou d'une cure longue et difficile.

Les alimens échauffans, les boissons spiritueuses, les veilles immodérées, l'exercice long-temps continué au soleil, et un tempérament bilieux, en sont les causes principales.

Complication des deux précédens caractères.

Peau rouge avec une nuance de jaune, regard vif et tranchant, soif considérable, langue enduite d'un limon jaune et sale, amertume à la bouche, mal de tête violent, insomnies cruelles, léger délire, chaleur de la peau brûlante, pouls dur et fréquent, le ventre et les hypochondres élévés, les urines ardentes, briquetées et jaunâtres, le ventre sec. Les accès, qui sont forts, affectent la marche des double-tierces, sont préludés par le frison, et ont plus d'intensité les jours impairs.

Ces accidens prennent une augmentation rapide ; l'âcreté que la bile acquiert par la chaleur qui l'altère, les rend bientôt redoutables :

le mal de tête devient extrême ; aux insomnies se joint un délire obscur ; la couleur de la peau, à laquelle on trouve une certaine moiteur et quelque chose de mordicant, se fonce ; la soif est inextinguible, la langue et les lèvres brunissent et se gercent, le ventre se météorise, les urines sont plombées, les nausées fréquentes, et les anxiétés continuelles.

Le mal faisant toujours des progrès, le délire ne cesse plus que par intervalles ; il survient, par la bouche et le fondement, des évacuations si abondantes, qu'on les prendrait quelquefois pour le *cholera morbus ;* la matière en est souvent si âcre, qu'elle semble brûler ces parties. Elle devient si corrosive dans certains cas, que, si son évacuation n'a pas lieu, elle cause à l'estomac et aux intestins une phlogose manifestée par une chaleur brûlante au *cardia*, et d'affreuses douleurs au bas-ventre. Enfin l'agitation est à son comble, et le délire permanent ; la soif cesse, le ventre se ballonne, le pouls est vîte, concentré et faible ; le hoquet paraît, les selles sont noirâtres et fétides, la peau se couvre de pétéchies, le malade a des angoisses, et meurt.

Caractère putride ou *adynamique.*

Lassitude et diminution de l'appétit, accé-

4

ordinairement précédé par le frisson, mal de tête pesant et orbitaire, augmentant au moindre bruit; regard triste, léger engorgement des vaisseaux de la cornée, peau terne, sa chaleur peu notable et sans âcreté; pouls plus vîte, ayant une certaine rondeur, mais faible; langue d'un rouge pâle, couverte d'un limon ténu, blanchâtre et souvent furfuracé; soif modérée, pesanteur épigastrique, anxiétés, tension du ventre, urines rouges, claires, avec des nuages, tantôt à leur surface, et tantôt suspendus dans leur milieu, ou troubles et sans dépôt; nausées suivies, assez communément, et par intervalles, principalement quand le malade boit, de vomissemens aqueux, mêlés de glaires blanches; selles liquides, jaunâtres, sans odeur remarquable, et dont la fréquence augmente à l'approche des redoublemens, qui ont lieu une fois chaque jour, et qui sont alternativement plus forts, sans être astreints à l'imparité des jours; la peau devient moite et perd sa chaleur.

Ces symptômes prenant des forces nouvelles à mesure que la maladie avance vers son terme, l'accablement et les défaillances succèdent à la faiblesse; les sueurs commencent à paraître; la soif est inextinguible, ou le plus souvent, presque nulle, excepté pendant le frisson; l'enduit de la

langue est brunâtre; le pouls précipité se concentre, et l'on y remarque des intermittences
avec des soubresauts des tendons. Il paraît deux
redoublemens dans la journée : la respiration est
lourde, le ventre météorisé; le hoquet accompagne ordinairement cet état, et il se déclare
des vomissemens de matières d'un jaune sale, et
des selles crues, brunes et puantes. Elles se rapprochent toujours dans le froid qui précède les
paroxismes, durant lesquels le malade est dans
le délire. Il en est de même dans le relâchement
qui les suit. Il n'est pas rare que les urines,
qui sont alors en petite quantité, se suppriment
par l'espèce d'abandon où se trouve la nature.
Le pouls est petit et plus concentré, et la fièvre
redouble plusieurs fois chaque jour; la langue se
noircit, ainsi que les gencives et les lèvres; la
peau est froide et gluante; le hoquet ne cesse
plus que de temps en temps, et les matières, qui
coulent sans effort, sont noires et fétides; les
mains tremblantes cherchent à saisir des objets
qui n'existent pas; le délire est continuel; des
pétéchies paraissent sur diverses parties du corps;
enfin l'oppression et la faiblesse étant parvenues
à leur comble, le malade s'éteint sans presque
avoir d'agonie.

Quelquefois la connaissance ne se perd tout-

à-fait qu'à l'approche du dernier redoublement;
et dans ce cas, tout se porte à la tête, et il découle du nez et de la bouche, après le décès,
une matière muqueuse dénaturée et mêlée de
sang dissous. Cette évacuation, qu'a facilité la
dégénérescence, est, aux yeux du peuple et des
médecins peu instruits, un véritable pus qu'ils
s'imaginent être le produit d'un dépôt qui existait antécédemment à la maladie. Dans cette dernière circonstance, les pétéchies ne paraissent
qu'après la mort.

Elle est le produit de soucis longs, de chagrins
violens, d'exercices forcés, d'excès vénériens,
d'une nourriture insuffisante et mal-saine, de
l'exposition au serein et des suppressions de la
transpiration, surtout de celle qui est la suite
de cette dernière cause et des pluies d'orages.
Les personnes d'un tempérament mélancolique
tirant sur le pituiteux, y sont le plus sujettes.

Il est susceptible de se compliquer avec les
précédens, et il en résulte alors des symptômes
mixtes qu'il n'est guères possible de préciser,
et qui donnent lieu à des complications infinies. Un médecin expérimenté saura cependant
les distinguer et les combattre, en combinant
les remèdes que chacun de ces caractères demande séparément.

Caractère nerveux ou *ataxique.*

Mal-aise général, agitation, un certain trouble dans les différentes fonctions, abattement, regard et yeux mornes, pouls petit, serré, sans augmentation de vîtesse bien considérable ; perte d'appétit, langue recouverte d'un enduit cendré ou brun clair, plus ou moins épais ; borborygmes, émission de vents, urines limpides, souvent abondantes et quelquefois très-rares.

Cet état peut durer quelque temps, et tromper le malade qui ne garde pas même le lit. Deux ou trois accès de fièvre, qui n'est pas ordinairement forte, mais que précède un frisson bien marqué, et dont le type est celui des double-tierces, le font bientôt empirer ; ceux qui les suivent, plus intenses et plus soutenus, sont accompagnés d'un mal de tête communément occipital, plus ou moins violent ; le pouls est accéléré, concentré, faible et irrégulier, avec soubresauts des tendons ; le malade se plaint de douleurs dans différentes parties du corps, et surtout au bas-ventre, qui s'est météorisé ; les urines, susceptibles de toutes les couleurs, ont une odeur mauvaise, et les sueurs sont partielles, froides, gluantes, fétides et acritiques ; il y a

nausées, ensuite vomissement de matières brunes
et des selles noires d'une extrême puanteur ;
hoquet, agitations et anxiétés vives ; enfin,
perte totale des fonctions intellectuelles; engorgement des parotides et dépravation de toutes
les humeurs; le corps se couvre de pétéchies ; les
vomissemens deviennent plus fréquens, quand ils
ont lieu à cette époque, et les déjections alvines
se font à l'insu des malades, qui ont eu tous les
avant-coureurs de la mort.

L'épuisement, les passions vives, les longs
chagrins surtout, les alimens gâtés, les habita-
tions humides et mal-saines, et certaines évacuations supprimées, en sont les causes principales, et le développent avec d'autant plus de
facilité, qu'elles rencontrent des sujets mélan-
coliques.

Il peut s'associer avec tous les autres, et en
troubler la marche au point de les compliquer
d'une manière effrayante, ensorte qu'on est le plus
souvent embarrassé sur le choix des remèdes à
employer, tant les contre-indications se multiplient et dérangent l'ordre que suit ordinairement la nature.

Ces symptômes, indicatifs des principaux caractères des maladies, se montrent rarement
dans leur simplicité. C'est cependant dans cet

état qu'il faut s'attacher à les étudier pour les connaître parfaitement. J'ai donc évité à dessein, dans l'énumération que je viens d'en faire, d'entrer dans de plus longs détails qui l'auraient surchargée, et rendu ainsi plus difficile à saisir la différence qui existe entre eux.

ARTICLE IV.

Quel que soit cependant le danger dont ces caractères menacent la vie, soit qu'on les considère isolément ou compliqués entre eux, ils seraient insuffisans pour donner lieu à la série des symptômes fâcheux et rapides qu'on observe en ce moment dans les maladies des pays chauds, si la contagion ne concourait pas à les rendre tels. En effet, son action les dénature lorsqu'elle prédomine, et occasionne une dégénérescence si prompte, que tout change de face en un instant, et que la mort arrive bientôt, si, méconnaissant ses effets, on ne se hâte d'en prévenir les suites redoutables. Eh! souvent encore combien ne se joue-t-elle pas de cette activité!

C'est donc afin qu'on puisse éviter les maux qui en sont inséparables que je vais tâcher d'expliquer d'abord ce que l'on entend par le mot *contagion*, et ensuite quelle est son origine, et quels sont les signes qui la manifestent, me réservant d'indiquer , lorsqu'il sera question du traitement, les moyens qui ont été mis en usage pour lui résister et la combattre avec autant de succès qu'on en peut attendre lorsque le péril est aussi éminent.

Par contagion, on doit se former l'idée d'un principe qui , en agissant sur nous d'une manière particulière , et le plus souvent imperceptible , produit des lésions graves et très-fréquemment mortelles. Son essence, que tous les efforts humains ne découvriront jamais, nous est absolument inconnue. Il en est de ce principe comme de celui qui entretient le mouvement et la vie. L'observation seule prouve qu'il existe, et qu'il pénètre les parties les plus intimes de nos corps; et c'est à cette connaissance, qui d'ailleurs suffit au médecin, que nous sommes bornés.

Mille voies lui sont ouvertes pour s'y insinuer. Appliqué à leur surface, il y est absorbé par une infinité d'ouvertures ; mêlé à l'air que nous respirons, les poumons souffrent de sa présence, et en permettent néanmoins l'entrée dans le sang, au moyen des sucs lubréfians qui y sont repompés. Les alimens, les boissons et la salive sont encore des instrumens dont il se sert pour s'introduire dans l'estomac; et par son admission par le nez, son action est presque im-

médiate sur le cerveau. Les yeux mêmes et les
oreilles ne sont pas à l'abri de ses atteintes.
De-là les suppressions de transpiration, les difficultés de respirer, et l'oppression ; les vomissemens, les diarrhées, l'ictère, les ophthalmies,
la surdité, en raison de l'organe qu'il affecte.

Ces désordres, qui sont les plus communs,
sont subits, si son attaque est forte et brusque ;
au contraire, si son impression est faible et
comme insensible, ou qu'on y soit depuis long-
temps exposé, toutefois lorsque l'idiosyncrasie
du sujet s'y prête difficilement, il affaiblit peu-
à-peu le principe vital (car il est hors de doute,
par les effets qu'on lui connaît, que ce ne soit
aux nerfs qu'il porte primitivement atteinte). Il
détruit alors graduellement les forces, et déter-
mine, par la langueur dans laquelle il les plonge,
la dégénérescence des fluides. Alors l'instant où
la contagion se dévoile est, pour ainsi dire, celui
de la mort (1).

_____

(1) Parmi plusieurs exemples que j'ai vus de ce dernier
cas, j'en choisirai deux. Le premier concerne un chapel-
lier. Il se promenait encore à onze heures du matin dans
les rues de la Pointe-à-Pitre, où il faisait sa résidence
depuis plusieurs années, et mourut dans l'après-midi du
même jour. Il avait le regard morne, le teint livide et
le visage un peu bouffi. Son pouls était petit, concentré

Ses causes sont toutes extérieures, et l'air lui
sert de véhicule. Les volcans, les terres cou-
vertes depuis long-temps et qu'on fouille, les
marais, les corps en putréfaction, etc., en laissent
échapper les élémens, et l'entassement des hommes
et des animaux dans des lieux renfermés la produisent.

Elle peut se transporter au loin par le moyen
des ballots de marchandises, par les vaisseaux
qui en sont imprégnés, par les personnes qui

---

et à peine sensible, et sa peau sans chaleur. Il se plaignait
d'un léger mal de tête accompagné de pesanteur dans
cette partie, de dégoût et d'une grande faiblesse. Il me
fallut lui rappeler qu'il éprouvait depuis un certain
temps de semblables incommodités, tant il avait fait peu
d'attention à son état : il se ressouvenait seulement d'a-
voir ressenti des frissonnemens profonds qui avaient lieu
depuis dix-huit à vingt jours.

Un capitaine de navire, qui mourut le lendemain du
jour que je commençai à le voir, me fournit le second
exemple. Je l'avais rencontré vaquant encore à ses affaires,
auxquelles je lui fis conseiller de mettre ordre de suite. Il
était dans la même position où j'avais trouvé le malade
précédent. Ces deux hommes étaient l'un et l'autre corpulens et dans toute la vigueur de l'âge ; et il est à observer que de tels individus sont à-peu-près les seuls qui
soient sujets à cette espèce de contagion, qu'on peut appeler *lente*. On en sent la raison, d'ailleurs facile à
déduire de ce qui a été dit ci-dessus.

en sont infectées, et par les vêtemens dont elles
ont fait usage. On peut la gagner en respirant
le même air que les malades qui en sont atteints, en les touchant, ainsi que les linges qui
leur ont servi, et plus facilement encore en se
trouvant exposé aux vapeurs qui s'exhalent de
leurs corps lorsqu'ils suent, ou de celles qui se
dégagent de leurs excrémens.

La gourmandise, la faiblesse de la constitution
et la pusillanimité en sont les trois causes prédis-
posantes principales.

ARTICLE V.

Ce que je viens de dire sur les effets et les
progrès de la contagion étant fondé sur l'observation, je crois inutile de l'appuyer d'aucune
preuve : je me contenterai seulement de faire la
remarque que, les causes en étant aussi multipliées qu'elles le sont, et pouvant ainsi se propager aisément, il ne doit pas paraître surprenant
qu'elle complique un grand nombre de maladies dans les contrées où elles sont très-com-
munes, et où les relations commerciales avec
un pays dans lequel se renouvelle tous les ans
une fièvre reconnue contagieuse, sont journa-
lières. C'est précisément le cas où se trouvent les
colonies.

Situées sous un ciel brûlant, elles ont beaucoup de marais sur les bords de la mer et à l'embouchure des rivières, et ces positions sont celles
que la commodité a fait choisir pour y bâtir les
villes et les bourgs : aussi l'a-t on observée de
tout temps dans ces lieux. Ses effets ont été in-
calculables pendant la révolution, parce que les
causes dont j'ai déjà fait mention dans l'introduction à cet essai se sont jointes à celles attachées au climat (1).

D'après ces données, dont les unes me paraissent exposées clairement, et les autres prou-

---

(1) C'est ainsi que des vapeurs qui s'élevaient dans
l'intérieur de plusieurs maisons bâties à la Pointe-à-
Pître sur des terrains fangeux, ont été pendant long-
temps meurtrières à ceux qui les habitaient, et qu'elles
n'ont cessé d'occasionner des fièvres d'un caractère pernicieux, qu'on ne voyait que rarement ailleurs, et qui
emportaient la plupart des malades, que lorsqu'elles
ont été entièrement épuisées. Ces fièvres ont encore enlevé dans la même ville un grand nombre d'individus
qui occupaient une rangée de maisons, qu'on avait placées au pied d'un morne assez élevé, et qu'on avait es-
carpé à cet effet. On n'avait laissé entre lui et ces maisons qu'un petit espace coupé par autant de murs qu'on
comptait de ces dernières. L'air, intercepté et stagnant
dans les cours qu'ils formaient, se viciait promptement.
La mortalité a cessé dès que ce morne a été abattu.

vées autant qu'elles peuvent l'être, j'aurais passé
de suite, en suivant la marche que je me suis
proposée, aux descriptions annoncées de chaque
espèce de la fièvre qui m'occupe, si je n'avais
pas cru utile d'en indiquer auparavant les signes
principaux et caractéristiques, ainsi que les remèdes qu'elle requiert plus particulièrement. Les
premiers feront voir sous quel aspect on doit,
en général, considérer les espèces, et quel en
est le caractère ; les autres offriront un plan de
traitement raisonné qui, à quelques modifica-
tions près, leur est indifféremment applicable,
à l'exception pourtant de quelques-unes ex-
traordinaires et en petit nombre, dont j'ai cru
devoir nécessairement parler, puisqu'elles ont
la même origine, et à l'article desquelles je
ferai voir en quoi diffère celui qui leur convient. J'ai suivi ce procédé pour ne pas me jeter
dans un labyrinthe de difficultés dont j'aurais
eu beaucoup de peine à me tirer ; car le sujet que
je traite n'ayant plus d'unité en apparence, aurait exigé, dans plusieurs circonstances, des ex-
plications, sans lesquelles les applications auraient manqué de justesse.

ARTICLE VI.

Il en est de la fièvre dont nous allons parler

comme des tierces et double - tierces pernicieuses. Simple dans son principe autant que
ses effets sont variés, j'emploierai tous mes soins à
en réduire les espèces, en m'attachant néanmoins
avec rigueur au nombre suffisant pour la bien
faire connaître et distinguer son véritable caractère. Par ce moyen, j'éviterai de tomber dans
des redites qui, n'eussent-elles que l'inconvénient
de surcharger la mémoire, ne doivent point trouver ici de place.

Mais il existe des raisons plus fortes qui me
font une loi d'en agir de la sorte. L'expérience
prouve que la multitude des espèces qu'on a
faites des dernières, dont la liste est bien loin
d'être complète, puisque le principe qui les
produit peut imprimer son action à toutes les
parties du corps, et conséquemment l'étendre
encore beaucoup, n'a servi, jusqu'à présent,
qu'à retarder, en ce qui les concerne, les progrès de la médecine, et à rendre, dans plus d'un
cas, leur traitement incertain.

En effet, on ne manque malheureusement pas
d'observations qui mettent cette assertion hors
de doute. Il suffit d'ouvrir les ouvrages faits *ex
professo* sur cette matière : ils abondent en exemples, où l'on voit le praticien tenir pendant plusieurs jours une conduite indécise ; ce qui ne

lui arrive que bien rarement, lorsque ces fièvres paraissent dans toute leur simplicité. Une exposition des signes caractéristiques de ce mode, dont il aurait pu saisir facilement l'ensemble, les lui aurait rendues évidentes; il n'aurait pas eu besoin de voir se dérouler une longue suite d'accès pour se déterminer à prescrire des remèdes qu'il a souvent négligé de donner lorsqu'ils auraient encore pu être utiles, ou qu'il a administrés si tard, que ce n'est qu'avec des peines infinies qu'il parvient à arracher ses malades à la mort, pour leur faire ensuite essuyer l'ennui d'une convalescence que rend incertaine la plus légère indiscrétion dans le régime.

C'est donc afin de prévenir des erreurs de ce genre que je me suis décidé à faire précéder : 1.º un aperçu général des symptômes de la fièvre dont nous nous occupons, auquel se rapporteront toutes ses espèces, et qui les signaleront souvent au moment même de leur invasion; connaissance précieuse, puisqu'elle est le plus ordinairement devenue mortelle à la fin du troisième accès; 2.º le traitement qu'elle exige dans tous les cas, et qui, opposé à celui auquel la pratique ordinaire a recours, pourrait être taxé d'imprudence, s'il ne réussissait pas constam-

ment. Ce succès est principalement dû à la
promptitude qu'on met dans l'emploi des remèdes, à leur dose et au peu d'intervalle qu'on
laisse entre chacune d'elles; tandis que, si l'on
tarde à les administrer, ou qu'on le fasse d'une
manière timide, si le malade ne succombe pas,
ce n'est jamais qu'après un temps fort long qu'il
parvient à recouvrer ses forces.

Cette vérité se montrera dans tout son jour
lorsqu'il s'agira des traitemens particuliers. L'on
y verra, peut-être avec surprise, la sévérité que
j'ai exercée envers quelques-uns de mes malades : le desir de leur conservation me faisait
braver leurs plaintes et lutter contre les préjugés ; l'amour de l'humanité l'emportait sur
toutes les considérations, et les titres dédaigneux
de téméraire et de novateur, qu'on m'a plus
d'une fois prodigués dans des vues malhonnètes,
n'ont pas été capables de me faire transiger avec
mon devoir.

CHAPITRE II.

ARTICLE PREMIER.

La fièvre qui a régné, et qui règne encore
épidémiquement aujourd'hui aux Indes occidentales, est continue rémittente chez tous les

individus : son caractère essentiel est l'*adyna-mique* compliquée par la *contagion ;* et si l'on y aperçoit assez souvent des symptômes *gastriques* ou *ataxiques,* ils ne le changent en aucune manière, vu qu'ils lui sont purement accessoires. C'est donc à tort qu'on la nomme, tantôt *bilieuse putride,* et tantôt *putride maligne.* Ces dénominations, qui ont été fatales à l'humanité (1), ne pourraient tout au plus lui être appliquées, surtout la dernière, que lorsque, abandonnée à elle-même, ou mal dirigée, elle s'entoure d'accidens qui sembleraient les justifier ; mais elle ne doit cette apparence qu'aux efforts infructueux de la nature, ou au mauvais traitement qui la font dégénérer. Prise à temps, et combattue comme il convient de le faire, elle n'offre aucun signe de *coction,* et c'est en vain qu'on en chercherait un exemple parmi tous les malades que j'en ai soignés : aussi est-il extrêmement rare qu'il faille évacuer à la fin de cette maladie, où une nourriture saine, qu'on augmente peu-à-peu *,* et surtout le bon vin, procurent bientôt un rétablissement parfait.

(1) Elles lui sont d'autant plus fatales, que l'on voit tous les jours des médecins traiter les maladies sans nul autre égard que celui des noms qu'on leur a donnés, et cette fièvre n'est pas la seule qui en fournit des exemples.

5*

Elle est, comme je l'ai dit ci-devant, rémittente pendant toute sa durée. Si elle prélude quelquefois à la manière des tierces, ou, ce qui arrive plus communément, à celle des doubles-tierces, cette marche est spécieuse, puisque, lorsque les accès paraissent terminés, il reste toujours, quelque légers qu'ils aient été, un certain *je ne sais quoi* dans la physionomie et dans le pouls qui n'est pas naturel, et qui suffit pour éclairer un bon observateur, même alors qu'elle n'est pas épidémique. Dans ce cas, au surplus, la méprise ne peut pas être d'une conséquence bien funeste, si l'on met tout en œuvre pour la détruire dès l'instant que, sans cesser d'avoir chaque jour un redoublement unique, observable et alternativement plus fort, elle devient évidemment continue.

Il est aussi des espèces où la rémission n'est jamais bien distinctement prononcée, soit que ce phénomène dépende de la violence du spasme ou de la prostration subite des forces, et qui demandent, pour l'apercevoir, un tact délicat, et toute l'attention qu'exige la nécessité de reconnaître leur type.

Les redoublemens se multiplient lorsque la maladie a fait des progrès. Il y en a communément deux par vingt-quatre heures, après le cinquième, ou, plus tard, le septième jour, et

même quelquefois trois et quatre dans la suite.
Ils vont en s'affaiblissant, et prouvent ainsi l'impuissance du principe vital soulevé contre un
ennemi qu'il combat infructueusement. Les premiers sont à-peu-près les seuls qui soient précédés
de frisson bien marqué, qui n'a pourtant pas lieu
dans toutes, puisqu'il manque ordinairement
dans les espèces qui se montrent sous une apparence phlogistique. Des frissonnemens annoncent ceux des derniers jours, qui seraient
sans cela presque imperceptibles, vu l'extrême
faiblesse à laquelle la machine est réduite.

La langue est toujours recouverte d'un enduit
blanchâtre fréquemment furfuracé, et communément si léger, qu'il en laisse entrevoir la surface.
Il en faut pourtant excepter les individus dont les
premières voies se trouvent farcies de matières
dépravées lors de l'attaque, chez lesquels individus cet enduit est plus ou moins épais, terne ou
jaunâtre. Cet organe d'un rouge écarlate dans le
principe chez la plupart des sujets, est humide, et
les crachats faciles durant tout le cours de la maladie, quelle que soit la chaleur des remèdes que
l'on a administrés. La soif, qui se fait ordinairement à peine remarquer, est néanmoins quelquefois considérable ; le regard est morne et
abattu ; les yeux sont toujours rouges, avec une

nuance cuivrée, et leurs vaisseaux engorgés, si
le malade est d'une forte constitution, replét et
sanguin, et leur couleur ne change, pour ainsi
dire pas, chez les autres. Il en est ainsi de celle
de la peau, dont la chaleur n'est jamais forte,
même chez les premiers; et si l'on y observe
quelque chose d'âcre au toucher, ce n'est que
dans des cas très-rares et compliqués. Le pouls
accéléré, élevé et plein dans les tempéramens
vigoureux, décèle néanmoins un peu de mollesse;
et si, par hasard, on lui trouve une certaine dureté (ce qui n'a presque toujours lieu que dans
les premiers jours de l'invasion, vu qu'elle ne
se soutient pas long-temps), les autres symptômes empêchent qu'on ne le confonde avec celui
qui caractérise l'inflammation. Il est plutôt plat
qu'élevé chez les autres qui constituent le plus
grand nombre, et qui n'ont pas non plus, comme
les précédens, les vaisseaux de la cornée injectés. Le mal de tête est communément frontal
et s'étend dans le fond des orbites. Les nuits
qui précèdent les grands accès sont ordinairement troublées par des rêves pénibles, souvent interrompus par le réveil, et pendant lesquels une idée fâcheuse, et toujours la même,
tourmente les malades. Il y a toujours un sentiment de pesanteur à l'épigastre, et une sorte

de faiblesse générale dont l'estomac et les intestins donnent des preuves frappantes. Les matières des vomissemens qui succèdent aux nausées sont glaireuses et blanchâtres, surnageant
une sérosité claire que rendent ensuite jaune et
moins liquide les contractions réitérées des
muscles abdominaux, qui forcent alors la vési-
cule du foie à se dégorger. Les selles sont fluides
et jaunâtres, lorsque les excrémens, travaillés
avant la maladie, ont été éliminés. Les urines
sont limpides et colorées, avec un enéorème à
leur superficie, ou suspendu dans leur milieu,
ou bien épaisses, briquetées et sans sédiment;
et si le ventre ne paraît pas d'abord légèrement
météorisé, il ne tarde pas à le devenir. Quelques malades ressentent des douleurs vagues ou
fixes à l'estomac, au bas-ventre, aux reins, à
la poitrine et aux extrémités. Plusieurs de ces
parties s'en trouvent souvent attaquées en même
temps, et quelques-unes d'entre elles avec une
violence extrême; elles diminuent avec les redoublemens. Quand le paroxisme tombe, il est
rare qu'on n'observe pas une certaine moiteur,
si grande dans certains cas chez les sujets faibles, qu'elle équivaut aux plus fortes sueurs.

Comme mon intention se borne ici à signaler
cette fièvre dans ses commencemens, ou du

moins lorsqu'elle n'a pas encore fait d'assez
grands progrès pour ne plus admettre de guérison, et que d'ailleurs les détails où j'entrerai,
quand il sera question de ses variétés, ne laisse-
ront rien à désirer pour en acquérir une connaissance parfaite, je crois superflu de m'étendre davantage sur cet exposé général de ses
symptômes caractéristiques, et je passe au second
point des généralités.

ARTICLE II.

Des remèdes qu'elle requiert principalement.

Malgré la dissemblance et le nombre des
symptômes qu'on observe dans les diverses espèces de cette fièvre, lesquels paraîtraient au
premier aspect devoir les faire placer dans des
classes distinctes et souvent opposées, on verra,
en les examinant avec une mûre attention, qu'elles n'appartiennent qu'à un seul genre, et que
leur variété ne vient absolument que de la différence dans la constitution des individus, et de
la manière dont les causes qui ont agi sur eux
les ont affectés. Si donc je m'écarte pour quelques-unes du traitement général que je vais en
tracer, en conseillant des remèdes qu'il paraî-
trait proscrire, c'est parce qu'il s'en rencontre

quelques-unes qui sont accompagnées d'accidens, ou qui ne lui cèdent pas, ou qui pourraient compliquer la maladie et rendre la convalescence difficile. Ainsi je jette quelques gros d'un sel purgatif dans le premier verre de l'infusion de quinquina, qu'on fait prendre, dès la première visite, aux personnes voraces et chez qui j'apperçois des signes de turgescence. Je donne les acides unis à un sel neutre, pour corriger les matières dépravées des premières voies, et calmer le vomissement. Je saigne enfin quand une douleur fixe affecte une ou plusieurs parties intérieures, sans une diminution bien marquée dans le relâchement du paroxisme parvenu à son dégré le plus bas; tandis que je me sers d'un liniment contre celles qui ont leur siége, soit au tronc ou aux extrémités, lorsque leur marche décèle un caractère rhumatismal.

Comme ma manière de traiter cette fièvre a paru, ainsi que je l'ai déjà donné à penser, singulière au public, et même téméraire à beaucoup de médecins, et qu'elle pourrait encore être jugée telle par quelques personnes, j'ai pensé qu'il était convenable de faire part, avant de l'exposer, des réflexions qui m'ont porté à abandonner la méthode ordinaire, toujours dangereuse, et le plus souvent mortelle, lorsque

les cas où on l'emploie sont un peu graves, pour
m'en former une qui lui est diamétralement
opposée. Paraissant, au premier coup-d'œil et
d'après les idées reçues, contrarier la nature,
contraria contrariis curantur. Je ne suis pas
fort étonné qu'elle ait trouvé, sous cet aspect,
tant de contradicteurs ; mais ce que je trouve
plus surprenant, c'est que les succès constans
dont elle est suivie ne les aient pas forcés à re-
noncer à leurs préjugés et à l'adopter. Conforme,
en effet, à la saine pratique, elle n'a besoin
que de quelques raisonnemens pour l'appuyer
et lui donner la sanction qu'une longue expérience imprime aux traitemens anciens. Entrons
en matière, et, pour lui gagner la confiance
que lui mérite son utilité, remontons aux principes.

ARTICLE III.

La fièvre est une, quelle que soit l'affection
qu'elle accompagne : ses différences dépendent,
abstraction faite des accidens étrangers, du tempérament, de la partie affectée et de la cause
dont elle dépend. La nature la suscite, comme
un réactif contre le mal qu'elle éprouve ; mais
elle est souvent un instrument aveugle qu'il faut
diriger, tantôt en augmentant et tantôt en di-

minuant' ses forces. Son action, convenablement maintenue, est indispensable dans la plupart des maladies pour opérer ce qu'on appelle *la crise* dont la cure est la conséquence. Quand, au contraire, elle n'est qu'un moyen destructeur qui, au lieu de leur être favorable conduit, en les faisant empirer, à une mort certaine, elle commande sa prompte destruction. Tel est le cas où elle se trouve dans la circonstance qui nous occupe. Prouvons ce que nous venons d'avancer.

S'il est évident qu'il n'y a point d'affection un peu grave, qui n'occasionne la fièvre, on ne peut nier aussi, toutes choses égales d'ailleurs, qu'elle n'aura pas le même caractère chez les divers tempéramens, et que ses effets se produiront sous une toute autre forme chez un individu sanguin, que chez un phlegmatique ; chez un bilieux, que chez un mélancolique, l'action devant changer en raison de l'objet sur lequel la cause agit. Elle ne sera pas aussi certainement la même, eu égard au volume, à la lésion et à la sensibilité de la partie souffrante, et sera par conséquent plus forte, si le poumon ou le foie est attaqué, que si ce n'est qu'une simple glande. Elle se montrera avec plus de violence, pour rendre la comparaison plus frappante, si elle est le produit d'une large blessure, que si une

simple incision y donnait lieu. Enfin sa différence sera extrême dans une plaie du cœur, organe si intéressant par ses fonctions, outre la
grande irritabilité dont il jouit, et une semblable de la rate, formée d'un tissu lâche et à peine
irritable.

Averti par le péril qu'il court, le principe
vital organise ses forces d'une manière analogue
à la diversité des cas. Si le danger qui le menace est léger, ses efforts sont modérés, et son
travail suffisant pour opérer la résolution et en
expulser, s'il est besoin, par la voie la plus convenable, l'hétérogène qui en est le produit, ou
pour former un pus propice à la cicatrisation.
S'il est pressant et la douleur très-vive, il appelle
sur la partie une quantité d'humeurs trop considérable, qui l'engorgent ou occasionnent un
spasme violent. Comprimé par la masse, ou gêné
dans la liberté de ses mouvemens, les tentatives
qu'il fait alors ne peuvent que lui être funestes,
puisqu'elles ne servent qu'à rendre l'obstacle
plus difficile à surmonter. Il faut donc que l'art
vienne à son secours, en le dégageant d'une partie du fardeau qui l'accable, ou en détruisant
l'orgasme qui le tient enchaîné.

Mais, dans un sujet affaibli, soit que sa constitution soit naturellement débile, ou qu'elle soit

devenue telle par les causes nombreuses qui auront pu agir sur lui, s'il survient un embarras
qui nécessite une action plus puissante que celle
qu'il peut employer, il succombe dans une entreprise qui surpasse ses forces, à moins qu'on
ne lui fournisse des secours qui l'aident à vaincre le mal qui l'opprime.

Telle est la marche à suivre dans les maladies
qu'on voit le plus communément, et tout médecin doit être pénétré de cette théorie. La rencontre fréquente des symptômes qui les rendent
complexes peut bien à la vérité embarrasser
un praticien instruit, mais elle ne l'arrête que
bien rarement. Il n'en est pas de même, comme
je l'ai déjà dit, quand une cause étrangère devient un surcroît de complication ; la difficulté
est alors preque insurmontable, et exige un discernement peu commun. La connaissance et le
traitement de la fièvre dont nous nous entretenons, abonde en exemples de cette espèce.

Simple ainsi que toutes les autres, mais atta-
quant les hommes de tous les tempéramens, de
tous les âges et dans toutes les circonstances,
elle doit se montrer, comme elle se montre en
effet, sous des formes absolument différentes, et,
de cette manière, présenter des indications qui,
souvent opposées en apparence, sans cependant

qu'elle cesse d'être la même, mettent la sagacité du praticien à la plus rude épreuve. Ce qu'il y a de plus pénible encore pour lui, c'est qu'il ne doit s'attacher qu'à quelques symptômes essentiels, et en négliger d'autres qu'il doit considérer comme purement accessoires.

A R T I C L E I V.

Quelle est donc cette cause qui contrarie ainsi des opérations dont le cours, en quelque façon déterminé par la nature elle-même, est tellement assujetti à ses lois, qu'il est possible d'en fixer la durée et d'en prévoir l'issue dans les cas ordinaires ?

J'ai avancé qu'outre les complications infinies dont les maladies sont naturellement susceptibles, il pouvait s'y enjoindre une plus terrible que toutes les autres, laquelle doit sa naissance à un principe souvent inconnu, capable par ses qualités délétères de déranger leur marche, et même de l'intervertir. C'est ce principe que j'ai tâché de faire connaître, et que les médecins se sont accordés à désigner sous le nom de *contagion*, qui occasionne un tel dérangement.

Agissant d'abord sur les nerfs, il suscite, dans la plupart des cas, la sensibilité par un mode d'agir particulier qui lui est propre, et occa-

sionne une fièvre dont l'apparition plus ou moins
prompte et l'intensité, ne sont pas à beaucoup
près toujours en raison de sa quantité introduite, de sa virulene, ainsi que des forces et du
tempérament, puisque l'observation journalière
prouve qu'une multitude d'individus qui en sont
atteints à-la-fois, parce qu'ils se trouvent soumis
en même temps à ses influences, ne le sont pas
tous également, et que les plus robustes sont
communément ceux qui en souffrent le plus; au
point même que la vitalité chez plusieurs d'entre eux en paraît sur le champ comme anéantie.
Mais quelle que soit la manière dont le système
artériel est excité, et quelle que soit sa véhémence
et la vivacité du pouls, cet état ne peut pas en
imposer long-temps sur le caractère et l'origine
de la cause qui a produit ces mouvemens désor-
donnés; car, loin, comme je l'ai dit, d'augmenter
d'énergie pendant le cours d'un certain nombre
de paroxismes, comme cela a lieu dans les maladies ordinaires, et de parvenir au degré d'élévation auquel il semblait naturellement devoir
atteindre, le ton fibrile tombe souvent dès le
premier accès pour ne plus se relever, et ne se
soutient jamais que pendant peu de jours, pour
ne présenter dans la suite que des signes de la faiblesse extrême et toujours croissante qui s'est em-

paré de lui. Les fluides, également soumis à son
action, sont en même temps privés de leur élas-
ticité et de la vie ; le lien qui en unit les parties
entre elles, se détruit, et leurs molécules, ainsi
abandonnées à elles-mêmes, tendent à une dissolution prochaine. Le mal est d'autant plus
grand, que les efforts des solides sont plus considérables, parce qu'ils ne portent que sur des fluides inertes, et par conséquent faciles à diviser.

Dans les autres cas, lorsqu'il semble stupéfier
la sensibilité, les suites, quoique ordinairement
plus tardives, sont pourtant les mêmes : l'espèce
d'anéantissement dans lequel il jette les solides,
et son influence sur les liquides dont il brise le
ressort, rendent leur action réciproque presque
nulle. La chaleur, qui se perd alors par degrés,
par la diminution progressive des mouvemens
qui la produisent, finit enfin par s'éteindre,
d'où suit nécessairement la coagulation des
fluides et la disgrégation de leurs parties consti-
tuantes.

Or, comme la crise se fait par la réaction soutenue des solides sur les fluides, et *vice versâ*,
lesquels coopèrent ensemble à l'élaboration de
la cause maladive pour l'expulser ensuite, le ton
fibrile étant détruit d'un côté, et la disgrégation
humorale ayant lieu de l'autre, il doit s'ensuivre

cette foule de symptômes inaccoutumés qu'on remarque dans notre fièvre. Le travail qui s'opère
dans une pareille circonstance, contraire à la coction, bien loin de la favoriser, conduit donc la
machine à une destruction d'autant plus prochaine, qu'il est plus vif et plus soutenu. Mes
raisonnemens sont d'accord avec l'observation,
puisque l'on voit tous les jours la dissolution
s'emparer bien plus promptement des hommes
forts que des faibles, qui ne sont redevables de
ce triste avantage qu'à la lenteur des mouvemens
qui la développent.

Ainsi cet anéantissement de l'action des solides et la dissolution entière des fluides, sont
le résultat de l'influence d'un levain contagieux.
L'abattement qu'on observe d'abord, les nausées, les vomissemens glaireux, les dévoiemens
crus et liquides, un pouls auquel on trouve
toujours une certaine mollesse, malgré sa dureté spécieuse dans certaines circonstances, et
qui se déprime en peu de temps; le froid de la
peau, qui devient glacial; les urines, qui sont
d'un rouge terne, et limpides, ou briquetées et
sans dépôt, accidens qui tous dénotent l'espèce
d'abandon où est le principe vital, constatent
le premier; tandis que les hémorrhagies de toutes
espèces, le sang dissous qu'on tire des veines,

les vomissemens et les déjections qui deviennent
sanglans dans la suite chez les individus d'une
riche constitution, et colliquatifs chez ceux qui
l'ont débile ; et, dans tous, le météorisme du
bas-ventre, les sueurs grasses plus ou moins
abondantes, et les pétéchies, rendent la seconde
évidente.

Ce grand nombre de symptômes fâcheux, et
ce que j'ai dit plus haut, ne prouvent que trop
l'impuissance de la nature contre une complication de maux aussi redoutables. Aussi l'apparence d'excès qu'elle manifeste quelquefois dans
ses forces n'est pas, comme il arrive souvent
qu'on le pense, une indication de l'affaiblir ;
elle en est plutôt, au contraire, une de la soutenir par les moyens les plus propres à la fortifier. D'un autre côté, puisqu'elle travaille à sa
destruction en suscitant la fièvre, ne doit-on pas
chercher à la couper le plus promptement qu'il
est possible, et à lui enlever ainsi un instrument
dont elle fait un si dangereux usage ?

Article V.

Dès-lors que les mouvemens excités par la
fièvre, soit qu'ils soient exaltés ou accompagnés
de langueur, sont sans objet quant à la crise,
qu'on attendrait inutilement ici, puisqu'elle ne

peut y avoir lieu, et que d'ailleurs, comme je
l'ai prouvé, leur continuation détruit les forces
et amène la dissolution, il n'y a pas un moment
à perdre, et la nécessité exige que l'on donne
sans délai les remèdes reconnus les plus efficaces pour les dompter. Le quinquina étant celui sur lequel on doit le plus compter pour
opérer cet effet salutaire, c'est donc le premier auquel il est instant de recourir, afin de
l'administrer de suite, et à la dose la plus haute
qu'il puisse être supporté.

Les fièvres d'accès, quel que soit leur type,
à moins qu'elles ne soient inflammatoires ou humorales, résistent rarement à un semblable procédé. Il en est autrement de celle-ci, où son in-
suffisance n'est que trop démontrée dans la plus
part des cas; mais particulièrement lorsqu'on lui
a laissé le temps de s'aggraver; alors, employé
seul, il ne peut parvenir à rendre au corps ses
forces naturelles presque anéanties. L'extrême
faiblesse dans laquelle elles se trouvent demande qu'on lui adjoigne des secours d'une
autre espèce, qu'il faut choisir parmi les cordiaux
les plus actifs.

Cette réunion ne satisfait pourtant pas encore
à toutes les indications: il en est une contre laquelle elle serait insuffisante: la dégénérescence

6

des fluides, qui mérite l'attention la plus particulière, puisqu'en la négligeant, on remplirait
en vain les autres. La disgrégation de leurs molécules serait bientôt complète (on l'a vu arriver dans l'espace de quelques heures), si on ne
se hâtait pas d'en arrêter les progrès. Parvenue
à un certain degré, rien ne peut plus lui résister
dans sa marche destructive, et l'art n'a plus à
lui opposer que des efforts inutiles. Les remèdes
camphrés, seuls capables de servir de barrière
à ses ravages, sont ceux qu'on ordonne afin de
se prémunir contre elle; et le camphre est parmi
eux celui que je préfère, parce que l'expérience
m'a convaincu de ses vertus héroïques dans ces
circonstances, et qu'elles surpassent celles de tous
les autres médicamens. J'ai aussi plusieurs fois
observé que, sans son aide, leur usage est le
plus souvent impraticable, parce qu'ils ne passent pas, ou que, s'ils peuvent le faire, on n'en
retire aucun avantage, puisque le mal n'en continue pas moins à empirer. Il n'en est pas ainsi
lorsqu'on l'administre conjointement avec eux.
Le spasme qui enchaîne l'énergie vitale cède
peu-à-peu, et les forces sortent de l'espèce de
néant dans lequel elles paraissent plongées. Si l'on
veut s'assurer de l'heureux effet du camphre, que
l'on consulte les malades : ils diront qu'immédiate-

ment après en avoir pris ils ressentent une douce
chaleur et un calme bienfaisant qui se répandent bientôt par tout le corps, qu'ils semblent
ranimer.

Si l'on considère la structure de l'estomac et
la quantité des nerfs dont il est pourvu, et qu'on
ait en même temps égard à leurs nombreux rapports, on ne sera point surpris de l'effet de ce
remède, dont il reçoit, par sa proximité, la
première influence. Je lui paie ici avec justice
le tribut d'éloges qu'il mérite, en avouant lui
être redevable de la satisfaction d'avoir rappelé
à la vie un grand nombre de personnes qu'un
hoquet presque continuel, un teint plombé,
un pouls déprimé, des défaillances et des sueurs
froides, présentaient comme des victimes dé-
vouées à une mort certaine.

Tels sont les remèdes auxquels je me suis
borné dans le traitement général. On pense bien
cependant, et l'on a déjà dû le présumer, qu'il est
des cas qui en nécessitent d'une nature différente, et auxquels on a recours au besoin ;
mais, trois ou quatre exceptés, ils tendent tous
au même but.

J'aurai par la suite plus d'une occasion de
rappeler les cas où ces derniers conviennent,
et d'indiquer celui que chacun d'eux exige.

Article VI.

Il me reste, pour achever ce que j'ai à dire des généralités, à m'entretenir de la manière de préparer les médicamens dont il a été fait mention dans l'article précédent, ainsi que de celle de les administrer. Peut-être aurait-il paru plus convenable, en parlant à des médecins, de ne pas insister sur de pareils objets ; aussi ne m'en serais-je pas occupé, si je n'y avais pas attaché une importance d'autant plus réelle, que c'est le plus souvent de la ponctualité qu'on observe à cet égard que dépend le succès. J'engage donc à ne pas regarder comme inutile la précaution que je prends de les faire connaître l'une et l'autre, et je desire bien sincèrement que l'on ne s'écarte pas des procédés dont je vais faire part.

1.° *Du Quinquina.*

On l'emploie sous trois formes différentes, en *infusion*, en *poudre* et en *extrait,* selon la nature des cas et l'état des malades.

De l'Infusion.

Bon quinquina pulvérisé......... ℥ ij.
Eau pure..................... ℔ iv.

Mettez le quinquina dans un pot, et versez dessus l'eau bouillante ; couvrez, pour laisser infuser pendant une heure ; agitez, durant cet intervalle, deux ou trois fois la liqueur jusqu'au fond du vase, et coulez au travers d'un linge serré.

La dose est de quatre à cinq onces, prise froide toutes les heures.

Quoique cette préparation ne soit pas réputée la plus propre à empêcher le retour des accès, c'est cependant le mode sous lequel on doit toujours l'ordonner dans le commencement de la maladie, et que l'on suit jusqu'à sa fin, quand la fièvre est continue dans son principe ; il est encore plus urgent de le prescrire ainsi quand elle a débuté sous un type différent, et que l'on n'est appelé que lorsqu'elle est devenue telle : l'estomac, alors affaibli, et hors d'état d'exécuter aucune fonction pénible, s'en accommode beaucoup mieux qu'il ne le ferait de sa poudre ; ne présentant rien de solide et qui exige un véritable travail, il passe plus facilement qu'elle. Si la dose qu'on en donne est vomie, on en fait prendre une autre incontinent après ; car, si on tarde un peu à le faire, on s'expose à la voir rejetée comme la première. La froideur, ou pour parler plus conformément

aux principes, le spasme de l'estomac, est trop
grand pour qu'il puisse élaborer les sucs qui
y abordent. Ils s'y accumulent et s'y rassemblent
en une masse glaireuse qui ne cesse d'avoir lieu
que lorsque ce viscère est réchauffé. Il la retient dans sa capacité tant qu'elle n'est point
assez abondante pour le contraindre par elle-
même à s'en débarrasser. Ce n'est que lorsqu'elle
l'est devenue, ou qu'il est excité par son mélange
avec le quinquina, dont la présence occasionne
un surcroît de volume, qu'il se soulève pour se
délivrer d'un poids qu'il ne peut plus supporter, mais pour en souffrir une nouvelle accu-
mulation qui nécessite à son tour un certain laps
de temps pour que l'amas en puisse provoquer
l'expulsion (1). C'est donc afin d'obvier à cet
inconvénient qu'on se presse de donner la seconde dose, qui rarement n'est pas conservée. On
tient la même conduite pour les suivantes, que
je recommande de rapprocher, si elles se digè-
rent aisément, et d'éloigner, si elles fatiguent.

_____

(1) Il faut bien se garder, dans ces circonstances, de
donner un émétique, en prenant pour un signe de turgescence le rejet de ces matières ; car ce remède occasionnerait alors des évacuations extrèmement préjudiciables, et qui pourraient devenir mortelles par l'affaissement dans lequel elles jeteraient les malades.

2.º *De la Poudre.*

On donne le quinquina en poudre délayé dans du vin ou en pilules, en suivant les formules ci-après :

Quinquina pulvérisé......... ʒ j.
Vin blanc................. coch. iv.

Mêlez. Pour une dose qu'on répète toutes les heures et demie ou toutes les deux heures.

Quinquina rouge pulv........... ʒ j.
Sirop d'absinthe.............. q. s.

Pour six pilules qu'on prend en une dose, et qu'on réitère en laissant les mêmes intervalles que pour la formule précédente.

On le prescrit sous l'une ou l'autre de ces formes, quand la fièvre conserve encore l'apparence du type intermittent. L'estomac n'ayant éprouvé qu'une légère diminution dans ses forces, peut le supporter ainsi préparé, et le digérer sans beaucoup de peine. Lorsque, dans ce cas, on a eu le temps d'en administrer une quantité raisonnable, elle se borne d'ordinaire à l'accès suivant ou à celui qui vient après, lequel est alors très-faible; mais il faut pour cela qu'on en ait pris sans relâche. Si, malgré cette précaution, elle devient visiblement continue, il faut changer cette manière de le donner, et recourir à l'infusion, dans la crainte que les malades, l'ayant vomi sous ces formes, ne voulussent pas en reprendre, quel que fût le mode dont on se servirait dans la suite.

5.° De l'Extrait.

On l'étend dans une potion appropriée, en suivant la formule ci-dessous :

Extrait de quina................ ℥ iv.
Eau de canelle spiritueuse....... ℥ j.
Sirop de fleurs d'orange......... ℥ j.
Eau pure....................... ℥ vj.

Mêlez. La dose est une cuillerée à bouche toutes les heures.

On ordonne l'extrait apprêté de cette manière : 1.° aux personnes délicates et qui seraient incommodées par le volume de l'infusion ; 2.° aux enfans qui boivent ordinairement peu, et auxquels il répugne sous une autre forme (1);

_____

(1) On doit diminuer la dose de cette potion en raison de l'âge, et n'en donner aux enfans qu'une demi-cuillerée, ou même un tiers.

3.° quand l'infusion seule paraît insuffisante, les malades n'en pouvant supporter une plus grande quantité que celle ci-dessus prescrite. On en donne une cuillerée à bouche entre une de ses doses, et celle d'une potion camphrée dont je parlerai plus bas ; et ils prennent alors toutes les vingt minutes de l'un ou de l'autre de ces trois remèdes.

Au surplus, sous quelque forme qu'on administre le quinquina, il arrive souvent qu'il ne passe pas, c'est-à-dire, qu'il est rendu par les selles tel qu'on l'a pris. Il faut bien se garder alors de suivre le conseil de quelques praticiens qui veulent qu'on en suspende l'usage ; car, aidé des remèdes dont je vais immédiatement faire mention, il est le seul moyen que l'on puisse opposer à l'espèce de dévoiement qu'il occasionne, et qui est un indice certain de la nécessité de le continuer, puisqu'il résulte de l'extrême faiblesse où sont les intestins. Ce médicament, en remontant le ton de ces viscères, est la seule cause de son expulsion, que précède celle des matières qui étaient déposées auparavant dans leur capacité. Cet effet ne cesse d'avoir lieu que lorsque son action sur ces parties est devenue assez puissante pour qu'elles puissent enfin le retenir et rendre son emploi utile (1).

ARTICLE VII.

Des Cordiaux.

Le bon vin est peut-être, parmi les cordiaux, celui qu'on doit préférer, en tant qu'il n'a rien qui répugne, et qu'il est au contraire d'un goût qui flatte assez généralement. Le vin ordinaire est trop faible pour la circonstance dans laquelle on l'indique ici; il ne fortifie pas assez, et les malades le trouvent si plat, qu'ils s'imaginent boire

---

(1) C'est ici le cas de faire une remarque qui mérite la plus sérieuse attention, parce qu'elle sert à combattre une erreur extrèmement préjudiciable dans le traitement des fièvres adynamiques en général, laquelle consiste à attribuer à l'irritation un effet dont la faiblesse est la cause. Cette opinion, à laquelle répugnent le défaut de réaction du pouls, quoique souvent très-plein, et l'accablement où se trouve la machine entière, porte à prescrire les narcotiques et les adoucissans, qui aggravent le mal en augmentant cette faiblesse, qui n'est déjà que trop considérable. J'emploierai tous mes moyens dans le cours de cet essai pour éclaircir ce point de doctrine, que je tâcherai de rendre évident, lorsqu'à la fin je parlerai des remèdes dont l'administration est pernicieuse dans ces fièvres.

de l'eau. Le plus convenable, est le bon Madère
sec, et après lui ceux de Porto et de Malaga.
On donne de deux à quatre cuillerées à bouche, d'une de ces espèces de vin, après chaque
dose de quinquina, toutes les fois qu'on en fait
prendre, quelle que soit la forme sous laquelle
on l'administre.

Comme il n'est pas toujours facile de se procurer ces vins non-frélatés, et que d'ailleurs ils
sont souvent trop chers pour les personnes auxquelles ils sont nécessaires, on tâche de les remplacer le mieux qu'il est possible. J'emploie, dans
ce dessein, la composition suivante, que je fais
prendre à la même quantité :

De bon vin rouge de Bordeaux... ℥ x ij.
Canelle ou muscade grossière-
    ment pilée................... gr. xxv.
Sucre en pain.................. ℥ j.

Mettez dans une cafetière, et faites bouillir
légèrement pendant six minutes.

On est encore quelquefois obligé de recourir à
la teinture suivante, qu'on fait prendre toutes les
heures par cuillerée, mêlée avec partie égale de
bon vin rouge qui tempère sa force. On en
ajoute aussi quatre cuillerées dans la potion qui
sert de véhicule à l'extrait de quinquina, quand

on s'est déterminé à l'ordonner de cette manière, et une à chaque dose de son infusion, si
la faiblesse continue à être la même, malgré
l'usage des remèdes précités.

Voici la véritable composition de cette teinture :

℞ Du meilleur quinquina pulvérisé. ℥ ij.
De l'écorce de citron de Portugal.. ℥ j ß.
De racine de serpentaire de Virginie. ʒ iij.
De safran d'Angleterre........... ℈ iv.
De cochenille .... ℈ ij.
D'esprit de vin de France........ ℥ xx.

Faites infuser le tout dans un vase bien bou-
ché, pendant trois ou quatre jours au moins ;
coulez ensuite la liqueur.

Article VIII.

Du Camphre.

On ne doit jamais faire prendre le camphre
en nature, soit qu'on le réduise en poudre pour
le donner dans un look, ou qu'on en forme des
pilules. Dans le premier cas, il est dégoûtant, fatigue l'estomac et se digère mal. Administré en
bols, il est le plus souvent rendu en totalité par
les selles, s'il ne l'est pas toujours dans notre
fièvre. On peut s'assurer de ce que j'avance ici,

en examinant les excrémens, qui sont sans consistance. On trouve, en les versant peu-à-peu et
lentement, ces mêmes bols aux fond du vase, et
tels qu'ils ont été avalés. A cette preuve, qu'il est
facile de vérifier, on en peut ajouter une autre
qui paraît décisive : c'est que, si le camphre se dis-
solvait entièrement dans l'estomac, pris à la dose
à laquelle on a coutume de le prescrire solide,
soit seul ou mêlé à une aussi petite quantité de
liquide que celle qu'on emploie ordinairement,
ce viscère ne pourrait pas le supporter, à moins
que la qualité de l'excipient, dans le dernier cas,
n'en détruisît l'effet en grande partie. On en jugera par celle que je conseille, qui, quoique
infiniment moindre, fatigue néanmoins quelques individus au point de contraindre à la diminuer.

La potion dont je donne ici la formule est
la moins désagréable, et m'a paru la plus utile.
Les médicamens dans lesquels il est dissous ont
été raisonnés, et s'y rencontrent dans une pro-
portion juste, et sur laquelle je ne me suis fixé
qu'après plusieurs essais :

Camphre . . . . gr. x.
Eau de canelle spirit. . . . . ℥ j.
Eau pure . . . . ℥ xvi.

Sirop simple.................. ℥ iij.

Liqueur anodyne minér. d'Hoff-

mann....................... g.^{tte} lx.

La dose est de trois cuillerées entre deux prises de quinquina ; ce qui astreint pour l'ordinaire les malades à boire toutes les demi-heures.

Article IX.

Maintenant, quand doit-on prescrire le quinquina, et quelles sont les règles à observer quand on l'administre? Cette question est de la plus grande importance, et de sa solution dépend tout le succès du traitement qu'elle éclaire, et qui sans elle ne peut qu'être empirique.

D'abord, il est de principe qu'on ne doit le donner qu'hors le temps de l'accès ; et ce précepte est juste, s'il n'a rapport qu'aux fièvres intermittentes, et le praticien qui ne l'observe pas est digne de blâme. D'ailleurs, dans ces sortes de fièvres, en temporisant, ce qu'elles permettent de faire lorsqu'elles ne sont pas pernicieuses, on vient à bout, un peu plutôt ou un peu plus tard, d'en réduire les accès à des bornes raisonnables, par l'emploi des remèdes généraux, et alors on a tout le temps nécessaire pour agir. Mais si l'on étend ce précepte aux rémittentes (ce qu'on fait

réellement, en voulant qu'on attende, pour l'administrer, que leurs redoublemens soient arrivés
au degré de relâchement le plus bas), il cesse
de l'être, et son observation devient d'un préjudice extrême. Elle est mortelle dans l'espèce que
concerne cet essai.

Expliquons-nous et tâchons de détruire un
préjugé fatal contre lequel je me suis élevé depuis long-temps, et que j'ai constamment bravé
malgré la critique et l'espèce de consécration
qu'il a reçue.

J'ai déjà exposé les intentions de la nature
lorsqu'elle suscite la fièvre, et j'ai dit qu'elle est
inséparable des affections maladives dont elle
est, en quelque façon, l'instrument curatif, et
qu'elle y est, dans la plupart des cas, d'une nécessité absolue pour opérer la *crise* qui doit les
terminer. J'ai ajouté qu'il en était plusieurs où
elle n'était pas seulement inutile, mais où elle
était, au contraire, extrêmement dangereuse,
puisqu'elle y entretenait des mouvemens dés-
organisateurs, et menait ainsi à une mort d'autant plus prompte, qu'elle avait plus d'intensité.

Appliquons ces principes, en ayant surtout
égard à notre fièvre.

Par tout ce qui a déjà été dit, il n'est pas difficile de juger qu'elle exige, non pas qu'on la pré-

vienne; car il n'est guères possible de prévenir
une maladie dont l'attaque est le plus communément soudaine, mais qu'on l'anéantisse dès
qu'elle paraît; et cette indication pressante je l'ai
en vue, en prescrivant de donner le quinquina à
une dose aussi forte, et répétée aussi souvent
qu'on peut le faire.

En effet, si l'on fait attention avec quelle rapidité ses symptômes se développent, et de quel
danger ils sont pour la vie, on conviendra qu'il
est urgent de le donner ainsi. Or, on ne peut
agir plus promptement que je ne le fais, puisque je l'ordonne de prime-abord; ni le donner
à une dose plus haute que je ne le conseille;
car l'estomac, dans l'état de spasme où il se
trouve, n'en pourrait pas supporter une quantité plus forte.

Si cependant, fidèle à la règle reçue, on at-
tendait que le paroxisme fût tombé au point où
l'on exige qu'il le soit, les momens qui restent
seraient insuffisans dans une fièvre dont un redoublement se confond avec le suivant. L'intervalle qu'on serait obligé de laisser s'écouler entre
eux, sans en faire usage, serait trop long pour
ne pas permettre au mal d'empirer et d'acquérir plus de gravité qu'on ne pourrait opérer
de bien dans le court espace de temps où il

serait permis de l'administrer ; de-là nécessairement l'accroissement de tous les symptômes
qu'on aurait évités en suivant une autre méthode.

Aussi, persuadé de la malignité de son principe, qui tend sans cesse à la destruction, je me
hâte de le prescrire, et je ne perds que les momens que mon observation m'a forcé de respec-
ter : ce sont les premiers du redoublement, où,
le spasme augmentant, l'estomac se soulève contre lui, et avertit de le suspendre; mais dès que
le calme commence à renaître (c'est environ
après deux ou trois heures de sa durée), j'y
recours de nouveau, pour la continuer de la
même manière que je le faisais auparavant.

Cependant je prends bien garde d'abandonner la nature à elle-même dans ces instans de
trouble, et surtout de ne rien ordonner qui
puisse l'affaiblir. L'assaut contre lequel elle lutte
me fait, au contraire, un devoir de la soutenir, et j'emploie pour cela les moyens dont son
goût s'accommode. Je remplace donc le quinquina
par une seconde dose de vin, que je permets de
mêler avec une partie égale d'eau, si le malade
est fort altéré, sans pour cela suspendre l'usage
de la potion camphrée, qui passe ordinairement
bien alors, et dont le malade prend alternative-

7

ment avec le vin toutes les vingt minutes, et même plus souvent, si la soif est trop pressante (1). L'estomac, qui ne perd par cette précaution que bien peu de ses forces, conserve ensuite ce remède, qu'il n'aurait vraisemblablement pas pu supporter sans cela. La maladie, qui n'a pas eu le temps de faire des progrès durant cette espèce de repos, ne présente pas de nouveaux obstacles à vaincre, et cède bientôt, quelque obstinée qu'elle soit, à des médicamens aussi actifs et aussi souvent répétés.

C'est ce qui arrive constamment quand on suit ma méthode, et il est rare que la fièvre se prolonge au-delà de six jours; elle ne dure guères communément que trois ou quatre, après lesquels il est pourtant encore nécessaire de continuer pendant quelque temps les remèdes, pour maintenir les forces dans l'état où ils les ont remises. J'en éloigne les doses, à cette époque, pour faire prendre une ou deux soupes, n.° 11, dans les vingt-quatre heures, ou le même nombre de rôties au vin, jusqu'à ce que je puisse en

---

(1) Cette potion ne borne pas ses effets à calmer et à fortifier ; elle apaise aussi l'altération, au point qu'il faut en avoir soi-même fait usage pour s'en former une juste idée.

venir à des alimens plus solides, dont j'augmente peu à peu la quantité.

Article X.

Si l'on a bien fait attention à ce que contiennent ces généralités, on a dû se convaincre de la vérité du caractère que j'attribue à la fièvre dont il est ici question, et être à même de lui appliquer les remèdes qui lui conviennent dans tous les cas. Mon but, sous ce double rapport, étant rempli, je vais m'occuper des descriptions que j'ai promises de ses espèces, lorsque j'aurai fait part de quelques réflexions qui sont d'autant plus nécessaires, qu'elles établissent naturellement la liaison qui existe entre elle et celles qui règnent maintenant en Europe ; objet que je me suis proposé de faire connaître en composant cet essai.

On ne cesse, en effet, de répéter que les maladies des pays chauds ne ressemblent en aucune manière à celles qu'on voit tant en France que dans les états qui l'avoisinent, et qu'elles exigent ainsi les unes et les autres des remèdes différens. Comme cette assertion est très-dangereuse par les conséquences qu'on en pourrait tirer, il suffira, pour en démontrer la fausseté, de les comparer entre elles. Ainsi, lorsque je décrirai une

espèce des premières, et que j'en aurai observé
en France une pareille, ou à-peu-près semblable,
je les exposerai en observations à sa suite. Ce
moyen me paraît le plus propre à prouver leur
identité, que la similitude et le développement
de leurs symptômes ne permettent pas de révoquer en doute. Un point cependant semblerait
devoir rendre cette identité équivoque : c'est
qu'elles sont ordinairement moins meurtrières
dans l'ancien monde qu'elles ne le sont dans le
nouveau, et qu'elles y offrent encore, pour la
plupart, des ressources, quoiqu'on leur ait laissé
le temps de devenir très-graves ; mais cette apparence de difformité disparaît bientôt quand
on considère qu'elle dépend du climat seul, et
qu'elle n'est nullement de leur essence.

Cette façon de combattre une opinion aussi
erronée est sans réplique, et prouve, d'un côté,
combien je suis loin de mériter les reproches
qu'on me fait journellement de prescrire à
Nantes le quinquina aussi souvent que je le fais,
puisque je préviens par-là la dégénérescence d'une
fièvre qui existe réellement en Europe, et sur
le caractère de laquelle une sorte d'aveuglement
peut seule tenir les yeux fermés ; tant il est évident qu'il complique depuis plusieurs années un

grand nombre de maladies qui, sans ce moyen, deviennent souvent mortelles, et toujours très-périlleuses. On y verra, de l'autre, à quels dangers exposent les raisonnemens inconsidérés sur des matières qu'on n'a point assez approfondies, ou sur lesquelles on est dans l'ignorance la plus profonde. Elle servira enfin, dans les circonstances actuelles, où nos communications fréquentes avec les peuples de différentes contrées peuvent nous être d'une conséquence plus fâcheuse qu'on ne se l'imagine, et où la température si variée des saisons agit sur les corps d'une manière à donner aux affections, dans tous les climats, une forme qu'elles n'avaient pas autrefois, à préserver les médecins des méprises auxquelles une pareille cause et un tel changement seraient capables de donner lieu, et à les engager à redoubler d'attention dans une occurrence qui la demande toute entière.

Comme toutes les espèces dont je vais m'entretenir n'ont pas le même caractère apparent, et qu'il en est qui affectent plus ou moins le phlogistique, je commencerai par celles qui s'en rapprochent le plus, pour finir par celles qui s'en éloignent davantage. Je suivrai une marche semblable dans tous les chapitres, en ayant néanmoins égard à leur fréquence et à la grandeur du péril dont elles peuvent menacer.

CHAPITRE III.

Des espèces qui ont particulièrement trait aux nouveaux arrivés dans les colonies (1).

ARTICLE PREMIER.

Première espèce.

L'invasion a lieu soudainement et indistinctement dans tous les instans : la nuit pendant le

---

(1) S'il eût entré dans mes vues de faire un article séparé de la *fièvre jaune*, proprement dite, je l'aurais inséré dans ce chapitre, qui aurait été sa place naturelle ; mais comme la peau ne prend presque jamais dans les colonies (du moins à la Guadeloupe), même chez ceux qui sont nouvellement arrivés d'Europe, la teinte jaune qui la caractérise certainement, je n'ai pas jugé à propos de le faire ici. D'ailleurs, elle n'est, ainsi que les espèces qu'on y trouve, qu'une modification de la fièvre principale qui les désole, et n'exige pas d'autres remèdes qu'elles, si ce n'est l'addition de quelques racines apéritives, ou de quelques feuilles de plantes amères qu'on fait infuser avec le quinquina. Je me réserve d'en donner une notice à la fin de cet essai, dans laquelle je

sommeil, à la promenade, au milieu et après le
repas; le frisson ne la précède pas toujours, et,
dans tous les cas, la fièvre devient bientôt violente : les malades ne peuvent se soutenir tant la
faiblesse est grande. Contraints à se coucher, ils
sont en supination dans leur lit. Ils disent qu'ils
sont brisés, et se plaignent de douleurs vagues,
quelquefois aiguës dans une partie, mais surtout
à la tête, dont elles occupent pour l'ordinaire le
devant, en s'étendant dans le fond des orbites :
le regard est triste; les yeux sont rouges, les
vaisseaux de la cornée injectés. La chaleur de la
peau, communément forte, n'a rien d'ardent; le
pouls est accéléré, élevé et mou; la langue, couverte d'un limon blanchâtre qui n'est jamais assez
épais pour ne pas laisser voir sa surface, est humide, d'un vermeil pâle, et m'a toujours paru
légèrement tuméfiée. La soif est presque nulle,
et il existe un sentiment de gravité à la région
de l'estomac et de la tension au bas-ventre. Les

---

ferai part de ce que j'ai pu observer à son égard à la
Guadeloupe, tant sur des matelots américains que parmi
les troupes anglaises, quelque temps après leur débarquement dans cette île, et de ce que j'ai eu occasion
de voir à New-York pendant les deux épidémies qui y
ont régné en 1794 et 1795.

urines sont rouges et ténues, avec des nuages à
leur surface ou de petits flocons suspendus dans
leur milieu, et plus souvent troubles, briquetées
et sans sédiment. Il y a de grandes anxiétés et
beaucoup d'inquiétudes.

Les symptômes marchent ici d'un pas si rapide,
qu'on les a vus, au commencement du second jour,
portés à un degré de dépravation tel, qu'ils ne laissaient plus d'espoir. L'état qu'ils présentent est
affreux; l'accablement et les anxiétés sont devenus extrêmes et accompagnés de défaillances.
Les facultés sensibles et intellectuelles se ressentent de l'affaissement du corps. Les malades
sont dans un délire obscur, qui n'est cependant
point assez fort pour ne pas leur permettre de
répondre aux questions qu'on leur fait. Les vomissemens succèdent aux nausées qui avaient
déjà lieu; la matière en est brune, noirâtre et
peu après sanglante. Les selles observent les
mêmes variations et exhalent une odeur fétide.
Le pouls est précipité, mou, sans une grande
dépression; les pulsations paraissent se confondre. La peau, sans chaleur, est terne, avec une
certaine moiteur, et la soif nulle. Le ventre,
météorisé, est le siége de douleurs d'entrailles
très-vives. Il survient des hémorrhagies du nez,

d'où sort un sang dissous, et le hoquet survient
par intervalles.

La progression des accidens est effrayante ;
l'affaissement et à son comble : les malades peuvent à peine changer de position par défaut de
forces ; ou bien, s'il leur en reste assez, c'est pour
se jeter çà et là dans leur lit, sur les bords duquel on les trouve ordinairement couchés sur le
ventre, les pieds sur le plancher ; situation à laquelle les portent les souffrances qu'ils endurent
dans cette partie. Le délire est plus profond, et
ils n'ont plus qu'un sentiment confus de leur
état ; ils rêvassent et gesticulent. Le sang sort de
leur bouche en caillots bruns, et les déjections
alvines, noires et sanglantes, sont involontaires,
et ont une odeur cadavéreuse. La langue, les
gencives et les lèvres sont devenues fuligineuses,
et la peau, qui est froide et grasse, se couvre
de pétéchies ; le hoquet se perpétue, et cette
scène, digne d'horreur et de pitié, se termine
à la fin du second redoublement ou au commencement du troisième.

Le développement des symptômes ne se fait
pas toujours aussi promptement dans cette espèce : alors ils se montrent avec moins de violence dans le principe, et subsistent à-peu-près
les mêmes durant le second jour, où l'on ne re-

marque qu'un surcroît d'accablement. Mais tout
change et devient presque désespéré dans le courant du troisième; c'en est fait de la vie, dont
les remèdes les plus actifs et les mieux appropriés empêchent rarement la perte. La mort arrive à la fin du quatrième jour, plus souvent du
cinquième, quelquefois cependant du septième,
la maladie ayant parcouru la série des symptômes fâcheux dont j'ai fait ci-dessus l'énumération.

Elle est la plus fréquente, et attaque plus particulièrement les hommes d'un tempérament robuste, et ceux à qui leur position aisée permet
une nourriture succulente, surtout lorsqu'ils font
en même temps abus des liqueurs spiritueuses.
L'exposition au soleil, à la pluie et au serein,
ainsi qu'un exercice forcé, en sont les principales causes déterminantes.

Il n'est guères possible de méconnaître cette
fièvre et de ne pas s'apercevoir du danger dont
elle menace à l'appareil qu'elle déploie dans son
invasion. Ainsi, quel que soit le traitement qu'on
adopte, on ne peut pas tarder à y recourir.

Les remèdes qu'on lui a opposés sont en grand
nombre. Son caractère étant bien connu, il suf-
firait de nommer ceux qu'une routine aveugle a
coutume de mettre en usage dans son commen-

cement, tels que les rafraîchissans, la saignée, les émétiques et les purgatifs, pour les y faire proscrire, si l'expérience n'avait pas déjà prononcé sur le péril qui résulte de leur administration. Quant à ceux qui sont appropriés à cette maladie, mais dont elle se sert le plus souvent, sans se rendre compte des motifs qui l'y portent, je tâcherai d'en rectifier l'usage; et si je m'occupe de quelques autres de ces moyens, ce sera uniquement pour détourner des essais pernicieux qu'on en pourrait encore tenter sur la foi de certains auteurs. Je renvoie à la fin de cet ouvrage pour faire mention de ceux dont je n'aurais pas eu occasion de parler dans le cours du traitement, où je me bornerai à indiquer la conduite qu'on doit tenir pour qu'il soit méthodique.

Le développement des symptômes ayant lieu dans cette espèce avec une rapidité extrême, il faut recourir de suite aux remèdes les plus puissans pour le prévenir : ce sont, comme on l'a vu dans les généralités, le quinquina, les cordiaux et le camphre. Prescrits dès qu'elle se déclare et de la manière dont je l'ai exposé, elle cède bientôt à leur usage, quelle que soit sa gravité.

La guérison s'opère moins promptement, si l'on attend le second jour, et il ne reste qu'un bien faible espoir le troisième, à moins que l'on ne soit appelé à l'instant où le redoublement se fait apercevoir, pour être à même de les donner lorsque le spasme baisse. Il n'est plus temps d'y recourir, même à la fin du premier jour, quand la fièvre est de nature à causer la mort à cette époque, ou dans le courant de celui du lendemain.

Quoiqu'elle n'exige pas ordinairement, le troisième jour, d'autres remèdes que ceux qui lui sont nécessaires le premier, il est pourtant des circonstances, rares à la vérité, qui en demandent d'une autre espèce. Ses accès sont trop violens, et sa marche vers la dissolution trop prompte, pour qu'il ne se soit pas déjà fait dans les premières voies une déposition de matières qui tendent à la putréfaction, et qu'il convient d'évacuer, si la nature n'est pas sollicitée par leur présence à s'en débarrasser par elle-même. La saburre qui couvre alors la langue en est, en général, l'indication, que je remplis en ajoutant trois gros de sulfate de magnésie (sel d'epson) au premier verre de l'infusion de quinquina.

Il serait imprudent d'outre-passer cette quantité ; car, et qu'on y fasse bien attention, ce n'est pas l'irritabilité qu'on a en vue d'exciter, mais bien de relever l'action abattue des intestins, qui expulsent seuls ces matières, pour peu qu'on la remonte ; et la plus légère secousse suffit pour les tirer de la stupeur dans laquelle ils sont plongés par la maladie : une plus forte, en les stimulant trop vivement, les porterait à faire des efforts dont la suite serait une augmentation de faiblesse qui deviendrait bientôt du plus grand préjudice, et dont la mort même pourrait être le résultat. Cette issue est bien à appréhender : car, s'il est vrai, comme tout l'annonce, que ces viscères ont perdu la plus grande partie de leur ton naturel, et qu'il serait d'autant plus dangereux d'achever de le détruire, que les médicamens passant alors sans s'arrêter, ne seraient plus d'aucun secours, avec quelle précaution ne doit-on pas se comporter pour qu'un accident d'une pareille importance n'ait pas lieu ?

Dirigé par cette crainte, et cependant pour ne pas laisser incomplète l'évacuation que ce remède aurait commencé à provoquer (ce qu'on reconnaît à la consistance épaisse des selles et à leur puanteur), je vais en indiquer un d'une autre espèce, dont on n'a point à redouter les mauvais effets qu'on aurait à craindre d'une seconde dose du premier. C'est une mixture saline composée de manière qu'elle relève les forces, en même temps que, par son mélange avec les matières déposées, elle forme une nouvelle sub-

stance qui aide à les éliminer. Elle est décrite
sous le n.° 1. J'en fais prendre toutes les heures
et demie quatre cuillerées, pour remplacer tour-
à-tour une dose de la potion de camphre ou
de l'infusion de quinquina.

Il est cependant des circonstances où ces
moyens seraient insuffisans : c'est lorsque l'indication de purger est pressante, et que le ventre
éprouve des douleurs vives et continuelles, oc-
casionnées par l'âcreté du dépôt qu'il contient.
Au lieu des remèdes ci-dessus, j'administre toutes
les deux heures un verre de la solution n.° 2,
jusqu'à ce qu'elle opère, pour la cesser aussitôt.
On se trouve pourtant contraint alors même de
n'employer que la mixture n.° 1, lorsque la faiblesse est trop grande, et pour empêcher qu'elle
ne s'accroisse encore, de donner, de quart-d'heure
en quart-d'heure, de la potion camphrée ou du
quinquina en extrait, parce qu'il passe plus facilement alors sous cette forme que sous aucune
autre.

Si, malgré l'emploi de tous ces remèdes, la
maladie augmente, ou que le succès paraisse
incertain, parce qu'il existe des accidens qui
exigent une action plus puissante, je leur ad-
joint les clystères et les épithèmes, parce qu'ils
ont l'avantage de ne pas augmenter le poids dont

les premiers ne surchargent déjà que trop souvent l'estomac. Je les compose de médicamens
tels que les circonstances le demandent, et qui,
en concourant avec eux à rétablir les forces,
manquent rarement de produire un bon effet.

Les clystères, dont je vais d'abord parler, sont
ceux n.º 3 et n.º 4, qu'on réitère toutes les
cinq ou six heures, à un quart de seringue. Le
premier se prescrit dans la vue de seconder l'action des remèdes que les malades prennent par
la bouche, et le second pour resserrer le ventre
lorsqu'il est relâché ou qu'il menace de s'ouvrir.

Il est bien à propos de laisser entre chacun
d'eux l'intervalle que je viens de désigner, et de
n'en pas ordonner une plus grande quantité à-la-
fois, de peur que leur répétition fréquente, ou un
volume plus considérable ne donne lieu à une
irritation, ou tout au moins à une fatigue qui
pourrait occasionner le dévoiement. Cette évacuation serait alors d'autant plus funeste, qu'il
serait presque impossible d'y remédier, puisqu'on n'aurait à lui opposer, dans le premier cas,
que des médicamens qui, outre qu'ils ne pourraient guères avoir qu'une utilité momentanée,
contrarieraient, en affaiblissant la constitution,
ceux qui conviennent à la maladie ; et que

les toniques n'offrent, dans le second, que des
ressources incertaines. Ainsi, quel que soit le
motif qui engage à y avoir recours, il ne faut
jamais négliger ces avis, et surtout n'en faire
usage que lorsqu'on en a balancé les avantages
avec les inconvéniens, et qu'on s'est bien assuré qu'ils sont indispensables.

L'extrême discrétion que je viens de recommander dans l'administration des évacuans et
des clystères paraîtra peut-être minutieuse; elle
est cependant d'une importance majeure. En
effet, si on veut bien se rappeler ce qui a été
dit précédemment, et si l'on considère avec
quelle difficulté on parvient quelquefois à faire
cesser le dévoiement, qui rend tous les remèdes
inutiles, on sentira de quel danger il est de le
provoquer dans une fièvre où, pour me servir
de l'expression de *Vallésius*, la faculté reten-
trice des intestins étant presque anéantie, il a
tant de tendance à se montrer, et où par conséquent la plus légère imprudence peut être
cause qu'il se manifeste.

Les uns et les autres ne sont donc utiles qu'autant qu'ils sont ordonnés avec discernement, et
que leur action se borne à expulser le dépôt
occasionné par la fonte des humeurs. S'il en est
autrement, ils jettent par l'évacuation forcée,

qui en est la suite, et qui entraîne tout indistinctement, les intestins dans l'atonie; d'où résulte celle des vaisseaux absorbans qui entrent
dans leur texture : les orifices de ces derniers
s'affaissent, et les mettent hors d'état de faire aucune sécrétion ; tandis que, par la perte de leur
ressort, ils laissent pleuvoir dans le tube intestinal des substances destinées au soutien de la
vie, lesquelles s'échappent alors comme un torrent que rien n'arrête.

On peut s'assurer, dans la plupart des cas, de
l'extrême faiblesse de ces organes et de la facilité avec laquelle on pourrait exciter cet écou-
lement préjudiciable des humeurs. En effet, si
l'on prête en ce moment l'oreille à ce qui se
passe dans l'intérieur du corps des malades, on
entend, dans la capacité du bas-ventre, un certain bruit que cause le gargouillement des matières liquides, qu'il faut distinguer avec soin des
borborygmes auxquels l'air dilaté donne lieu
par son déplacement. Cette disposition annonce
non-seulement le désordre qui règne dans ces
viscères, et fait connaître toute l'étendue du péril qu'il y aurait à l'augmenter en ajoutant un
nouveau poids à celui qu'ils ne supportent déjà
qu'avec beaucoup de peine ; mais elle est de
plus une indication de prescrire les remèdes les

8*

plus chauds et sous le plus petit volume, afin
de prévenir le dévoiement. C'est surtout lorsque
cet accident s'est déjà manifesté qu'il est bien
nécessaire d'employer tous les moyens possibles,
afin d'en empêcher le retour; car s'il est toujours
difficile à comprimer lorsqu'il se montre pour la
première fois, il ne cède que rarement quand il
paraît pour la seconde (1).

Ainsi les clystères, que plusieurs personnes
regardent comme un remède indifférent, sont infiniment à craindre dans les fièvres de ce genre.
Rien de plus commun néanmoins que de voir
des médecins les permettre ; uniquement pour
satisfaire à un caprice de malade qui s'imagine
en recevoir du soulagement, parce qu'il ne va
pas depuis quelques jours à la selle, ou pour ne
pas contrarier une garde-malade flattée de les
avoir prévenus. Une pareille condescendance est
bien digne de blâme, puisqu'elle peut occasionner la mort, malheur dont j'ai été plus d'une
fois témoin, lorsque j'étais enfin parvenu, après
les plus grands efforts, à rétablir le ton des intestins, de manière à leur faire conserver les

(1) Alors l'antagoniste externe, qui a lutté avec avantage contre l'interne, l'emporte enfin sur ce dernier d'une
manière presque irrésistible.

médicamens, et que je commençais à concevoir les espérances les mieux fondées, on les administrait contre mon gré ou à mon insu.

On doit donc avoir la prévoyance de recommander de n'en faire usage que lorsque le médecin les ordonne lui-même; et il ne le fera que dans deux circonstances; dans les cas dont il a été fait mention ci-dessus, et quand les malades, entrant en convalescence, ont été long-temps sans rendre d'excrémens, et que des envies fréquentes et inutiles indiquent la nécessité de satisfaire au besoin qu'ils en éprouvent. Il existe alors dans le rectum un amas fécal qui s'y est endurci par un séjour que la faiblesse de ce viscère a favorisé, et qui pourrait causer des accidens très-graves, si on ne les prévenait pas en l'évacuant. Quoique ces malades aient déjà pris des alimens, et que les forces soient en partie revenues à cette époque, je ne les permets qu'à demi-séringue, et seulement pour délayer les matières entassées, afin que la sortie en soit plus facile; et je préfère d'en venir à un second clystère, si le premier n'a pas suffisamment opéré. Cette conduite est le fruit d'une longue observation, et il serait imprudent de s'en écarter.

D'après tout ce que je viens de dire, et si l'on n'a point oublié ce que je crois avoir démontré précédemment, c'est-à-dire, que la fièvre dont je traite n'est pas susceptible de *crise*, et que c'est presque toujours au détriment des malades que les selles y ont lieu, on ne verra pas sans inquiétude le ventre s'ouvrir pour en donner, puisque, par leur nature et l'instant où elles paraissent, elles ne peuvent être utiles (1). Brunâtres et dépourvues de cette liaison qui les fait ressembler à une purée épaisse, elles n'ont ni la couleur ni la consistance qu'elles devraient avoir pour être critiques, ni l'odeur qui les fait juger telles; car elles n'en ont aucune, pour ainsi dire, à moins qu'elles ne soient puantes.

On tire un mauvais augure de ces déjections, quelles qu'elles soient, lorsqu'elles ont attendu, pour se montrer, qu'on ait administré, pendant un certain nombre de jours, les remèdes mentionnés dans les généralités : elles sont dans ce

(1) On se hâte pourtant alors de prescrire les lavemens : il semble qu'on craigne de laisser perdre le moment favorable ; et plus ils font d'effet, plus on se livre à l'espoir d'une guérison prochaine. Que dirait-on cependant d'un médecin qui en ferait usage de purgatifs dans les derniers jours d'une phthisie pulmonaire, lorsqu'à la suite de la fonte des humeurs le dévoiement se déclare ?

moment une preuve convaincante de l'atonie où tombent les intestins, qui, loin de travailler à se les assimiler, pour les tourner, en les absorbant ensuite, au profit du corps entier, manquent de la vitalité nécessaire pour s'opposer à l'afflux qui se fait des sucs nourriciers dans leur intérieur; et que leur action, qui avait été jusqu'alors assez puissante pour suspendre la sortie des matières qui s'y accumulaient, ne suffit plus pour les y retenir.

Pour peu donc qu'on soit en suspens sur la nécessité des clystères, il faut s'en abstenir; et cet avis s'étend aux purgatifs, pour l'admission desquels le limon qui couvre la langue n'est pas, à beaucoup près, toujours une indication. On sait quelle faute grave on commettrait en les prescrivant dans les fièvres purement spasmodiques, quoiqu'ils semblent commandés par les apparences : il en est de même pour celles-ci, où la langue se nettoie peu-à-peu; de sorte que, quand elle est entièrement dissipée, elle est aussi belle qu'elle a coutume de l'être dans la plus parfaite santé, bien qu'on n'ait pas purgé. Ce n'est pourtant que quelques jours après que les malades l'ont recouvrée qu'elle commence à se couvrir de l'espèce d'enduit qui lui est naturel, et qui en est le signe assuré.

On ne peut trop le répéter, parce que c'est une vérité qu'il est nécessaire d'inculquer ; la faiblesse est, en quelque sorte, l'apanage de cette fièvre, et tout concourt à le prouver. C'est elle qui produit les accidens essentiels qu'on rencontre dans toutes ses espèces, et qui en fait naître plusieurs autres qui, pour être secondaires, n'en sont pas moins redoutables par les contrariétés auxquelles ils donnent lieu : tels sont le vomissement, le hoquet, la pesanteur et l'oppression épigastriques, et la suppression des urines, qu'on peut regarder comme les principaux.

Le vomissement est quelquefois si considérable, que le malade rejette tout ce qu'il prend, soit parce que l'estomac n'a pas la force de le supporter, ou que le hoquet, qui est alors l'effet d'un spasme violent, qui a la même origine, soulève et entraîne ce viscère dans les mouvemens qui l'accompagnent, et ne lui permet pas de rien garder dans sa capacité. J'ai le plus souvent réussi à dissiper ces effets fâcheux par le moyen de la mixture saline n.° 1, à laquelle j'ajoute alors une once d'eau de menthe poivrée ; et par celui de l'épithème n.° 5, composé de substances fortifiantes, que j'appliquais en même temps, et que je renouvelais toutes les quatre à cinq heures, sans cesser pour cela, comme je l'ai dit plus haut au sujet des clystères, l'usage de la potion camphrée et de l'extrait de quinquina. Le seul remède à ajouter au traitement qu'on suit déjà, lorsque la pesanteur de l'épigastre et son oppression fatiguent beaucoup les malades, est l'application de l'épithème n.º 6. Le vin aromatisé dont on se sert pour le préparer, absorbé de suite par les pores de la peau voisins de l'estomac, qui le reçoit sans avoir subi d'altération, redonne bientôt à cet organe assez de force pour digérer les médicamens qu'il ne pouvait pas supporter, ou qu'il ne supportait qu'avec une extrême difficulté avant son application. On le change de deux, ou de trois en trois heures.

Quant à la suppression des urines, qui est encore une suite de la débilité devenue excessive, et qui n'arrive guères que lorsque la maladie est fort avancée, et que la peau s'est emparée, en quelque sorte, d'un office que les reins remplissent dans l'état de santé, elle ne dénote que trop l'abandon où la nature se trouve réduite. Les remèdes qui, par leurs principes actifs, peuvent encore rappeler la chaleur qui commence à s'éteindre, et rendre les organes à leurs fonctions, sont les seuls qu'elle réclame. C'est le

cas de forcer les doses du camphre, de donner
l'extrait de quinquina très-concentré dans partie
égale d'eau et de teinture d'Huxham, et d'eni-
vrer, s'il est possible (1), les malades avec le
meilleur vin de Madère (2).

---

(1) Je dis *s'il est possible*; car il est inconcevable que
la quantité de vin que j'ai quelquefois fait prendre n'ait
en aucune manière troublé le cerveau des malades; on en
verra plus d'un exemple par la suite.

(2) La routine suit une autre marche. Comme la soif
est fort grande alors, et qu'elle est incapable d'en distinguer la cause, elle fait boire largement, sans songer
que c'est encore un moyen de l'accroître, et que, quelque aiguisées de sel de nitre ou d'esprit de sel que soient
les tisanes, loin d'augmenter la secrétion rénale, elles
ne peuvent qu'achever de l'anéantir, en affaiblissant de
plus en plus.

Il est d'autres circonstances où les urines se suppriment, mais elles ne sont pas de mon objet. Il en est
pourtant une dont je vais dire un mot, parce qu'elle s'en
éloigne moins. Elle a lieu dans les fièvres tierces et double-
tierces pernicieuses, lorsque le coup, qui a coutume de
frapper le cerveau et d'occasionner ainsi la mort, porte
sur les reins. Le malade meurt à la fin du 7.ᵉ jour qui
suit cet accident, si, par des remèdes convenables, on ne
s'oppose au retour de nouveaux accès qui le tueraient
auparavant; il meurt, dis-je, à la fin du 7.ᵉ jour, après
avoir rendu dès la veille des urines noirâtres.

J'ai vu sonder, dans de pareilles suppressions, et s'é-

Il est communément nécessaire de purger à
la fin de cette espèce, ainsi que de toutes les
autres, quand elles n'ont pas été traitées dès
le commencement, parce que les remèdes qu'on
a prescrits pour nettoyer les premières voies,
lorsque l'indication en a prouvé le besoin (ce
qui, comme je l'ai dit, est infiniment rare),
n'ont pu le faire que d'une manière imparfaite,
vu la petite quantité à laquelle on est obligé
de se restreindre. Il s'est fait, en outre, pendant le temps qu'on a mis à se rendre maître
des accès, une fonte d'humeurs que les intestins, resserrés par les médicamens, ont retenues, et dont le défaut d'appétit et la saburre
de la langue décèlent la présence : elles occasionnent bientôt, si on ne les évacue pas, par
l'absorption qui se fait de leurs parties les plus
déliées, le retour de la fièvre. Elle ne se montre
pas, à la vérité, avec son caractère primitif de

tonner beaucoup de ce qu'il ne sortait rien par la sonde,
surtout la seconde fois qu'on le faisait. En touchant l'hy-
pogastre, qui n'est ni tendu ni élevé, il me semble qu'on
aurait pu ne pas s'exposer à d'aussi ridicules tentatives.

Il est superflu de dire que les cataplasmes sont, dans
tous ces cas, au moins inutiles.

malignité ; mais un mauvais traitement peut le lui faire reprendre, et d'autant plus aisément, que le corps, qui se trouve affaibli, y est très-disposé. On purge donc pour l'empêcher de reparaître. Le minoratif n.° 7, qui est très-doux et approprié à l'état de langueur du canal intestinal, qui le rend facile à émouvoir, est celui qui m'a paru le plus convenable dans ce cas.

Si on néglige cette précaution, et que la fièvre ne se reproduise pas sous le même type, elle prend assez ordinairement celui de quotidienne ou de double-tierce, plus rarement ceux de tierce et de quarte. Abandonnée à elle-même dans toutes ces circonstances, elle ne tarde pas à donner naissance à des obstructions qui la font traîner en longueur, et la rendent d'une cure difficile. L'opiat n.° 8 la dissipe presque toujours, surtout lorsqu'on fait usage de la tisane n.° 9, ou d'une solution légère de boule de mars de Nancy. Ses premières doses purgent doucement, et aident ces remèdes à lever les embarras des viscères.

Il ne suffit pas cependant d'avoir amené les malades à la convalescence, il faut encore les préserver des rechûtes ; et ce n'est qu'avec beaucoup de soins que l'on peut y parvenir. L'irritation que les remèdes chauds et actifs dont on se sert causent quelquefois à l'estomac (1), et qui subsiste après qu'on les a cessés, produit chez eux un appétit factice qui les porte à des excès, donnant souvent lieu à des indigestions mortelles, qu'ils n'évitent qu'en suivant un bon régime, qu'il est du devoir du médecin de régler; il consiste à faire un usage modéré des alimens légers et bien nourrissans, et à boire de bon vin.

Il n'est pas aussi moins important de les surveiller, quant à ce qui concerne les exercices du corps et de l'esprit; car, s'ils en prennent au-delà de leurs forces, ils en sont accablés, et la fièvre ne manque pas à reparaître. Il est par conséquent indispensable de ne leur permettre que de petites promenades, et de leur défendre de s'occuper sérieusement. L'attaque que les nerfs ont soufferte les a tellement affaiblis, qu'il n'est pas rare de voir la convalescence se prolonger pendant deux et trois mois, principalement lorsqu'on n'est pas venu de suite au secours de la nature. Il est bon d'en prévenir les malades, en leur exposant les dangers qu'ils ont à courir

---

(1) Cela arrive bien rarement, et ce n'est que lorsqu'on a été obligé d'en forcer la dose, et qu'on les a continués plus long-temps qu'il n'était nécessaire.

s'ils ne se conforment pas aux avis qu'on leur donne. Ils se tiennent ainsi davantage sur leurs gardes, et s'ils retombent après avoir commis quelque indiscrétion, ils ne peuvent attribuer qu'à eux seuls le mal qu'ils se sont fait.

ARTICLE II.

On sera sans doute surpris de ce que je n'ai pas fait mention jusqu'à présent des vésicatoires et des acides, des derniers surtout, si vantés pour obvier à la dissolution, et pour y remédier quand elle existe. J'avoue n'avoir jamais ordonné ceux-ci dans ce genre de fièvre; mais ils l'ont été si inutilement tant de fois, par d'autres, pour ne pas dire si malheureusement, que je pense qu'ils doivent être absolument proscrits en ce cas. Ils ne conviennent en effet que dans une dissolution active, que fait naître à la longue une chaleur mordicante, comme cela arrive dans les fièvres continues qui succèdent aux ardentes, ou qui sont le produit de l'absorption de matières qui se sont altérées dans les premières voies, par une de ces causes dont on ne peut se rendre raison, et telles qu'on en voit des exemples dans les fièvres que nos prédécesseurs appelaient *putrides*. Ici elle est passive, et le résultat du spasme qu'engendre la faiblesse qu'ils

ne feraient qu'augmenter. Ces raisonnemens sont
d'accord avec l'expérience, s'il est vrai que l'u-
sage du citron, qui s'emploie avec tant de succès
à l'extérieur dans le *causus*, quand le sang dissous s'échappe des plus petits vaisseaux, et dans
les affections *putrides* primitives, a été si funeste
dans ces derniers temps, que l'on s'est empressé
de l'abandonner.

Les vésicatoires, quoique agissant d'abord
d'une manière opposée à celle des acides, tendent néanmoins au même but, et doivent en
conséquence être réprouvés comme eux, à l'exception de quelques cas assez rares que je vais
indiquer, et qui se rencontrent plus particulièrement au commencement et vers le milieu
de la maladie.

Au commencement, lorsque de violentes douleurs de tête, qui ne se relâchent pour ainsi dire
pas, et qui subsistent presque les mêmes à la fin
du paroxisme, tourmentent les malades, auxquels
elles ne laissent pas un moment de tranquillité ;
ou lorsque cette partie est si pesante, qu'ils paraissent comme hébétés ; mais il faut les lever
dès qu'ils ont apporté un soulagement un peu
notable, et les panser avec un onguent doux
qui, en apaisant l'irritation qu'ils ont causée,
prévienne une abondante suppuration. Si l'on

attend plus long-temps, ou qu'au lieu des adoucissans, on emploie les épispastiques, il s'ensuit une
déperdition de sucs d'autant plus considérable et
qui est à redouter, qu'elle est favorisée par la
laxité des solides, et qu'elle devient une nouvelle source de faiblesse. D'ailleurs, les sels âcres
et volatils de ce topique aiguillonnent trop vivement les différens systèmes, et ont une action
trop puissante sur la partie glutineuse des fluides,
pour ne pas les disposer à la dissolution, qui a
déjà tant de tendance à s'en emparer, et ne pas
la compléter par un séjour plus prolongé, si elle
avait commencé à se développer.

Vers le milieu de la maladie, lorsqu'elle aurait facilement cédé dans son principe, et qu'on
lui a laissé le temps de faire des progrès, si la
constitution a pu lui résister pendant quelques
jours, de manière à ce qu'elle puisse encore
admettre des secours, et qu'on lui en oppose
alors de convenables, ils peuvent bien entraver
la marche des symptômes; mais, quelle que soit
leur vertu, il est impossible qu'ils les arrêtent
de suite. Il arrive assez fréquemment que la tête
s'engage durant l'intervalle qu'ils mettent à les
vaincre. L'engorgement qui se fait dans ce cas
au cerveau, du 7.ᵉ au 8.ᵉ jour, devient bientôt
mortel, si on ne le détourne pas, en couvrant la

tête d'un large emplâtre taillé en forme de calotte.
Ce moyen est quelquefois assez puissant pour dissiper l'orage qui se forme, en forçant les mé-
ninges à une sorte de réaction, par l'irritation
vive qu'il produit sur la peau, et qui se com-
munique en peu de temps à ces membranes,
tandis qu'il soutire au-dehors les humeurs qui
cherchent à se fixer.

Mais dans un accident aussi grave, et qui
exige un concours d'efforts, il serait trop dangereux d'espérer la guérison de leur application
sur un seul endroit, pour qu'on puisse s'y borner. On doit donc, afin de généraliser le spasme
qui l'a provoqué, et d'exciter sur les extrémités
inférieures une dérivation qui diminue d'autant
les effets de l'irruption cérébrale, en mettre un
à chaque gras de jambes, et envelopper en même
temps les pieds de sinapismes. Il est nécessaire
alors de faire suppurer les vésicatoires, qu'on ne
lève qu'après leur entière opération, sans avoir
rien à redouter de la dissolution, parce que le
principe délétère ayant perdu à cette époque la
plus grande partie de sa malignité, fait pour
ainsi dire rentrer cet état dans la classe des cas
ordinaires. On continue à donner sans relâche
les remèdes, tant pour l'empêcher de se réveiller, que pour soutenir les forces, et rendre

les redoublemens qui suivent moins formidables.

Il est pourtant encore des circonstances qui
contraignent à recourir aux vésicatoires à la
fin de la maladie : c'est lorsqu'elle résiste aux
purgatifs et à l'opiat n.° 8, ou qu'elle est la
suite d'une affection d'un autre genre, après laquelle on aurait dû évacuer, ce que son apparition subite n'a pas permis de faire, du moins
complètement. Dans ces deux cas, la fièvre est
continue, sans exacerbations bien prononcées,
et donne lieu, en se perpétuant, à des obstructions qui sont suivies d'épanchemens ou de
squirrhes, si on néglige de les employer pour
détruire le spasme de la peau, et procurer de
cette manière l'issue de l'humeur qui l'entretient
et qui paraît logée dans le tissu muqueux. On
les conserve alors jusqu'au parfait rétablissement
de la santé.

Quant à ce qui regarde leur application successive sur diverses parties du corps, dans le
dessein de soutenir les forces qui chancèlent,
soit qu'on les y laisse assez long-temps pour
qu'ils détachent l'épiderme, ou qu'on les ôte
auparavant, je ne vois pas de raison pour l'admettre : tout concourt au contraire à la faire
rejeter. En effet, si on les y tient assez long-

temps pour que l'épiderme en soit levé, quoique la suppuration que donne chaque espace
entamé soit peu conséquente, réunie cependant, elle forme un ensemble plus nuisible que
leur effet ne peut être profitable, puisqu'elle
occasionne une déperdition des sucs nourriciers,
déjà insuffisans pour remplir les vues de la nature, et qu'elle l'opprime de plus en plus.

D'un autre côté, si cette enveloppe commune
reste intacte, de quelle utilité peut-elle être pour
l'objet qu'on se propose? La chaleur est si faible,
lorsqu'il n'existe pas une sorte de froid, dans
les cas pour lesquels on la conseille, que le lieu
où elle se fait change à peine de couleur, bien
qu'on les y tienne pendant vingt-quatre heures;
leur action est alors si bornée, que, loin de s'é-
tendre à la machine entière, la vessie même
n'en est pas affectée, et que les cataplasmes et
les boissons nitrées qu'on a coutume de prescrire pour l'en préserver sont non - seulement
inutiles, mais infiniment nuisibles aux malades.

Je me suis étendu à dessein sur le traitement
de cette espèce, afin de n'avoir plus, en quelque façon, pour les autres, qu'à exposer les indications qui leur sont particulières, et à prescrire des remèdes qui leur soient propres, sans être

9

obligé de revenir à des détails sur ce qu'elles ont
de commun.

Iere OBSERVATION (1).

La première fois que j'ai eu l'occasion d'observer cette
espèce en Europe, ce fut au commencement de l'an 10, sur
M. Lefèvre, chef de bataillon, chez lequel elle se manifesta
après un grand dîner, où il avait mangé avec beaucoup
d'appétit. La prostration des forces fut de suite si grande,
qu'il fallut le ramener à sa maison à l'appui de deux
bras, et le mettre au lit. Appelé dans l'instant même,
je le trouvai en supination, avec un violent mal de
tête orbitaire, le regard abattu, les yeux rouges, les
facultés intellectuelles obtuses et la soif nulle; la langue
était vermeille et couverte d'un enduit blanc et ténu;
la peau d'un rouge foncé et chaude; le pouls accéléré,
élevé, plein et mou; il y avait pesanteur à l'épigastre,
anxiétés, défaillances, nausées, et de temps en temps rejet
de glaires blanchâtres; les urines étaient rouges, troubles
et sans sédiment. Je proposai un vésicatoire entre les deux
épaules, le quinquina et le camphre. Cet avis n'ayant
point été approuvé, je mis le malade à l'usage d'une
tisane vineuse. L'accès commença à tomber après cinq

---

(1) Si je n'ai pas nommé toutes les personnes qui font le sujet
des observations dont je me suis servi, c'est que quelques-unes
d'entre elles n'ont pas voulu l'être, et que je ne pouvais pas
non plus en nommer d'autres, parce que ne les voyant pas seul,
il n'eût pas été convenable de le faire.

à six heures de sa durée, de sorte qu'il était très-modéré le lendemain matin vers les huit heures, où il y eut un autre médecin de convoqué. Je proposai de nouveau les remèdes dont je viens de parler, en prévenant des accidens qui arriveraient, si on négligeait de les donner. Ils furent pourtant encore rejetés, attendu, me dit-on, qu'il n'était pas temps de se servir de pareils moyens. Le prognostic que je portai alors se réalisa : le mal fut si grand vers les dix heures du soir, qu'il m'obligea d'y recourir ; mais ils n'empêchèrent pas le redoublement d'être à-peu-près ce qu'il aurait été sans eux. Il parut des vomissemens de matières crues et jaunes ; la peau se plomba ; le pouls devint plus vite, moins élevé et plus mou ; le ventre se météorisa ; il y eut oppression, et pendant la plus grande partie du paroxisme, un délire obscur qui s'étendit jusques vers son milieu, et qui fut suivi d'une éruption exanthématique urticée. Ce malade ayant pris du quinquina, du camphre et du vin en aussi grande quantité qu'il est possible de le faire, le second redoublement fut beaucoup moindre : ce mieux alla toujours en augmentant, et il entra le huitième jour en convalescence. Elle fut longue, car il n'avait pas recouvré toutes ses forces cinq semaines après, époque à laquelle il fut obligé de s'embarquer pour Saint-Domingue, où il est mort.

Il prit l'infusion de dix onces de quinquina, cinq bouteilles de vin de Madère, et quatre de la potion camphrée, pendant les sept jours que dura son traitement.

II.ᵉ OBSERVATION.

M. Barreau, instituteur, âgé de 45 ans, et d'un tem-

pérament moyen , s'était couché, il y a environ cinq ans ,
jouissant en apparence de la santé la plus parfaite , et fut
réveillé pendant la nuit par un mal-aise général accompagné d'une forte fièvre , qui fut suivie un instant après
d'accablement et de délire. Prévenu de son état dès la
pointe du jour, je me rendis chez lui de suite. Sa figure
était d'un rouge plombé , et ses yeux , de la même couleur, avaient leurs vaisseaux injectés. Le regard était
abattu ; la langue d'un vermeil un peu terne et recouverte d'un limon léger et blanchâtre ; le pouls accéléré,
très-plein et mou ; la chaleur de la peau moyenne ; la
soif nulle et les urines colorées et troubles. Il avait , en
outre , de grandes anxiétés, des défaillances et une pesanteur à la région épigastrique.

III.ᵉ Observation.

Un pensionnaire du même instituteur , âgé de 18 ans ,
eut, il y a environ dix mois , des symptômes absolument semblables aux siens, dont il eût les premiers ressen-
timens pendant la nuit, n'ayant rien éprouvé auparavant
qui pût en faire soupçonner les approches. Je le vis vers
les dix heures du matin , et il était déjà dans l'accablement.

IV.ᵉ Observation.

M. Dubois, âgé de 49 ans , et d'un tempérament très-
nerveux, eut à-peu-près dans le même temps, et sans
avant-coureur, des accidens pareils à ceux des malades
précédens, à l'exception d'un enduit limoneux qui re-
couvrait la langue. L'attaque commença quelques heures

après qu'il se fut mis au lit. Je fus appelé auprès de lui de grand matin. Il était déjà très-faible, et commençait à éprouver de légères défaillances. Ces trois malades, traités comme le premier, ont été parfaitement guéris en cinq jours, en prenant d'abord les remèdes à une dose très-forte, et ensuite à une beaucoup moindre.

V.ᵉ Observation.

Madame Maunoir, âgée de vingt-cinq ans, et d'un bon tempérament, fut attaquée brusquement de cette espèce, il y a neuf mois, au milieu d'une nuit qu'elle passa dans une agitation affreuse. Le matin, sa figure était rouge et légèrement nuancée de jaune; ses yeux avaient leurs vaisseaux injectés, et sa langue était d'un vermeil pâle, et enduite d'un limon presque transparent et safrané. Elle était accablée, avait des anxiétés et point d'altération; son pouls était accéléré, élevé et mou; ses urines rouges et briquetées, et son ventre un peu tendu. Deux jours du même traitement, suivi avec exactitude, lui procurèrent la convalescence, qui fut très-longue, parce qu'elle ne l'avait pas continué assez long-temps.

J'ai encore eu occasion d'en voir quelques exemples, entre autres sur deux personnes âgées de 75 à 80 ans, chez qui l'attaque fut si violente, qu'elles perdirent connaissance dans le premier accès; ce qui nécessita l'application d'un vésicatoire à la nuque; elles furent néanmoins rétablies dans l'espace de huit jours.

ARTICLE III.

Seconde espèce.

Frisson sans avant-coureur, chaleur moyenne, lassitude légère, mal et pesanteur à la tête, douleurs dans les reins et les articulations; pouls accéléré, sans élevation et mou; regard triste, langue humide, rougeâtre, recouverte d'un limon ténu et blanc; urines claires et décolorées; perte de l'appétit, et nulle altération.

Second jour, mêmes symptômes; mais plus de faiblesse et de dégoût. Le troisième jour, le paroxisme est très-violent, sans frisson, précédé d'une nuit fatigante, et accompagné d'un mal de tête affreux, qui occupe le plus souvent le devant de la tête et les orbites, de douleurs dans les articulations et les lombes, d'accablement, d'inquiétudes et d'un léger délire. Le regard est abattu et la langue enduite d'un limon sale. Il y a pesanteur à la région épigastrique, nausées, et par intervalles, vomissement de couleur cendrée, et ensuite de matières crues d'un jaune sale; météorisme et sécheresse du ventre. La peau est terne, et sa chaleur peu augmentée; le pouls accéléré, assez élevé et souple; les urines déco-

lorées, et les douleurs dont il a été fait mention un peu plus fortes.

Le quatrième jour, continuation et augmentation dans les accidens. Le cinquième jour,
prostration des forces ; langue, gencives et lèvres
fuligineuses ; chaleur de la peau, qui est moite,
tombée ; pouls précipité, faible, sans dépression
bien notable, avec quelques intermittences. La
soif, qui n'a pas été remarquable pendant la
maladie, ne l'est pas davantage à cette époque ;
mais il y a de l'oppression ; le hoquet a lieu de
temps en temps ; le délire est plus profond ; les
vomissemens, qui ont changé de nature, sont
brunâtres ; la quantité des urines n'est plus la
même ; les malades s'agitent et ont des défaillances. Le sixième jour, état à-peu-près semblable, si ce n'est que la peau commence à être
grasse, et que le ventre s'ouvre pour donner
des selles puantes : elles sont noires et infectes
le septième jour, et deviennent plus abondantes.
Le ventre est ballonné, les urines rares et plombées, les agitations extrèmes ; le hoquet, qui venait auparavant par quintes, presque continuel,
et les sueurs froides. Enfin, les défaillances se
succèdent, et la mort, qu'ont précédée ses symptômes précurseurs, arrive à la fin du paroxisme,
pendant lequel le corps se couvre de taches

brunes. Elle se prolonge pourtant quelquefois, mais rarement, jusqu'au dixième jour.

Cette espèce est ordinairement le partage des hommes faibles, et qui n'ont pour soutenir un grand travail qu'une nourriture insuffisante : elle l'est aussi de ceux qui ont été préparés par les remèdes généraux, dans le dessein de prévenir la maladie ou d'en diminuer le danger, dans le cas où elle viendrait à paraître.

D'après ce qui a été dit pour la première espèce, il serait superflu d'insister sur le traitement de celle-ci, qui comme elle, exige, qu'on recoure de suite aux remèdes qui sont absolument les mêmes. Si cependant on est appelé le premier jour, on y donne par préférence le quinquina en poudre, parce que cette préparation est reconnue la plus efficace pour s'opposer aux paroxismes subséquens, et que les malades, qui jouissent encore de presque toute l'intégrité de leurs forces, la supportent avec facilité. Il est prudent, au contraire, de se servir de son infusion le second jour, à moins que ce ne soit à son commencement ; car la faiblesse est déjà trop considérable à sa fin pour qu'on puisse raisonnablement croire qu'il ne sera pas rejeté. Au reste, de quelque manière qu'on l'ordonne, il faut toujours donner du vin immédiatement après, et en accompagner l'usage de celui de la potion camphrée.

Ces secours sont les seuls qu'elle demande, si l'atonie, dont quelques sujets sont menacés, n'engage pas à leur adjoindre la teinture d'Huxham, dont il est toujours prudent de ne pas se passer le troisième jour. Après cette époque, le péril est urgent; mais si l'on attend la terminaison du quatrième, il est rare que tous les efforts de l'art n'échouent pas; ce qui n'est cependant pas un motif pour négliger les malades, et encore moins pour les abandonner. Les remèdes, n'en eussent-ils sauvé qu'un seul dans une semblable circonstance, ce serait un crime de ne pas redoubler de soins auprès d'eux. Il y aurait d'ailleurs trop d'inhumanité à se conduire ainsi, puisque ce serait les livrer au désespoir le plus cruel, celui de se voir délaissés. Les vomissemens et le hoquet se combattent avec l'épithème n.° 6 et la mixture saline n.° 1. Mais, je le répète, il reste si peu de ressource alors, qu'il y aurait de l'aveuglement à compter sur la guérison.

I.re OBSERVATION.

M....., pensionnaire chez M. Barreau, d'un tempérament délicat, et âgé de 14 ans, avait déjà eu un accès de fièvre précédé de frisson, lorsque je fus appelé auprès

de lui. Il était faible, avait mal à la tête, et des douleurs
dans les articulations et les lombes. Son pouls était accéléré, peu élevé et souple ; son regard abattu, etc. Il
avait, en un mot, tous les symptômes qui désignent l'espèce présente. Je le mis de suite à l'usage du quinquina
en infusion, de la potion camphrée et du vin ; ce qui ne
l'empêcha pas d'avoir un fort redoublement le lendemain. Le suivant le fut moins ; le quatrième fut très-
modéré, et le cinquième, qui fut le dernier, à peine
sensible.

II.ᵉ Observation.

Madame Dubois était au milieu du troisième jour, et
du fort redoublement qui avait commencé d'avoir lieu
pendant la nuit. Je la vis le matin : elle était très-acca-
blée, et avait un mal de tête considérable et pesant, le
regard abattu, la langue couverte d'un limon sale et
épais, et se plaignait de douleurs dans les articulations
et les reins, d'oppression épigastrique, et avait enfin les
symptômes attachés à l'espèce dont je parle. Elle fut obligée de prendre pendant sept jours le quinquina et les
autres remèdes, dont les doses furent diminuées dès le
troisième jour.

III.ᵉ Observation.

M. Moulin, courtier, d'une constitution délicate, et
âgé de 44 ans, était à son second jour de fièvre et très-
faible ; et indépendamment des douleurs dont j'ai parlé,
et qui sont ordinaires à cette espèce, il en ressentait encore dans le bas-ventre. Même traitement, et guérison le
quatrième jour.

IV.ᵉ OBSERVATION.

M. Delahaye, âgé de 55 ans, et assez fort, était au commencement de son troisième jour, et très-accablé ; la nuit qui avait précédée avait été fatigante. Son regard était morne, sa langue limoneuse et sale ; son pouls accéléré, un peu concentré et faible. Il se plaignait d'un violent mal de tête orbitaire, d'un poids sur l'estomac et de douleurs dans tous les membres ; il avait quelques nausées, le ventre tendu, et les urines décolorées.

Même traitement, et guérison complète en cinq jours.

Deux de ses enfans, sur quatre qui demeurent avec lui, furent attaqués incontinent après d'une fièvre semblable, qui, prise de suite, fut entièrement dissipée en trois jours.

ARTICLE IV.

Troisième espèce.

Elle commence par une indisposition et une sorte de faiblesse que les malades, qui prétendent ne pas l'être, ne savent à quoi attribuer. On observe cependant de l'altération dans leur pouls, qui n'a pas la force qu'il devrait naturellement avoir ; et pour peu qu'ils le soient depuis quelque temps, en les questionnant bien, on découvre, par des frissonnemens qu'ils se rappellent avoir éprouvés, et qui ont été suivis d'une petite augmentation de chaleur, qu'ils ont eu des ac-

cès de fièvre, si légers à la vérité, qu'ils n'a-
vaient pas fixé leur attention.

Les choses subsistent ainsi pendant un certain nombre de jours, durant lesquels néanmoins les accès, qui deviennent graduellement
plus forts et plus prolongés, rendent la fièvre
visiblement continue. Les malades cessent alors
d'être tranquilles sur leur position ; leur sommeil, troublé par des rêves pénibles, les fatigue
beaucoup ; ils se plaignent de lassitudes, et
éprouvent des douleurs de reins et un mal de
tête, qui est plus notable lors des redoublemens,
qui leur laissent, lorsqu'ils sont passés, un sentiment de pesanteur dans la dernière partie.
L'appétit est nul, quoique la langue ne présente aucun signe de saburre. Elle est seulement
recouverte d'un limon cendré, rarement jaunâtre, peu dense, au travers duquel perce sa
couleur, qui est d'un rouge pâle.

Le moment arrive enfin où ils ont un fort
paroxisme, précédé d'un frisson bien marqué,
et suivi d'une faiblesse générale et de langueur
à l'épigastre. Ils ne peuvent plus rester levés,
et se tiennent couchés sur le dos. Le mal de
tête est fort, et le plus souvent orbitaire ; les
yeux pesans, et la cornée un peu jaune. La peau,
qui est sèche, n'a qu'une chaleur médiocre ; le

pouls, concentré et accéléré, n'a plus sa réaction
ni sa vitalité naturelles. La langue est humide,
avec un enduit épais et d'un jaune sale; la soif
moyenne; les urines claires et décolorées, et le
ventre un peu tendu.

Le lendemain, même état, sans augmentation
bien notable; mais le troisième jour est alarmant. Le regard est morne, les yeux ternes, et
les facultés intellectuelles, qui n'avaient pas paru
jusqu'à ce moment affectées, baissent, et le délire se montre par instant dans le fort de l'exacerbation. Les malades, accablés, ne manifestent
pas une grande inquiétude : la peau, devenue
moite, a une chaleur désagréable au toucher; le
pouls est précipité, faible et très-concentré; il
y manque de temps à autre une pulsation, surtout chez les enfans et les personnes avancées en
âge. Il y a oppression épigastrique, des défaillances, et communément des vomissemens glaireux d'un blanc sale, principalement lorsqu'on
boit et qu'on ne l'a pas fait depuis quelque temps.
Il leur en succède bientôt qui sont bilieux, crus
et brunâtres, lesquels ne tardent pas à être suivis de déjections de même nature et puantes.
Ces deux sortes d'évacuations sont assez fréquemment simultanées dans la suite. Le hoquet
a aussi lieu par intervalles : la langue brunit, le

ventre se météorise, et les urines, dont la couleur est plombée, sont en petite quantité.

La maladie continue de s'aggraver en avan-
çant vers son terme. Le délire est plus soutenu,
et les rêveries presque continuelles. Il survient
des hémorrhagies du nez ; les yeux supportent
difficilement la lumière ; la peau se ternit et les
sueurs sont froides ; néanmoins, en touchant l'ar-
tère pendant un certain temps, le doigt éprouve
encore un sentiment de chaleur qui se soutient
presque jusqu'à la mort. Le pouls, très-affaibli,
se concentre de plus en plus, et les urines, extrêmement rares, se suppriment quelquefois. Les
gencives et les lèvres se noircissent, ainsi que la
langue, qui se gonfle. Les malades éprouvent une
certaine difficulté à la mouvoir dans les momens
mêmes où ils conservent leur connaissance. Des
matières noirâtres sont rejetées par la bouche et
par les selles : celles-ci, noires vers la fin, abondantes et fétides,. achèvent d'épuiser les forces.
Les défaillances, les angoisses, un hoquet continuel, et les autres accidens précurseurs de la
mort, viennent enfin terminer la vie, qu'ils perdent
du cinquième au septième jour, à dater du moment où les symptômes, qui se sont développés
ont cessé d'en imposer sur le danger. Il est rare
qu'ils poussent plus loin leur carrière ; et alors ils

ne doivent ce prolongement d'existence qu'aux
remèdes actifs qui les ont soutenus. Les cadavres
se couvrent de pétéchies après la mort, si, contre
l'ordinaire, il n'en a pas paru auparavant.

Cette espèce est fréquente parmi les matelots
qu'on retient à bord des bâtimens, où ils tra-
vaillent dans les cales pendant le déchargement.
Là, ils respirent un air étouffé, et sont continuellement en sueur. Outre les grandes fatigues
qu'ils y éprouvent, ils sont encore sujets aux suppressions de la transpiration, auxquelles ils sont
exposés à chaque instant, parce qu'ils se trouvent
à tout moment dans la nécessité d'en sortir pour
monter sur le pont.

Il suffit, pour la cure de cette espèce de fièvre,
lorsqu'on la reconnaît avant qu'elle se soit montrée à découvert, et qu'elle ait pris un caractère de malignité bien décidé, de donner quelques doses de quinquina et du vin. Si, au contraire, on attend qu'elle parvienne à ce terme,
il faut employer de suite les remèdes indiqués
pour les précédentes, et en faire un choix analogue aux circonstances; car il n'y a plus rien
à attendre des secours de l'art trois jours après
qu'elle a commencé à se déclarer ce qu'elle doit
être dans la suite.

Article V.

Quatrième espèce.

Premier jour, accès précédé d'un léger frisson et accompagné de fortes douleurs de tête, des lombes et de toute la capacité du bas-ventre; le regard est abattu; la langue enduite d'un limon grisâtre et sale; la peau médiocrement chaude, un peu âcre au toucher et nuancée de jaune; le pouls accéléré, enfoncé, diuruscule; la soif modérée; les urines ternes et claires, et le ventre tendu et sec. Les malades éprouvent en outre beaucoup de faiblesse, un serrement à la région cardiaque, des anxiétés et du dégoût.

Ces symptômes continuent en se relâchant, sans qu'il y ait néanmoins une grande diminution des douleurs, jusqu'au redoublement qui suit, lequel a lieu le lendemain, et n'a guères plus d'intensité que celui de la veille. Le troisième jour, les accidens ont considérablement augmenté; les douleurs sont très-vives; la peau, jaune et plombée, est plus chaude, le pouls plus prompt, la langue plus chargée et son enduit brunâtre, le ventre météorisé, et les anxiétés plus grandes.

Le quatrième jour, situation à-peu-près la même, mais accablement, agitation et une sorte

de désespoir causé par la continuation des douleurs.

Les personnes d'une constitution médiocre,
avec un tempérament bilieux prédominé par le
sanguin, qui se nourrissent bien, et font peu
d'exercice, y sont plus particulièrement sujettes.

Je n'ai vu que trois malades attaqués de cette
espèce, et tous ont été guéris le septième jour,
quoique je n'eusse commencé à les visiter que le
deuxième. N'ayant point eu l'occasion d'en voir
d'autres, j'ignore quelle aurait pu être sa marche
dans la suite ; mais, à en juger par analogie, et
en considérant la longueur de la convalescence
et la difficulté que les forces ont à recouvrer leur
intégrité, tout me fait présumer que, dépendant
d'une cause semblable à celle qui donne lieu aux
autres, quoiqu'elle affecte de la diversité dans
un de ses symptômes, elle a peut-être, quelques
jours plus tard, une pareille issue.

A l'exception de la saignée, qui lui est absolument nécessaire, il n'y a rien à changer au
traitement que j'ai conseillé pour les précédentes.
Elle est du petit nombre, et vraisemblablement
la seule où les douleurs conservent encore presque toute leur intensité, lorsque le paroxisme est
tombé aussi bas qu'il peut l'être. Mais s'il est indispensable de tirer du sang, on ne doit le faire

qu'avec une extrême circonspection, afin d'éviter l'accablement qu'occasionnerait une émission un peu forte : faute très-grave qu'il faut bien prendre garde de ne pas commettre.

On saigne donc pour tirer tout au plus quatre onces de sang : cette quantité, quelque médiocre qu'elle est, suffit communément pour emporter les douleurs; et si elles ne cessent pas entièrement par son effet, elles ne résistent pas à une seconde saignée, qui ne doit pas excéder la première, et que l'inspection du sang qui coule porte au contraire à faire plus faible, parce qu'il n'a pas la consistance et la couleur qui lui sont naturelles. Cette indication une fois remplie, la fièvre se trouve réduite à l'état des autres du même genre, et cède aux mêmes moyens curatifs.

La première fois que j'eus l'occasion de l'observer, les douleurs ne m'arrêtèrent pas. Je crus qu'elles se dissiperaient comme elles ont coutume de le faire dans les autres espèces, et je la combattis avec les remèdes ordinaires. Ce ne fut que le quatrième jour que leur obstination me les ayant fait juger essentielles, je me décidai à tenter la saignée, dont j'usai, d'après mes principes, avec la plus grande discrétion.

Article VI.

Cinquième espèce.

Pendant quelques jours, fièvre légère précédée de petits frissons dont les malades ne par-
leraient point, mais de l'existence de laquelle il
est facile de s'assurer par les questions que la
prudence exige qu'on fasse dans tous les cas. Ils
n'en datent le commencement, comme cela arrive à plusieurs médecins, que du moment où
ils ont eu un accès bien marqué; et celui qu'ils
ont est si violent, qu'il les contraint à demander
de suite du secours. Ils en sont accablés : le visage est changé, le regard triste et abattu, et la
tête lourde, mais peu douloureuse; la peau n'a
qu'une chaleur moyenne; le pouls est accéléré et
souple, avec une certaine élévation; la langue
enduite d'un limon jaunâtre et tirant sur le brun,
et la soif presque nulle. Il y a défaillances, et
quelquefois rejet par le vomissement, de glaires
qui sont d'un blanc sale; le ventre est tendu, et
il n'est pas rare de lui voir donner alors des selles
faciles, plus claires qu'épaisses, si l'on en excepte
les premières, chargées d'excrémens travaillés
avant l'irruption de la maladie bien décidée : les
urines sont ténues et pâles.

Le lendemain, augmentation peu notable de ces accidens. Le troisième jour, prostration des forces, oppression épigastrique, anxiétés, défaillances, délire, dans le fort du redoublement, et le plus communément mal de tête considérable. La chaleur de la peau, qui commence à se plomber, n'est pas au-dessus de la naturelle; le pouls est vîte, faible et légèrement concentré; la langue plus chargée, brunâtre, et le ventre météorisé. Il y a encore des vomissemens de matières verdâtres tirant sur le brun; des selles crues, brunes, de mauvaise odeur, et qui se modèrent à mesure que le relâchement arrive, ce qui est opposé à ce que l'on voit dans les fièvres inflammatoires, et dans celles d'un genre différent de celui de la nôtre.

Continuation de ces symptômes le quatrième jour, pendant lequel la machine s'affaiblit de plus en plus. Le cinquième, affaissement, agitation, changement de place à chaque instant; coucher pour l'ordinaire sur le ventre; délire soutenu et presque continuel; le visage se retire; la peau est froide, moite et grasse; le pouls précipité, débile, très-concentré, avec des intermittences; la langue, les gencives et les lèvres se noircissent; les urines sont rares et les vomissemens plus fréquens, ainsi que les selles, qui sont noires, abondantes et fétides ; le hoquet paraît bientôt, et les malades perdent entièrement la tête ; ils rêvassent, gesticulent, et sont oppressés ; ils succombent enfin du septième au neuvième jour, et n'atteignent que rarement ce dernier terme, à moins que la vitalité n'ait été bien soutenue depuis le quatrième ou cinquième redoublement bien notable, époque où la pratique ordinaire, après avoir perdu le temps à administrer les remèdes généraux, commence à mettre en usage ceux qui, donnés plutôt, eussent probablement réussi.

Les jeunes gens d'une constitution faible, surtout lorsqu'ils n'ont pas une conduite régulière, y sont le plus sujets.

Il n'y a rien à ajouter, pour le traitement de cette espèce, à ce que j'ai dit dans les généralités. Prise dans son principe, le quinquina administré en poudre ou en infusion, conjointement avec la potion camphrée, a bientôt rétabli les malades. Elle ne réclame quelques-uns des autres remèdes déjà mentionnés que lorsque leur état a été méconnu d'abord, ou qu'ils n'ont appelé un médecin qu'après le premier grand accès.

I.ere OBSERVATION.

La domestique de madame Gaudillon vint me consulter, après avoir été quatre à cinq jours dans un état semblable à celui qui est exposé plus haut. Voyant à son pouls qu'elle était plus malade qu'elle ne se l'imaginait, je lui donnai le conseil de retourner chez sa maîtresse, où je lui promis d'aller la voir; ce qu'elle fit. Mais il s'était à peine passé une heure, qu'on m'envoya chercher. Le premier fort redoublement venait de s'en emparer comme je l'avais pressenti, et il était si violent, que le ventre s'était ouvert et avait donné des selles brunâtres. J'eus recours à l'instant même au quinquina en infusion, au vin et à la potion camphrée.

Le lendemain fut alarmant par l'agitation où elle se trouva pendant les trois ou quatre heures de la plus grande force du paroxisme. Cette agitation était en partie provoquée par l'usage du camphre, qui produit souvent cet effet sur les personnes dont les nerfs sont très-irritables, ce dont j'avertis ici, de peur qu'un pareil état, dans une semblable occurence, attribué à une autre cause, n'occasionne des inquiétudes. Je fis diminuer en conséquence la dose de ce remède, que sa sensibilité me força à bannir tout-à-fait du traitement, lorsqu'il ne me parut plus indispensable. Celle des autres avait commencé à l'être le quatrième jour, et ils furent tous cessés le sixième.

II.ᵉ Observation.

Je reconnus cette espèce chez la domestique de M. Baron, avocat, avant la déclaration du grand accès, qui eut lieu, quoiqu'elle eût pris du quinquina la veille, et qui fut assez fort pour que je crusse devoir lui prescrire du camphre, dont elle fit usage pendant deux jours seulement. Celui du quinquina fut continué jusqu'au sixième, après le grand redoublement, époque à laquelle elle était parfaitement bien. Je fais observer que cette fille, qui était sujette avant sa maladie à de violentes douleurs d'estomac et à des tiraillemens dans cette partie qui les remplaçaient, a été délivrée, par l'usage du quinquina, des uns et des autres, ainsi que de flueurs blanches habituelles, qui n'étaient vraisemblâblement que le résultat du mauvais état de ce viscère.

CHAPITRE IV.

Des espèces qui attaquent plus généralement les créoles et ceux qui sont acclimatés.

ARTICLE PREMIER.

Première espèce.

Elle n'attaque guères que les personnes d'un tempérament robuste, et rarement celles qui ont passé cinquante ans. Il n'en est point de plus propre à induire en erreur le médecin, d'autant plus malheureux, qu'elle se présente d'abord avec un caractère phlogistique, en apparence bien prononcé, d'après lequel il établit son traitement, et qu'il ne s'aperçoit de sa méprise que lorsqu'il n'est plus temps de revenir sur ses pas. C'est donc ici que la connaissance si rare du pouls est essentielle, pour ne pas confondre des symptômes qui sont nerveux avec ceux qui ont pour cause une diathèse inflammatoire.

En effet, le premier accès, qui se déclare brusquement, est si terrible, qu'il force, par sa violence, le malade à se coucher de suite. Etendu dans son lit avec un mal de tête affreux et lourd, il se plaint de douleurs dans tous les membres, et le plus souvent d'une qui est fixe, et quelquefois aussi vive que celles qu'occasionnent les rhumatismes les plus aigus. Elles se relâchent les unes et les autres en même temps que la fièvre. Les yeux, qui sont rouges et mornes, ont leurs vaisseaux injectés, et supportent difficilement la clarté du jour; la soif est inextinguible, et les boissons acides vivement desirées, ne la calment pas; la langue est vermeille et couverte d'un limon blanc si léger, qu'il est à peine remarquable; la peau, qui est brûlante, a quelque chose d'âcre, et l'on observe dans sa couleur, qui est plus rouge qu'elle ne l'est naturellement, une nuance jaunâtre. Le pouls est prompt, gros, élevé et ferme, sans cependant être dur; le ventre, un peu tendu, est resserré. A un sentiment de pesanteur à la région épigastrique sont jointes beaucoup d'agitations et d'angoisses. Les urines sont rouges et claires, ou briquetées et sans dépôt.

Ces symptômes se maintiennent pendant trois ou quatre heures, durant lesquelles on aperçoit un délire obscur. Ils tombent ensuite insensiblement, de manière que lorsqu'il s'en est écoulé huit ou dix la fièvre est très-modérée. Il survient alors des sueurs qui disparaissent bientôt après avoir procuré un calme imparfait, et il ne reste plus qu'une forte émotion dans le pouls, une fatigue générale et une pesanteur à la tête.

Le lendemain, redoublement plus prolongé, sans un changement bien notable, qu'une faiblesse plus grande. Celui du troisième jour est d'une violence extrême, et accompagné pendant plusieurs heures d'un délire plus marqué et d'une soif indicible ; il jette le malade dans l'accablement. Celui du quatrième est moins fort que le précédent, avec lequel celui du cinquième a beaucoup de rapport, si ce n'est que le délire est plus profond et la soif moins intense, et qu'il survient, après qu'il est terminé, une sorte de tranquillité qui pourrait en imposer sur la réalité du danger, si l'accablement n'était pas excessif.

Ces redoublemens ont fait faire les plus grands progrès à la maladie ; la langue est devenue fuligineuse ; les malades se sentent gonflés et ont de vives inquiétudes ; le délire est presque continuel pendant le paroxisme suivant ; les douleurs et l'altération se font à peine ressentir, et lorsqu'il est passé, il existe un calme trompeur.

Tout est visiblement désespéré le septième jour :
le pouls tombe, devient faible et précipité; la
peau est moite et sans chaleur; le hoquet paraît,
et le ventre commence à s'ouvrir pour donner
des selles aqueuses, noires et fétides. Le délire,
qui n'a pas abandonné les malades, se termine
vers sa fin par une irruption au cerveau qui
cause bientôt la mort, que précède une forte
agonie, durant laquelle le corps se couvre dans
plusieurs points de tâches noirâtres.

Si jamais la saignée a paru indiquée, c'est certainement dans cette espèce, quoiqu'il n'y en ait
peut-être pas une seule, où elle soit aussi meurtrière. On ne l'y pratique néanmoins que trop communément, et toujours au risque de la vie des
malades. Ils en reçoivent, à la vérité, un soulagement momentané; mais le meilleur être dans
lequel ils se trouvent, et la rémission des symptômes qui s'ensuit promptement, leur deviennent
bien funestes, en engageant à la réitérer. Ce mieux
apparent, qui se soutient jusqu'au prochain paroxisme, disparaît ensuite, et les laisse dans un
affaissement qui rend leur état désespéré.

Il semblerait cependant, au premier coup-d'œil,
qu'en enlevant ainsi à la nature une partie des
moyens de réaction qui lui sont nuisibles, que
l'on agit suivant des vues conformes à ce que j'ai

moi-même avancé. Mais si l'on veut bien se rappeler que l'orgasme qui produit cette fièvre est purement nerveux et excité par un principe délétère, qui, d'irritant qu'il est d'abord, devient bientôt sédatif; et si l'on fait en outre attention que la plénitude du pouls dépend d'une raréfaction morbifique, on sera persuadé par la faiblesse, qui est le résultat de cette pratique, qu'on a porté un coup mortel à la constitution, et que l'affaissement doit nécessairement la suivre. Les malades y tombent en effet comme je l'ai dit, n'ont plus de forts redoublemens, et sont, pendant les quatre à cinq jours que les symptômes emploient à s'aggraver et à préparer la dissolution, dans une tranquilité en apparence stoïque, mais au travers de laquelle on voit percer des signes de la plus profonde inquiétude (1).

―――――――――――――――

(1) Je ne puis concevoir qu'on a pu saigner des personnes attaquées de cette espèce, ainsi que de la première du chapitre précédent (à plus forte raison celles attaquées des autres espèces), sans qu'elles aient succombé, à moins que ce n'ait été le premier jour où la dissolution n'avait pas commencé à se développer, et encore a-t-il fallu qu'elles fussent très-fortes et d'un tempérament éminemment sanguin, et qu'on leur ait donné immédiatement après les remèdes les plus actifs et le mieux appropriés à la maladie.

Après cette époque, le délire commence à paraître dans le fort des paroxismes, qui ont lieu deux et trois fois par jour, et qui se prolongent à mesure que la maladie approche de sa fin. La peau est moite et grasse, le ventre météorisé; et les intestins, qui ont peu-à-peu perdu leur ressort, laissent échapper des selles liquides, brunes, et ensuite noires. Elles sont, par leur fétidité, un signe non douteux de l'inutilité des remèdes qu'on a donnés depuis les saignées, et que la gangrène s'est emparée de ces parties. Cette terminaison, moins prononcée lorsqu'on s'abstient de tirer du sang, est sans doute une preuve suffisante du danger de l'émission de cette liqueur, et de la précaution qu'on doit prendre pour l'éviter.

Les rafraîchissans, qui sont à la vérité moins à craindre dans cette espèce que ne l'est la saignée, y sont pourtant presque aussi préjudiciables, vu la facilité avec laquelle les humeurs y dégénèrent.

Puisqu'il en est ainsi de ces remèdes, c'est donc à ma méthode qu'il est instant d'en venir, et qu'il faut suivre exactement. Quoique les forces soient encore intactes au premier accès, l'altération excessive y fait une loi de prescrire l'infusion de quinquina, pour l'empêcher de s'accroître. Elle compose, avec la potion camphrée, la boisson des malades, auxquels on donne cependant quelques cuillerées de vin pur dans l'intervalle de leurs doses. On éloigne avec le plus grand soin les autres liquides, l'eau surtout, de peur qu'ils ne s'en procurent, en trompant la vigilance des gardes. Ils ont, à la vérité, beaucoup à souffrir de la soif qui les dévore pendant les premiers jours ; mais cette altération est bientôt tolérable, et cesse entièrement par le retour de la santé, qui ne se fait pas attendre long-temps (1).

Ire OBSERVATION.

On peut comparer à cette espèce le cas suivant. Quoique je n'aie visité la malade qu'il concerne que le sixième jour, l'identité m'en est aussi parfaitement acquise que si je l'avais vue dès le premier, tant étaient intelligentes les personnes qui en prenaient soin, et auxquelles j'ai fait les questions nécessaires pour m'en assurer.

Elle avait environ cinquante ans, et était d'une forte

(1) La soif commence à être supportable dès le troisième jour, est peu conséquente le quatrième et le cinquième, ou au plus tard le sixième, les malades sont guéris. On se gardera bien de les rafraîchir pendant la convalescence, sous le prétexte qu'un pareil traitement les a échauffés ; faute que l'on commet alors par un manque de connaissance du vrai caractère de cette fièvre, et qui occasionne le plus souvent des rechûtes. Cette règle doit être la même pour toutes les autres espèces.

constitution. L'invasion avait été brusque, et, dans le même instant, la soif considérable, le mal de tête affreux, la fièvre violente et accompagnée d'un léger délire. On me dit en outre que les urines avaient été rouges et troubles. On lui avait appliqué deux fois les sangsues au siége. Elle avait pris des bains, avait été largement rafraîchie, et était tombée dans l'affaissement le troisième jour, qui était le lendemain de la seconde application des sangsues.

Lorsque je la vis, il n'y avait plus d'altération ; la peau était moite et sans chaleur ; le pouls accéléré, faible et un peu concentré ; la langue enduite d'un limon brun foncé, et le ventre tendu. Elle n'allait à la selle que par le moyen des clystères, était en suppination, et dans un état de prostration de forces complète, éprouvant beaucoup d'anxiétés, de l'oppression, et ayant du délire dans le fort des redoublemens qui avaient lieu deux fois par jour.

Je ne jugeai pas à propos de me charger de son traitement, dont le succès était plus que douteux, surtout parce qu'on paraissait exiger de moi ce qu'un honnête homme ne doit jamais promettre. Elle mourut à la fin du huitième jour, pendant lequel le cerveau se prit entièrement, après avoir laissé aller sous elle, et avoir eu le corps couvert d'une sueur froide et grasse.

II.ᵉ OBSERVATION.

Je fus appelé à-peu-près dans le même temps pour un autre malade environ du même âge que le précédent, et d'un tempérament robuste. Il était au septième jour de sa maladie, et avait eu les symptômes de l'espèce décrite dans cet article. On l'avait saigné deux fois, purgé une, et beaucoup rafraîchi. Il respirait avec peine, tant étaient grandes la faiblesse et l'oppression dans lesquelles il se trouvait. Des sueurs d'excrétion épaisses couvraient son corps, et les urines étaient supprimées. Il mourut le lendemain, le corps couvert de pétéchies en plusieurs endroits.

Si ces deux observations ne paraissent pas suffisantes pour constater l'existence de cette espèce dans nos climats, les suivantes en seront au moins une preuve non équivoque.

III.ᵉ OBSERVATION.

Madame Gauby était au troisième jour de sa maladie lorsqu'elle me fit appeler. Depuis son commencement elle éprouvait de grandes douleurs dans toute la capacité du bas-ventre, et dans différentes parties du corps, dont une très-violente occupait en entier l'extrémité supérieure droite. Son visage était d'un rouge foncé ; les vaisseaux des yeux, qui étaient de la même couleur, injectés ; la langue vermeille et couverte d'un limon ténu et blanchâtre ; le pouls accéléré, élevé et diuruscule ; les urines rouges, troubles et sans dépôt. Elle avait de l'oppression à l'estomac, des anxiétés, une soif considérable, et beaucoup d'accablement. Comme cette dame a les nerfs très-sensibles, et qu'elle était sujette avant sa maladie à de fortes coliques qui avaient fréquemment lieu, je crus convenable de lui prescrire pour le moment une potion calmante, à prendre par cuillerées, et quelques verres d'une tisane adoucissante, et d'attendre au lendemain, où je lui fis la seconde visite.

Ces remèdes n'empêchèrent point les progrès de la fièvre, dont dépendaient les douleurs; je trouvai même celles-ci plus fortes, et son état empiré. Je me hâtai alors de lui administrer le quinquina en infusion, le vin de Madère et la potion camphrée. Elle était beaucoup mieux deux jours après, et avait eu pendant la dernière nuit quelques heures de sommeil, quoique la douleur de l'extrémité droite continuât d'être si vive, que la main en était tuméfiée. Je l'avais d'abord regardée comme symptômatique; mais, voyant qu'elle ne cédait pas comme le faisaient les autres accidens, j'y portai une attention plus particulière, et sa marche, ainsi qu'une certaine fraîcheur que la malade éprouvait dans cette partie, me convainquirent bientôt qu'elle était rhumatismale. Légère en effet durant le jour, elle augmentait au coucher du soleil, pour devenir de plus en plus intense jusqu'au milieu de la nuit, où elle commençait à diminuer, pour être enfin très-supportable au lever de cet astre. Je prescrivis en conséquence de faire tous les soirs des frictions avec un mélange d'huile de palme, de laurier et d'aspic, quantité égale de chacune; ce qui dissipa entièrement la douleur dans l'espace de cinq jours, temps qui suffit aux autres remèdes pour procurer un rétablissement parfait.

Il est bon d'observer que les douleurs du bas-ventre, auxquelles j'ai dit plus haut que la malade était très-sujette avant qu'elle eût cette fièvre, ont été long-temps depuis sans reparaître. Cet événement, que j'avais annoncé, n'a pas été l'effet du hasard, puisque le quinquina en a opéré, à ma connaissance, plusieurs fois de semblables, dont la plupart ont été permanens.

IV.ᵉ Observation.

Je fus appelé dernièrement pour une malade âgée d'environ 40 ans, et enceinte de huit mois, laquelle était au
troisième jour de sa maladie. Elle avait la peau très-
chaude, une altération vive, les yeux rouges, le regard
abattu, un mal de tête pesant et frontal, de l'oppression,
à la région épigastrique, des anxiétés considérables, et
des douleurs dans le bas-ventre, qui était légèrement
tendu. Son pouls était fréquent, plein, un peu élevé et
lourd; sa langue vermeille, sans aucune saburre, et ses
urines rouges et troubles.

Son traitement avait consisté jusqu'alors en bouillons
de veau, tisanes rafraîchissantes et clystères, et elle devait prendre le lendemain médecine ordinaire, à laquelle
je fis substituer une solution de deux onces et demie de
manne dans un verre de petit-lait; ce qui lui procura
trois selles. Le redoublement du quatrième jour s'an-
nonça d'une manière si violente, que je fus obligé de
lui prescrire de suite l'infusion de quinquina, la potion
camphrée et le vin, qu'on commença à lui administrer
dès qu'il eut commencé à tomber. Celui du lendemain
fut désespérant. Le sixième jour fut moins mauvais que
ne l'avait été le quatrième; et enfin la fièvre et tous les
symptômes précités avaient entièrement disparu le huitième, après lequel la malade ne voulut plus entendre
parler du quinquina, quelques instances que je fisse
pour qu'elle en continuât l'usage. Bien plus, agissant
contradictoirement à ce qu'elle venait de faire, elle se
mit à celui d'une tisane rafraîchissante qu'on lui con-

11

seilla, pour calmer, disait-on, l'irritation qu'avaient dû
produire les remèdes chauds que je lui avais donnés.

Elle fut trois jours sans fièvre ; mais elle reparut le
quatrième avec sa première intensité, et ne céda que le
sixième aux moyens ci-dessus, que je lui ordonnai de
nouveau, et qu'elle abandonna alors une seconde fois,
sans avoir plus d'égard à mes avis qu'elle n'en avait eu
la première ; ce qui lui attira une seconde rechûte qu'il
fallut encore combattre par les mêmes remèdes, qu'elle
se trouva dans la nécessité de continuer pendant plus de
quinze jours, en en diminuant toutefois graduellement
la dose.

J'ai aussi vu un autre malade attaqué d'une fièvre de
la même espèce, auquel je fis donner, le troisième jour,
le quinquina, le vin et la potion camphrée, qui la firent
disparaître le sixième. Mais ayant alors été détourné de
prendre ces remèdes, dont je voulais qu'il fît encore usage
pour en empêcher le retour, et s'étant rafraîchi, la fièvre
reparut le surlendemain. Ce ne fut que lorsque la peau
commença à devenir fraîche et à se couvrir d'une petite
sueur épaisse, et qu'il s'aperçut que les boissons qu'on
lui avait conseillées, loin de diminuer la soif qui le tour-
mentait, ne faisaient que la rendre plus insupportable,
et que le ventre commençait à s'ouvrir (ce que je lui avais
prognostiqué), qu'il consentit à suivre mes avis, et à reprendre les médicamens qu'on lui avait fait abandonner.
Il fut radicalement guéri dans l'espace de six jours.

Les deux premiers malades, des trois que j'ai perdus
à la Guadeloupe, quoique je les eusse vus dans les premiers jours, étaient attaqués de cette espèce. Un d'eux
était valétudinaire depuis long-temps, ayant une obstruc-

tion considérable à la rate. Indépendamment des accidens qui sont ordinaires à cette fièvre, il avait une douleur vive au côté gauche; une forte toux et un crachement muqueux mêlé de sang; ce qui ne fut pas un
motif assez puissant pour me détourner de lui appliquer
le traitement que je lui aurais fait si cette complication n'avait point existé, à l'exception cependant du vin,
que je lui défendis, et d'un vésicatoire que j'appliquai
sur le point douloureux. Le défaut de dureté du pouls
qui, dans ces cas, est difficile, ma principale boussole, me
fit considérer ces symptômes comme purement spasmodiques, et le succès vint à l'appui de mon sentiment;
car le malade était guéri le sixième jour. Il n'avait plus
besoin que d'observer un bon régime pour rétablir ses
forces : mais s'étant fait peigner le surlendemain dans
un courant d'air, il eut à l'instant même une rechûte si
terrible, qu'elle l'emporta dans trois jours, malgré tout
ce que je pus faire pour le sauver.

L'autre, d'un tempérament très-irritable, avait la poitrine faible, et crachait le sang de fois à autre avant
sa maladie. Traité dès le premier jour, il se trouva bien
le cinquième, et se leva pour sortir et vaquer à ses affaires, ce à quoi je tentai en vain de m'opposer. Il se
fit en outre peigner au grand air, et mangea ce jour-là
même deux pleines assiettes de soupe grasse. Ces im-
prudences le firent retomber le lendemain, et comme le
traitement auquel je l'avais assujetti lui avait paru dur, il
ne voulut pas s'y soumettre de nouveau. Il fit en conséquence appeler un autre médecin, qui entra dans ses
vues, et le mit, malgré mes représentations, à l'usage

de l'eau de poulet et d'une limonade faite avec l'esprit de soufre. Il mourut le surlendemain.

Article II.

Seconde espèce.

Elle prélude quelquefois par des frissons et une fièvre presque insensibles, qui subsistent ainsi pendant quelques jours, sans que les malades en conçoivent d'inquiétude. Ils attribuent leur état à un spasme que leur indique un resserrement de cœur. Quoiqu'ils se sentent faibles, et qu'ils n'aient pas leur appétit ordinaire, ils continuent de vaquer à leurs affaires, en se contentant d'observer un certain régime qu'ils croient suffisant pour les rendre à leur ancien bien-être. Le mal cependant fait des progrès, et porte au principe de la vie des coups d'autant plus funestes, qu'ils sont moins apparens. Ils ont enfin un fort accès accompagné de pesanteur à la tête, et d'une grande faiblesse qui les tire de la fausse sécurité dans laquelle ils sont. Le pouls est accéléré, plein et souple, avec une augmentation de chaleur, sans soif bien remarquable.

Dans d'autres cas, soit que les accidens primitifs et cités ci-dessus aient été légers au point de ne pas se faire apercevoir, ou qu'ils n'aient

pas réellement existé, son invasion paraît subite.
Le premier accès dans ces circonstances, et le
redoublement dans les autres, conserve sa force
pendant quelques heures, et tout semble alors
terminé, quoique la fièvre subsiste toujours. Il
ne s'est point encore opéré de changement bien
notable dans la situation des malades, si ce n'est
qu'ils se sentent comme brisés, et que la tête
reste un peu lourde. Tout se prépare pour celui
du lendemain, dont la violence et les symptômes
décèlent tout le danger. Ils sont abattus et frap-
pés de la position inattendue où ils se voient; ils
ont des douleurs dans les membres et aux reins,
et se plaignent d'oppression à la région de l'estomac. Si le mal de tête existe, il n'est pas gênant
pendant tout le cours de cette espèce, où elle
est par continuation pesante. La figure est chan-
gée; le regard morne, et la langue est enduite
d'un limon grisâtre. La peau, légèrement plombée, n'a qu'une chaleur modérée; le pouls est
prompt, gros et mou; les urines claires et décolorées; le ventre tendu, et il y a perte totale de
l'appétit.

Troisième jour : augmentation de tous les symptômes, avec des nausées et des crachats épais
et d'un blanc sale. Le quatrième, les fonctions
sensibles et intellectuelles tombent; l'oppression

est plus forte; le hoquet vient par quintes; le
ventre commence à s'ouvrir et à donner de petites selles d'un brun clair et de moyenne consistance; et, quoique la qualité des crachats soit
la même, il y a par intervalles des vomissemens
glaireux. Le cinquième, les selles, qui jusqu'a-
lors n'avaient eu qu'une odeur faible, deviennent puantes; on aperçoit du délire dans le fort
des redoublemens, qui sont doubles dans les
vingt-quatre heures; les quintes de hoquet se prolongent, et le ventre est ballonné. Le sixième (1),
les gencives et les lèvres sont fuligineuses; les
selles plus puantes et très-brunes, les urines crues,
plombées et rares, et le hoquet plus fréquent; la
peau, dont la chaleur est au-dessous de la naturelle, est moite et grasse, et le délire n'est plus
alterné que par des intervalles de raison, pendant
lesquels les malades ont de grandes anxiétés, et
montrent les plus vives inquiétudes. Vers la fin,
la tête s'engage entièrement; les vomissemens
sont noirâtres, ainsi que les selles, qui ont invo-
lontairement lieu. Le visage, légèrement tuméfié
pendant la maladie, se boursouffle par l'afflux
des humeurs qui s'y portent en même temps qu'au

---

(1) La langue se tuméfie souvent vers cette époque,
et la parole en devient embarrassée.

cerveau, le pouls, tombé, se concentre, et est
intermittent avec soubresauts des tendons ; les
malades rêvassent, promènent leurs mains pour
saisir des objets imaginaires, ont des étouffe-
mens, râlent et meurent à la fin du septième
jour, à dater de celui où les grands accès ont
commencé à se montrer. Ils ne passent que bien
rarement ce terme pour aller au neuvième.

Le troisième redoublement n'est pas toujours
aussi régulier que je l'ai dit, c'est-à-dire, qu'il se
dévie quelquefois de la marche qui lui est ordinaire. Cinq ou six heures après son invasion, il
en survient un autre, auquel succède un troisième,
qui est lui-même suivi à son tour d'un quatrième ;
de sorte que les malades ont quatre redoublemens pendant le cours naturel d'un seul. Cette
série inaccoutumée se continue jusqu'à la mort,
si l'on en excepte un des derniers jours, où la
faiblesse étant extrême, et le principe vital ayant
en quelque sorte besoin de repos pour réagir, il
arrive qu'il en manque un ou deux. On observe
pendant cet intervalle un mieux si marqué, que,
si l'on en jugeait par les apparences seules, on
croirait que le mal a cédé comme par enchantement ; mais la maladie reprend son cours avec
le suivant, qui semble avoir acquis des forces
par cette suspension : la tête se perd de suite,

et tout se passe pour le reste comme on l'a vu plus haut.

Elle est assez communément le partage des enfans d'un moyen âge, et des hommes robustes et à l'aise qu'un grand chagrin vient d'affecter.

Cette espèce prouve combien il est indispensable de ne rien négliger dans les maladies, dans un pays, et surtout dans un temps où elles doivent toutes inspirer des craintes. Dans le premier cas, les accidens sont, à la vérité, très-légers d'abord, et semblent ne dépendre que d'une simple indisposition, dont on s'imagine que la nature triomphera seule, lorsqu'il est évident dans la suite qu'ils exigent les secours les plus efficaces. Elle fait voir encore l'imprudence qu'il y aurait à en considérer une seule d'une manière indifférente, puisque, lors même qu'elles semblent bénignes, les résultats en peuvent être d'autant plus funestes, que la cause qui y donne lieu agit plus sourdement. Ainsi, chaque fois que la fièvre se déclare, pour peu que l'aspect en soit douteux, et qu'elle continue pendant un certain temps, il est toujours dangereux de s'y fixer, et l'office d'un médecin n'est pas seulement de ne point temporiser dans de semblables occurrences, mais il doit encore chercher à combattre, par tous les moyens qui sont en son pou-

voir, les affections commençantes de ce genre :
faciles à vaincre dans leur principe, elles ne
cèdent plus que très-difficilement quand on
leur a laissé le temps de s'aggraver, si toutefois elles ne sont pas devenues mortelles dans
le moment même où elles se montrent à découvert.

En tenant cette conduite, s'il n'a pas de grandes
cures à citer, il a du moins la satisfaction de
travailler utilement au bien de ses semblables,
et de n'être jamais exposé à recevoir de justes
reproches. En différant, au contraire, il doit
s'attendre à éprouver bien des malheurs, sans
excepter celui, le plus cruel peut-être de tous
pour un homme d'une conscience timorée, d'a-
voir à se dire à lui-même, quand la maladie se
démasque, et qu'il n'y voit plus de ressource :
Je ne m'y serais pas attendu.

Lors donc qu'on est appelé pour visiter un
malade, il convient de l'examiner avec la plus
rigide attention ; et si l'on est incertain sur le
caractère des symptômes qu'on lui remarque,
il faut lui prescrire le quinquina, afin de ne rien
abandonner au hasard. Par-là on se met à l'abri
de leur malignité ; et s'il arrive qu'on se méprenne,
l'erreur est toujours de peu de conséquence,
puisque ce n'est que dans les cas douteux qu'on

tient une pareille conduite, et que quelques
verres d'une boisson adoucissante l'ont bientôt
réparée.

D'après ces principes, il n'est pas possible de
se dispenser d'ordonner ce remède dans l'espèce
dont il est ici question, à quelque époque que
l'on soit, et d'en accompagner l'usage de celui
de la potion camphrée, si le premier paroxisme
notable a déjà eu lieu. Quant aux autres moyens
curatifs, on adapte aux circonstances ceux que
l'on juge les plus convenables.

Les redoublemens qui se multiplient dans la
journée sont d'un mauvais présage, puisqu'ils
annoncent le désordre avec lequel les fonctions
s'exécutent. En effet, l'harmonie qui règne entre
elles est détruite, et la nature, déconcertée, demande qu'on la rappelle à elle-même, et qu'on
régularise sa marche. On se propose ce but, en
conseillant l'application des vésicatoires aux gras
des jambes, sur lesquels on les met de préférence, dans la crainte que, posés sur les parties
supérieures, ils ne déterminent l'engorgement
du cerveau, qui n'a déjà que trop de tendance à
se prendre. Si par ce secours on ne réussit pas à en
faire diminuer le nombre, il n'y a plus d'espoir;
car les efforts réitérés, loin de dompter le mal,
ne font qu'accélérer la dissolution : elle survient

d'autant plus vîte, qu'ils laissent moins de temps pour placer les remèdes, qui, cessant alors d'être pris en suffisante quantité pour remonter les forces, n'ont par conséquent pas assez de puissance pour l'arrêter. D'ailleurs, pour s'opposer à cet effet désastreux, et opérer le bien qu'on en pourrait attendre, ils ont besoin d'une assimilation à laquelle se refusent la faiblesse et le trouble où sont les organes.

Ce serait s'abuser soi-même de croire que les vésicatoires puissent être de quelque ressource dans ce dernier cas, lorsque la tête est une fois engagée, puisque, même en supposant qu'ils aient une énergie suffisante pour empêcher les humeurs de continuer à s'y porter, leur dégénération étant complète, le malade n'en succomberait pas moins, par l'impossibilité où l'on est de les rendre à leur ancien état.

Le troisième des quatre sujets qui sont morts à la Guadeloupe, et que j'ai vus dans le principe de leur maladie, avait une fièvre de cette espèce, qu'il avait contractée d'un de ses enfans qui en avait eu une du même genre avant lui, et qui la communiqua ensuite à trois autres frères qu'il avait, et à leur gardienne. Je vais dire un mot de ces derniers, afin de n'oublier aucune des circonstances qui ont rapport à cet individu.

L'aîné de quatre enfans qu'il avait en fut atteint le premier, et mourut le huitième jour. Elle se déclara deux jours après sa mort chez le cadet, pour lequel je fus appelé au troisième redoublement. On le rafraîchissait, comme on avait fait son frère. Je changeai de suite le traitement, qui fut remplacé par celui qui est indiqué dans les généralités de cet essai, et il fut guéri dans l'espace de huit jours. Les deux plus jeunes, et une négresse qui était leur gardienne, avaient eu, durant cet intervalle, et presque en même temps, chacun deux accès de cette espèce, et tous avaient été rétablis en trois jours. Il paraissait donc évident que les remèdes que j'avais employés étaient bien appropriés à leur état, puisqu'ils avaient été suivis d'un succès aussi prompt, et qu'il eût été imprudent d'en prescrire d'une vertu opposée. On va cependant voir jusqu'où peut aller la prévention, et combien sont inutiles, pour quelques personnes, les leçons de l'expérience. Revenons à ce malade.

Inconsolable de la mort de son fils, il avait été à la campagne pour y chercher des distractions à sa douleur. Ce fut-là que le germe de

sa maladie, qu'il avait emporté avec lui, commença à se manifester. Il eut de petits frissons
suivis de chaleur, et bientôt de dégoût. Je fus
appelé le troisième jour de cette incommodité
prétendue, et lui conseillai le quinquina. Mais
au lieu d'exécuter mon ordonnance, on lui fit
prendre des bains et boire de l'eau de poulet,
ce qui augmenta son mal ; de sorte qu'il ne tarda
pas à avoir un fort redoublement qui le força
de revenir chez lui. Je le vis le lendemain au milieu
du second, et le mis à l'usage du quinquina et
de la potion camphrée, qu'il cessa après en avoir
pris quatre doses. Le troisième fut terrible et de
courte durée, et fut suivi peu après d'un autre
aussi court, qui le fut lui-même d'un semblable
et celui-ci d'un quatrième ; de manière qu'il
eut quatre redoublemens dans les vingt-quatre
heures. Il avait cependant repris l'usage du quinquina et de la potion camphrée, qu'il continua
pendant deux jours avec exactitude, et qu'on lui
fit abandonner pour le mettre à celui de l'eau
d'orge et de l'opiat n.° 8. Ces remèdes lui procurèrent des évacuations dont on s'applaudis-
sait, parce qu'elles étaient brunâtres, sans songer qu'étant crues, et par conséquent acritiques,
elles ne pouvaient qu'être nuisibles.

Je les voyais avec inquiétude, et ne savais à

quoi les attribuer, ainsi qu'un violent mal de gorge dont il se plaignait ; car, en apparence, on n'avait rien changé au traitement. Ce ne fut qu'à l'instant où un redoublement ayant manqué, ce qui arrive quelquefois, comme on a dû le remarquer, que l'on me fit part de ce qui s'était passé. Je mis tout en œuvre pour démontrer le danger de semblables médicamens dans la position où il se trouvait, et particulièrement de l'opiat qu'on avait donné sans en connaître la composition, et je redoublai d'efforts pour engager à profiter du moment de calme qui était survenu, pour donner le quinquina à haute dose. Ce fut en vain : l'opiat fut bien, à la vérité, supprimé, mais l'on persista à faire prendre de l'eau d'orge, afin, disait-on, d'apaiser la chaleur que mes remèdes avaient occasionnée, et qui seule empêchait que la guérison ne fût parfaite. Cette fausse sécurité ne dura pas long-temps. Cinq à six heures s'étaient à peine écoulées, qu'il y eut un redoublement terrible, au début duquel la tête commença à s'engager. Elle le fut entièrement dans les trois suivans, et la mort arriva deux jours après.

Je ne me permettrai qu'une réflexion : c'est qu'il est hors de doute que, si on n'avait pas négligé les avis que j'avais primitivement donnés, cette fièvre aurait été dissipée promptement, ou qu'au moins elle n'aurait jamais eu une fin aussi malheureuse, dans le cas (ce qui n'est guère probable) où les remèdes n'auraient pas prévenu les grands redoublemens.

OBSERVATION *annoncée dans l'Avertissement.*

Cette observation a rapport à trois personnes, l'épouse et deux enfans de M. Quélin, négociant à Nantes. Quoique mon intention ait été, en la rapportant, de ne m'occuper que de la première, j'ai cru cependant nécessaire de dire un mot des derniers, parce que l'histoire de leur maladie est intimement liée à la sienne, et qu'elles servent, ainsi rassemblées, à faire connaître avec quelle facilité les fièvres adynamiques se communiquent d'individus à individus, vérité sur laquelle j'insisterai dans la suite de cet ouvrage, et que je tâche de rendre déjà sensible ici, en suivant pour ces maladies l'ordre dans lequel ils ont été attaqués.

Le premier qui le fut, était une petite fille bien constituée et âgée de trois mois, chez qui la rougeole se déclara il y a environ sept ans. La fièvre qui accompagne cette éruption ne présenta, les trois premiers jours, aucun signe défavorable bien apparent ; mais elle se montra évidemment adynamique le quatrième, où le redoublement se déclara par un violent frisson qui dura plus d'une heure, et fut suivi d'un vomissement considérable de glaires blanchâtres que la mixture saline, n° 1, arrêta. Le pouls était faible et très-vite, la peau fraîche et moite, et l'abattement extrême; il y avait aussi beaucoup d'oppression et point de

soif. Ces symptômes continuèrent jusqu'au lendemain , à
peu près à la même heure où il y eut un redoublement auquel en succéda un autre dix heures après.

Tout dès-lors parut désespéré , et je voyais d'autant
moins de ressource dans cet enfant, que son âge tendre,
et une difficulté naturelle qu'elle avait d'avaler , étaient un
obstacle à ce qu'on pût lui faire prendre la quantité de remèdes suffisante pour combattre une aussi dangereuse maladie. Elle mourut le huitième jour , après avoir parcouru
la série de symptômes qui accompagnent les différens degrés d'une affection de cette nature.

Madame Quélin , sujet principal de cette observation,
fut attaquée la seconde. Elle était alors âgée d'environ
trente ans, bien constituée, et nourrissait l'enfant dont
je viens de parler. Son lait, qui était abondant, la gêna
beaucoup, et me contraignit à la mettre, dès le lendemain
de sa mort, à l'usage d'une tisane et de clystères anti-lai-
teux. Ces moyens l'en débarrassèrent dans l'espace de quelques jours, assez complètement pour qu'il n'ait joué aucun
rôle marquant dans le cours de sa maladie , que le vif chagrin auquel elle s'était abandonnée détermina peut-être
en affaiblissant ses forces ; je dis peut-être , car n'ayant pas
quitté un moment le lit de sa fille , elle aurait pu également en être atteinte, ainsi que le fut son fils, dont il sera
parlé , malgré la précaution que j'avais prise de le faire
éloigner de sa sœur quelques jours avant son décès.

Quoi qu'il en soit de la cause, elle commença huit jours
après la mort de cette dernière, environ trois heures après-
midi, par une fièvre très-légère qu'accompagnaient de
fortes coliques, que j'apaisai par une potion calmante, et

qui, paraissant de nouveau vers les sept heures, furent entièrement dissipées par trois cuillerées de rhum chaud, que la malade se fit donner sans consulter personne. Elles se remontrèrent encore dans la nuit, et cédèrent à un clystère anodyn dont l'effet lui procura un sommeil de plusieurs heures. Elle était assez bien vers les dix heures du matin, pour pouvoir se lever et prendre une tasse de chocolat.

A trois heures, le même jour, elle éprouva un malaise auquel succéda un frisson très-violent qui dura une heure et demie, et pendant lequel elle vomit d'abord des glaires blanchâtres seules, et ensuite de la bile claire et jaune, qui se trouvait souvent mêlée avec elles.

Le frisson venait de cesser lorsque j'arrivai, mais le vomissement avait encore lieu par intervalles. La faiblesse était si grande, que la malade ne pouvait se mouvoir; elle se plaignait d'oppression, de langueur, de pesanteur de tête dont elle souffrait beaucoup, d'un froid excessif à l'estomac, et n'était point altérée. Son regard était morne et fixe, les vaisseaux des yeux légèrement engorgés, le pouls accéléré, plein et lourd, la chaleur de la peau tombée, la langue sans saburre, les urines claires et pâles, et le ventre un peu tendu.

Si l'ensemble de ces symptômes n'avait pas suffi pour m'éclairer sur leur caractère, l'événement qui venait de se passer ne m'aurait pas laissé un moment incertain sur le parti que j'avais à prendre. Je prescrivis donc sur-le-champ les potions camphrée et de quinquina en extrait, et le vin de Madère. Ces boissons imprimèrent à l'estomac un sentiment de glace, qui me porta à faire tiédir les premières, et à faire ajouter au vin de Madère partie égale de celui de Bordeaux, bouillant, et préparé avec la cannelle et le sucre. La malade les trouva encore trop froides, et ne les supportait qu'avec difficulté. Je les donnai alors plus chaudes, et surtout le dernier mélange, que je parvins bientôt à lui faire boire bouillant. Il en était ainsi d'une once de vin de Bordeaux, préparé comme il est dit ci-dessus, qu'on lui donnait immédiatement après chaque dose des potions, qui n'auraient pu passer sans cette pré-caution, tant était grande l'inertie du principe vital (1).

J'avais cependant fait appliquer, pour combattre le vo-missement, l'épithème n° 5, que j'avais remplacé par ce-lui n° 6; mais ces moyens ne réussissant pas à mon gré, j'en employai un autre qui était composé d'un gros de camphre pulvérisé, dont je parsemais du coton légère-ment imbibé d'eau-de-vie, et étendu de la largeur de la moitié de la paume de la main (2), lequel eut un plein succès.

Malgré la promptitude de ces secours, et l'abondance de remèdes aussi énergiques, qu'on donnait alternative-ment de vingt en vingt minutes, il y eut un redoublement à neuf heures du soir, et à son déclin, vers les onze heures, toutes les forces paraissaient anéanties. Un teint plombé,

_____

(1) On mettait ces différens vins dans une petite cafetière, d'où on les versait bouillans dans une tasse que la malade saisissait promptement pour les boire de suite. Ce fait pourra paraître exagéré, mais je l'attes-terai sur mon honneur.

(2) Je ne m'étais pas encore servi de cet épithème, lorsque je fis im-

des yeux égarés, la respiration pénible et comme étouffée, des anxiétés et une agitation insupportables, enfin un délire obscur et des rêveries continuelles offraient le spectacle le plus alarmant. La malade, dans de fréquentes défaillances, ne pouvait s'aider en aucune manière; et sa tête, lorsqu'on la relevait pour la faire boire, ce qui exigeait le concours de deux personnes fortes, lui tombait sur l'estomac comme si elle eût été morte. Livrée au désespoir, et l'âme remplie d'idées sinistres, elle avait perpétuellement devant les yeux l'image de la mort, et cherchait à s'attacher à ceux qui l'approchaient, s'imaginant par-là pouvoir retenir les restes d'une vie qu'elle croyait lui devoir échapper à chaque instant. Le pouls, dans ces momens, était vite et très-faible, quoique toujours assez élevé et plein, la peau très-moite et presque froide, le ventre météorisé, les urines rares et la langue un peu fuligineuse.

Plusieurs taches brunâtres, et plus larges qu'un écu de six livres, qu'on aperçut alors sur la peau, me firent rapprocher les doses des médicamens qu'on donna dès-lors de quart-d'heure en quart-d'heure.

Il survint à deux heures un peu de calme, et à trois un redoublement dont les symptômes furent moins violens, mais pendant lequel il eut deux selles d'un jaune brunâtre et sans beaucoup d'odeur. Il fut en diminuant jusqu'à huit heures, instant où il y en eut un autre qui fut plus léger,

primer cet essai. Ce ne fut que quelque temps après que l'analogie m'y fit recourir, et je le regarde aujourd'hui comme un remède extrêmement précieux, et le plus propre de ceux que je connaisse à comprimer le vomissement dans les fièvres adynamiques.

si on le compare aux précédens; il laissa, en diminuant, la malade à la vérité très-faible, mais dans un état de tranquillité qui m'étonna ; la peau même se trouva sèche à dix heures partout le corps, excepté à la paume des mains, qui étaient très-humides.

Il y eut ainsi quatre redoublemens dans les vingt-quatre heures, et un nombre égal le lendemain, qui était le troisième jour. Ils y suivirent la même marche et parurent aux mêmes heures. Ainsi le premier parut vers les trois heures après-midi, et ne fut guère plus fort que celui du jour précédent auquel il correspondait : il n'en fut pas de même du suivant, qui arriva à huit; les symptômes y furent beaucoup plus graves que ceux de son répondant de la veille, la peau devint froide et les sueurs onctueuses. Nouveau redoublement très-mitigé à trois heures du matin, et un quatrième à huit, infiniment plus faible, auquel succéda un calme semblable à celui qui avait eu lieu le jour d'auparavant à pareille époque.

La malade, étant vers les dix heures dans un état de rémission qui commençait à me rassurer, se plaignait néanmoins d'une forte douleur à la tête, de tintemens d'oreilles, et d'apercevoir dans ses yeux comme des étincelles de feu, (*scintillæ*). Cette réunion de symptômes me décida à l'application des vésicatoires au gras des jambes et d'une sangsue à chacune des cuisses. Les raisons qui me firent prendre le dernier parti, sans avoir égard à l'accablement des nuits précédentes, furent sa constitution qui est très-sanguine, une menace que les règles avaient inutilement fait de paraître quelques jours auparavant, et surtout l'état du pouls, dans lequel j'apercevais quelque chose d'utérin.

Je ne fus arrêté ni par le caractère bien connu de cette fièvre, qui, comme on l'a déjà répété plusieurs fois, tend essentiellement à la dissolution par la sorte d'apathie où se trouvent les nerfs, et le défaut d'action convenable qui en résulte, ni par la présence des taches brunâtres dont la peau était parsemée, parce que la quantité des remèdes déjà administrés me semblait suffisante pour mettre à couvert des fâcheux effets qui auraient pu être la suite de l'application de ces insectes.

Il coula cinq à six onces de sang, et cette émission légère qui remplit mon objet fit à peine tomber le pouls. Les endroits piqués étaient noirs à un demi-pouce de circonférence, et l'on aperçut des pétéchies sur différentes parties du corps.

Ces nouveaux accidens, qui n'indiquaient que trop visiblement les progrès du mal, et la dégénérescence des humeurs, me firent recourir à la teinture d'Huxham, remède plus spiritueux et plus tonique qu'aucun de ceux que j'avais prescrits jusqu'alors. J'en fis mêler une once à chaque dose de vin, et la même quantité à celles de la potion de quinquina.

Quatrième jour. Les mêmes symptômes devenus plus graves : peau plus froide, sueurs plus grasses, langue commençant à noircir, égal nombre de redoublemens, sans changement dans les heures, augmentation d'un quart de la dose des remèdes.

Ils ont perdu le cinquième beaucoup de leur intensité ; les taches sont moins foncées, et les pustules ne sont plus aussi brunes. Réduction d'un quart dans la dose des médicamens.

L'amélioration des symptômes est encore plus notable le sixième jour. La chaleur de la peau se rapproche de son état naturel ; les sueurs ont fait place à une douce moiteur: mais ce qui m'étonne, c'est de voir le ventre, qui était sec depuis trois jours, s'ouvrir pour donner deux selles en dévoiement ; accident que je n'avais pas cessé de craindre, que j'étais bien éloigné de m'attendre à voir paraître à cette époque, et dont l'absence n'avait pas peu contribué à me rassurer sur le sort de la malade. Ma surprise et mon inquiétude ne cessèrent que lorsque j'eus appris qu'on avait changé le traitement, pendant un voyage de quelques heures que j'avais été obligé de faire à la campagne, et remplacé les remèdes que je lui donnais par de l'eau légèrement vineuse et une infusion de tilleul (1).

Cet événement n'eut pas de suites bien remarquables, par le soin que je pris d'en faire reprendre aussitôt l'usage et d'en forcer la dose pendant quatre à cinq heures, si ce n'est que les symptômes furent, durant une partie de la nuit suivante, un peu plus graves qu'ils ne l'avaient été la précédente.

Le septième jour fut tout-à-fait rassurant par la diminu-

(1) Une personne que je n'avais pas pu convaincre du caractère de cette maladie, était parvenue à persuader que la méthode que je persistais à suivre était pernicieuse, et qu'il fallait se hâter de rafraîchir pour en prévenir les conséquences. Je m'abstiens ici de réflexion.

tion qu'avait éprouvée la fièvre, et le manque de deux redoublemens , ainsi que par la disparition entière des taches et
des pétéchies. A peine même la paume des mains qui
avait été constamment très-moite dans tout le cours de la
maladie, le parut-elle ce jour-là. Les boissons furent trou-
vées trop chaudes, et le vin , qui avait toujours été donné
bouillant, fut rejeté par la malade, avec plainte qu'il lui
brûlait la bouche (1).

La fièvre ne fut presque pas sensible le huitième jour, où
elle parut pour la dernière fois ; mais il se manifesta le
neuvième , où elle se trouva si bien , qu'elle mangea deux
panades et deux fois un peu de biscuit trempé dans le
vin, une éruption considérable , que sa ressemblance avec
la gale fit prendre par un homme de l'art pour cette affection. Elle ne causa aucune inquiétude, parce que , pré-
voyant qu'elle pourrait survenir, j'avais prévenu que si
elle avait lieu, elle ne durerait que trois ou quatre jours , et
c'est en effet ce qui arriva.

Les médicamens ne furent plus donnés que d'heure en
heure, et ensuite de deux en deux heures jusqu'au douzième jour, où madame Quélin se trouva parfaitement
rétablie sans qu'il eût paru de crise ; car on ne peut qua-
lifier telle l'éruption dont je viens de parler, parce que, si
elle en était véritablement une, on la verrait plus souvent, et qu'elle n'a probablement pour cause que la
grande quantité de remèdes échauffans que les malades

---

(1) La nature avait repris ses droits , et l'on put dès-lors regarder la
malade à l'abri de tout danger.

ont été dans la nécessité de prendre dans de pareilles circonstances, où je l'ai observée plusieurs fois.

Il est aussi essentiel de noter que les vésicatoires, qui
n'avaient presque pas suppuré, vu que je les pansais avec
un onguent doux, étaient sèches le huitième jour, et qu'il
a été employé pour le traitement douze bouteilles de vin
de Bordeaux, huit de Madère, six de potions camphrées, deux de teinture d'Huxham, et seize potions faites
avec l'extrait de quinquina, et que la malade qui n'a pas eu
un moment d'altération tandis qu'il a duré, a eu après sa
guérison le ventre aussi libre qu'elle a coutume de l'avoir
dans la plus parfaite santé.

Le troisième sujet de cette observation est un enfant
alors âgé de sept ans, et d'une constitution assez faible.
Attaqué, deux jours plus tard que sa mère, d'une fièvre du
même caractère que la sienne, les symptômes furent aussi
les mêmes ; mais soit qu'il n'eût pas éprouvé le chagrin auquel elle avait été en proie, ou qu'ayant été éloigné de la
maison de ses parens deux jours avant la mort de sa sœur,
il n'avait pas été exposé aussi long-temps qu'elle aux effets
de la contagion ; ils furent beaucoup moins graves, et il
n'eut que deux redoublemens chaque jour.

Traité de la même manière et par les mêmes remèdes,
qu'il ne fut pas nécessaire de lui faire prendre chauds, si
l'on en excepte le vin, il fut entièrement guéri dans l'espace de huit jours, sans qu'on ait eu besoin de lui appliquer les vésicatoires.

Cette observation prouve ce que j'ai avancé dans cet
article, et l'on ne pourra pas s'empêcher d'être persuadé,

après l'avoir lue, que la malade qui en est le sujet principal n'aurait pas été la victime des remèdes rafraîchissans, ainsi que l'en a été celui dont il est fait mention, si
son mari et elle n'avaient pas eu en moi une confiance
presque unique, qui les a empêchés de continuer à suivre
des avis contraires aux miens.

A R T I C L E   I I I.

Troisième espèce.

Accès subit bien prononcé, et précédé par
un léger frisson auquel les malades font peu
d'attention, parce qu'il n'est pas d'une longue
durée, et qu'il se relâche au point de devenir
bientôt insensible. Le lendemain, accès, ou plutôt redoublement très-fort ; visage changé, regard abattu, langue chargée d'un limon blanc
et écailleux, soif modérée, chaleur moyenne,
pouls accéléré et faible sans dépression, nausées,
crachats glaireux, gêne épigastrique, ventre
tendu et resserré, urines claires et pâles.

Troisième jour : abattement, oppression, peau
moite, pouls vite et débile ; nausées, et parfois
vomissemens glaireux, surtout quand les malades
boivent ; selles aqueuses, jaunâtres, petites et
rares.

Quatrième jour : prostration des forces, anxiétés, défaillances, langue brunâtre, peau couverte

d'une sueur qui commence à devenir froide; pouls petit, concentré, avec des intermittences de loin en loin; météorisme du bas-ventre, selles moins rares, urines en petite quantité, crues et ternes, parfois troubles et sans dépôt; hoquet par intervalles, délire bien sensible au fort de l'accès, diminuant ensuite pour permettre l'entière jouissance des facultés intellectuelles.

Cinquième jour : continuation des mêmes symptômes avec plus d'intensité; les redoublemens sont doubles dans les vingt-quatre heures.

Sixième jour : oppression considérable et affaissement, peau froide, de même que les sueurs, qui sont grasses; assez fréquemment suppression des urines; délire plus prononcé dans le fort des redoublemens; selles noirâtres et très-puantes; la langue, humide, est brune, de même que les gencives.

Le septième : les malades rêvassent la plus grande partie du temps; la respiration est comme étouffée; les selles sont fétides et noires; le corps se couvre de pétéchies en quelques endroits, et les malades meurent le huitième, ayant paru, dans les momens lucides, attendre avec résignation l'instant fatal.

Quand la cause a été moins grave, ils poussent plus loin leur carrière, et vont au dixième jour,

et même au douzième, quand ils sont soutenus.
Dans tous les cas, ils commencent à avoir, le cinquième jour, deux redoublemens dans la journée,
jusqu'à la fin de la maladie, lesquels s'affaiblissent
à mesure que l'énergie vitale s'éteint, et qui sont
presque insensibles dans les deux derniers jours,
par le défaut de réaction.

Ceux qui parviennent au dernier terme n'ont
ordinairement contracté cette fièvre que pour
avoir pris beaucoup de rafraîchissans qui les y
avaient disposés, et auraient encore pu être rap-
pelés à la vie par des secours bien entendus donnés le septième jour.

Il n'est pas rare aussi de voir les malades tomber, dès le troisième jour, dans l'état où je les ai
dépeints le cinquième; et alors la maladie achève
de parcourir ses périodes dans le même intervalle; c'est-à-dire, que la mort arrive du 6 au
8; et la seule différence qu'on remarque, c'est
que les remèdes sont suivis d'un succès bien plus
prompt dans le dernier cas que dans le premier.
Lorsqu'on les donne le troisième, parce que les
symptômes étant parvenus au même point dans
un espace de temps plus court, les forces se
trouvent moins affaiblies, et la dissolution moins
avancée. Cette marche est celle qu'elle affecte le
plus souvent en Europe, comme on pourra s'en

12

convaincre par les observations que j'en rapporte.

Elle se montre indifféremment chez toutes
sortes d'individus, de tout âge et de tout tempérament. On doit cependant en excepter les
phlegmatiques qui y sont plus sujets que les autres.

On doit suivre ici à la rigueur ce qui a été
dit dans les généralités, lorsqu'il a été question
du traitement, et prescrire de suite le quinquina
et le vin. Administrés dans le commencement,
ils dissipent cette fièvre en deux ou trois jours
au plus; et si on les continue long-temps, ce
que je conseille de faire, ce n'est plus que
pour rendre aux malades leurs forces primitives, qu'ils ne recouvreraient, sans ce secours,
que beaucoup plus tard, et les mettre par-là à
l'abri d'une rechûte que le plus petit écart dans
le régime pourrait occasionner. Ces remèdes ne
suffisent plus, si on n'a commencé à les employer
que le troisième jour, et l'on est obligé d'en soutenir l'effet par celui de la potion camphrée, qui
est alors d'une nécessité absolue. Mais lorsque
le traitement a été tardif, et, ce qui est pis, qu'on
a employé une méthode contraire à celle que
j'ai indiquée, l'état fâcheux dans lequel sont les
malades exige qu'on mêle à l'infusion de quinquina la teinture d'Huxham, et qu'on ait recours

en même temps à l'extrait de cette écorce, qu'on prépare avec partie égale d'eau de noix distillée, et de la teinture que je viens de nommer. On donne ces préparations toutes les vingt minutes, alternativement avec la potion camphrée. Comme il ne faut rien négliger de ce qui peut être utile, il convient d'appliquer l'épithême, n.° 6, dont on retire le plus grand avantage.

On ne peut trop recommander, dans cette circonstance, d'insister sur l'usage du camphre, dont on augmente, autant qu'il est possible, la dose, et sur celui du vin le plus généreux, qu'on donne pour toute boisson. Il est urgent de ne point se départir de ce précepte, à moins que, pour tromper la soif, quand elle est trop pressante, on ne permette, pour l'apaiser, comme il a déjà été dit pour la première espèce de ce chapitre, d'en faire prendre deux ou trois fois, dans les vingt-quatre heures, une cuillerée mêlée à deux tiers d'eau. Les rafraîchissans, de quelque nature qu'ils soient, loin d'y diminuer l'altération, la rendent insupportable, en excitant les sueurs, qui en deviennent plus copieuses, et mettent ainsi bientôt le comble à l'affaissement. Ils sont en outre un obstacle à ce que les médicamens soient pris à la quantité qu'ils doivent l'être pour empêcher l'accroissement du spasme, qui parvient, par leur

continuation, à un degré de force si considérable, qu'il écrase de son poids les malheureux
malades, déjà exténués par l'abondance de la
transpiration qui avait lieu auparavant, et qu'ils
portent jusqu'à l'excrétion. Il ne faut donc pas
craindre l'abus des remèdes chauds, dont il est
indispensable (qu'on me passe l'expression) de
gorger les malades. C'est en suivant cette pratique, que j'ai quelquefois été forcé de pousser
à un point tel, que la langue, la bouche, et surtout la gorge, en étaient noires et excoriées, que
je suis parvenu à en sauver un grand nombre
sur lesquels on ne comptait plus.

Il est vrai qu'elle est cruelle; mais quand il
s'agit de la vie des hommes, ne sont-ce pas les
derniers résultats qu'on doit avoir en vue? Le
médecin sera-t-il arrêté par les plaintes de celui
qui souffre, ou par les invectives des assistans?
Non, sans doute; et, lorsque son cœur est dé-
chiré par les tourmens passagers qu'il cause, son
devoir est de tout endurer plutôt que d'abandonner son malade à une mort certaine, à laquelle
elle seule peut le soustraire.

I.ere OBSERVATION.

M. de Xavier est âgé de 60 ans, bien constitué et d'un
bon tempérament.

Le premier jour, un léger accès précédé de frisson.

Second jour, accès un peu plus marqué, pour lequel il me fit appeler, et que je trouvai si peu conséquent, que je ne lui prescrivis que quelques tasses d'une tisane ordinaire.

Le troisième jour, accès, ou plutôt la fièvre n'ayant pas cessé, redoublement d'une violence extrême, qui avait avancé de douze heures, et pour lequel on vint me chercher de suite. Je le trouvai en supination dans son lit avec les symptômes suivans : visage d'un rouge cramoisi, assoupissement, oppression, altération forte, abattement, langue vermeille et couverte d'un enduit léger, peau moite, sans augmentation de chaleur bien notable, pouls vîte et très-faible, anxiétés, nausées de temps en temps, soif considérable, urines troubles, rouges et sans dépôt.

Je le mis dès l'instant même à l'usage du quinquina en infusion, du vin de Madère et de la potion camphrée. Il n'avait plus de fièvre le surlendemain ; mais il n'a recouvré la plénitude de ses forces que plusieurs mois après.

II.e OBSERVATION.

Madame Bonhomme est âgée d'environ 30 ans, et d'un tempérament fort.

Premier jour, accès auquel elle avait à peine fait attention.

Second jour, accès peu notable, et qui ne l'empêcha pas de sortir. Etant par hasard chez elle, lorsqu'elle y rentra, et reconnaissant au pouls le caractère de sa fièvre, je lui conseillai le quinquina, qu'elle refusa de prendre.

Troisième jour, le redoublement, qui n'aurait dû, en

suivant une marche ordinaire, se montrer qu'à deux heures dans l'après-midi, eut lieu vers les trois heures du matin : il en était sept lorsque je me rendis chez elle. Et alors, figure d'un rouge foncé, regard abattu, langue rosacée et couverte d'un limon blanc et très-léger, défaillances, vives anxiétés, pesanteur considérable à l'estomac, nausées et vomissemens qui, de glaireux et blanchâtres, étaient devenus jaunâtres et liquides ; selles fréquentes de même nature, soif inextinguible, sueurs si abondantes, qu'elles mouillaient une chemise toutes les quinze à vingt minutes; pouls vîte et faible, chaleur de la peau naturelle, urines claires et rouges. Elle ne pouvait supporter la clarté du jour, et était incommodée du plus léger bruit.

Le quinquina, le vin et la potion camphrée, dont elle prit en aussi grande quantité qu'il fut possible de les lui faire supporter, la rétablirent dans l'espace de trois jours, et il n'y avait pas six heures qu'elle avait commencé à faire usage de ces remèdes, que la soif était apaisée. Sa santé n'a été parfaite qu'après plus d'un mois.

III.ᵉ Observation.

Mademoiselle Aubin est âgée d'environ 62 ans, et d'une constitution délicate.

Premier jour, accès bien marqué.

Second jour, accès moins fort, dans lequel je la vis, et pour lequel je lui conseillai l'infusion d'un once de quinquina, dont elle prit les trois-quarts avant le redoublement du lendemain, qui devança de huit heures, et la jeta dans l'affaissement.

Je fus averti de suite de son état. Elle était dans son

lit en supination, avait le regard abattu et le visage d'un rouge cuivré. Sa langue était d'un vermeil pâle et couverte d'un enduit transparent et blanchâtre ; son pouls petit, vîte et faible ; la chaleur de la peau modérée, la soif inextinguible. Elle avait des nausées, des vomissemens de glaires, des anxiétés, et se plaignait d'un poids sur l'estomac ; les urines étaient rouges et troubles. Je lui prescrivis un traitement semblable à celui des deux malades précédens ; mais comme il n'était pas du goût d'une de ses parentes qui la soignait, il ne fut suivi qu'imparfaitement, et elle ne prenait des remèdes qui le constituent, qu'à l'instant de mes visites, que je réitérais souvent.

Quatrième jour, peau moite, commençant à froidir ; vomissemens de glaires d'un blanc sale, délire obscur au fort paroxisme, anxiétés plus grandes, défaillances, et quelques selles brunâtres et liquides : mêmes difficultés dans l'administration des médicamens.

Cinquième jour, augmentation de tous les accidens précités : langue brunâtre, sueurs abondantes, épaisses et froides ; suppression des urines.

Je voulus me retirer, ce qui fit congédier la parente, qui fut remplacée par une de ses sœurs, demoiselle très-raisonnable, qui agit conformément à mes intentions. L'extrait de quinquina, dont le véhicule était la teinture d'Huxham au tiers, fut substitué à son infusion, qu'elle ne pouvait plus supporter, et je lui fis appliquer l'épithème n.° 6, qui était renouvelé toutes les quatre heures. Du sixième au septième jour, la secrétion des urines se rétablit, le corps se sécha et reprit sa chaleur ordinaire. Elle fut si bien le lendemain, qu'elle cessa toute espèce de remèdes : je lui ordonnai seulement de manger dans la journée deux rôties au vin et la soupe n.º 1, et de boire de temps en temps quelques cuillerées de vin de Madère.

Croira-t-on bien qu'après ce qui venait de se passer, cette malade ait pu avoir la faiblesse de suivre les conseils qu'on lui donna alors de faire usage de l'eau de poulet, pour éteindre, disait-on, le grand feu que mon traitement avait excité? C'est pourtant ce qui arriva. Elle n'en eut pas pris pendant vingt-quatre heures, qu'elle se vit plongée de nouveau dans l'état d'affaissement dont elle était à peine sortie, et que la peau redevint fraîche et moite. Je ne savais que penser d'un tel changement, lorsqu'elle me fit enfin l'aveu de sa conduite. J'eus recours de suite aux rôties au vin pur avec la muscade, et je lui défendis de prendre d'autres alimens que deux soupes dans la journée, jusqu'à sa parfaite guérison, qui, par ce moyen, fut complète quelques jours après ; mais sa convalescence s'est prolongée jusqu'à trois mois (1).

IV.ᵉ OBSERVATION.

La domestique de M. de la Fleuriais, âgée de 18 ans, et d'un tempérament médiocre, était à la fin de son troisième jour, lorsque je la vis la première fois. Elle avait bu beaucoup de tisane rafraîchissante, et se trouvait dans la position où était mademoiselle Aubin le qua-

_____

(1) Deux domestiques qui avaient gardé cette demoiselle eurent chacune une fièvre d'un mauvais caractère, et qui n'a cédé qu'à beaucoup de quinquina et de vin.

trième jour. La prostration des forces était si grande, et la fièvre fut si rebelle, que je fus contraint à l'instant même de recourir à l'application de l'épithême n.º 6, et de lui donner les remèdes à une dose si forte, et pendant si long-temps, qu'elle n'avalait plus qu'avec une extrême difficulté pendant les derniers jours, tant leur action avait été vive sur l'arrière-bouche et la langue. Il était indispensable d'en user ainsi, et j'en invoque le témoignage de M. de la Fleuriais lui-même, homme bien capable d'en juger, que cette fille ne doit la vie qu'à l'opiniâtreté que j'ai mise à les lui faire prendre en cette quantité. Sa convalescence a été très-pénible et très-longue (1).

V.ᵉ OBSERVATION.

M. Gamo, âgé de 72 ans, et d'une constitution robuste, eut un accès de fièvre très-léger qui ne l'inquiéta point. Il en eut un second le lendemain, lequel ne l'inquiéta pas davantage. Mais il en survint un autre le troisième jour, pour lequel il me consulta, parce qu'il fut plus fort. Je reconnus le danger qui le menaçait, et lui prescrivis le quinquina et le vin; mais il négligea mon avis. Il eut lieu de s'en repentir le lendemain, où il tomba dans un affaissement qui fit craindre pour ses jours. La fièvre était considérable; il avait le pouls vite, petit et très-faible; de l'oppression, des nausées et beau-

(1) M. de la Fleuriais fut attaqué dix ou douze jours après que sa domestique (dont il avait pris le plus grand soin) eut été guérie, d'une fièvre pour laquelle il a pris plusieurs onces de quinquina et fait usage du vin de Madère.

soup d'anxiétés : les urines étaient troubles et rouges.
Il doit sa guérison à quatorze onces de quinquina, à
deux pintes de potion camphrée, et à quatre à cinq
bouteilles de vin de Madère. Ses forces ne lui sont revenues que long-temps après.

VI. OBSERVATION.

Une petite demoiselle âgée de 6 ans, et fille de M. Baron, négociant, m'a fourni l'exemple qui se rapproche
le plus de cette espèce ordinairement observée dans les
colonies. Elle avait absolument eu les mêmes symptômes
que ceux qui l'y caractérisent, et était au cinquième jour
de sa maladie, lorsque je fus appelé. Elle avait été rafraîchie, et avait pris l'ipécacuanha, de la manne et des
clystères, aussi était-elle dans un accablement extrême
accompagné d'un délire obscur, d'un dévoiement assez
fréquent et de nausées. Elle vomissait même de temps
en temps ce qu'elle avait pris : sa peau avait perdu de
sa chaleur naturelle, était moite et un peu grasse. Le
redoublement avait paru deux fois dans la journée. Le
dévoiement n'a cessé qu'après six jours de l'usage du
quinquina en extrait, de la teinture d'Huxham, du camphre
et du vin de Madère, et sa cessation a bientôt été suivie
de celle de la fièvre, et de la convalescence, qui a duré
un mois.

VII.ᵉ OBSERVATION.

Le nommé Barreau, garçon cotonnier, était à la fin
de son cinquième jour, et avait été beaucoup rafraîchi.
Sa peau commençait à froidir et à se couvrir de sueurs

qui étaient épaisses ; il avait eu des défaillances et un léger délire, etc. Même traitement, et guérison complète au bout de huit jours, après en avoir été quatre dans un état incertain. Convalescence longue et très-pénible.

Ces observations, déjà nombreuses, seraient sans doute suffisantes pour prouver l'existence de cette espèce en Europe ; mais je ferai cependant encore mention d'une petite fille de M. Denigoude, et d'une sœur de ma domestique. La première, âgée de 5 ans, était à son quatrième jour, lorsque je commençai à la voir. Ses parens en désespéraient : elle a néanmoins été guérie dans l'espace de huit jours, quoique les rafraîchissans eussent fait faire à sa maladie de plus grands progrès qu'ils ne l'avaient fait chez l'enfant de M. Baron. Mais, répugnant bientôt aux remèdes, qu'on ne pouvait lui faire prendre qu'à de longs intervalles, je ne vis plus de ressource que dans le bon vin. On lui en donna le premier jour une pinte de celui de Madère, et les quatre suivans, la même mesure de celui de Bordeaux, dont la quantité fut ensuite graduellement diminuée. On faisait en outre cuire un tiers de ce dernier avec du sucre et un peu de muscade.

La sœur de ma domestique, âgée de 17 ans, et d'une faible constitution, était malade depuis cinq jours, lorsque j'allai la voir chez sa maîtresse, qui ne voulait plus la garder. Je la fis apporter chez moi dans l'état le plus fâcheux, ayant déjà la peau moite et grasse, et tous les accidens qui ont lieu à ce terme de la maladie. J'ai obtenu sa guérison en huit jours, pendant lesquels elle a pris journellement six gros d'extrait de quinquina, deux onces de teinture d'Huxham, une demi-pinte de potion camphrée, une pinte de vin de Madère d'abord, et ensuite une de vin de Bordeaux, dont on préparait une partie, comme je viens de le dire pour la malade précédente. Je lui faisais aussi appliquer l'épithême n.º 6, qui était renouvelé dans le commencement toutes les trois heures. Sa convalescence a été de plus de deux mois.

Article IV.

Quatrième espèce.

Il en est peu qui induisent aussi facilement en erreur le praticien qui n'a pas l'heureuse habitude d'être continuellement sur ses gardes, et qui ne calcule le danger que sur les apparences.

Elle prélude d'une manière si bénigne, et le premier accès, que précède cependant le frisson, est si léger et si court, qu'il ne laisse après lui aucune suite sensible; de manière que les malades s'imaginent qu'ils n'en auront pas d'autres. Le bien-être du lendemain augmente leur sécurité. Le troisième jour, l'accès est un peu plus marqué que celui du premier. Inquiets d'abord, ils se rassurent bientôt, parce qu'il n'est pas de longue durée, et qu'ils se trouvent assez bien le jour suivant, à un peu de faiblesse près, et de l'appétit qui n'est plus le même. L'observateur reconnaît aussi dans le pouls quelque chose qui n'est pas naturel, et le trouve plus prompt et plus faible; mais le cinquième, la maladie prend un caractère bien décidé. Il y a abattement, serrement à la région épigastrique et léger météorisme du bas-ventre; la tête est douloureuse et lourde; la langue enduite d'un limon jaunâtre; le pouls accéléré, faible, mais sans dépression bien notable; la chaleur de la peau modérée; les urines décolorées et ténues, et nulle altération.

Le sixième jour est peu inquiétant pour en imposer au commun des médecins qui ne partagent pas les craintes que fait éprouver aux malades l'état d'anxiétés dans lequel ils se trouvent. Le septième vient enfin leur désiller les yeux; tout se porte à la tête dès son commencement; la connaissance se perd, et le *coma* survient; la respiration est stertoreuse; le visage rougit et se gonfle, ainsi que le col; la déglutition est presque impossible, et l'écume sort de la bouche, qui en est remplie. L'irruption vers la tête a été si forte, qu'il découle après la mort, qui arrive à la fin ou au commencement du huitième jour, un mucus sanguinolent que le peuple prend pour un véritable pus mêlé de sang.

Elle se prolonge souvent jusqu'au neuvième;

ce qui a bien rarement lieu lorsqu'on a saigné ou purgé et mis en usage les rafraîchissans.

Quelque insidieuse que soit cette espèce, il n'est guères possible qu'un bon observateur soit long-temps sans la reconnaître. Si elle peut lui en imposer les premiers jours, et que sa marche, qui est régulière, ne le frappe pas assez pour lui en faire découvrir le type et le caractère, le redoublement du cinquième est trop marqué, et les signes de danger trop évidens pour qu'il n'ouvre pas enfin les yeux à cette époque, où les remèdes dont on a parlé tant de fois ont encore un plein succès. On doit les donner à la dose la plus haute, et prescrire le quinquina en poudre de préférence à son infusion, comme plus propre sous ce mode, ainsi que je l'ai déjà observé, à interrompre le cours de la fièvre. On prévient souvent ainsi celui du septième, et avec lui l'irruption cérébrale qui ne peut qu'être légère dans le cas où l'on ne parvient pas à s'opposer entièrement à ce qu'elle ait lieu ; tandis que, sans cette précaution, elle est toujours violente. Cet accident terrible une fois survenu, met les malades à deux doigts de leur perte, et il est rare qu'ils en réchappent, quelque empressement qu'on apporte alors à les secourir.

On ne doit cependant pas perdre tout-à-fait

l'espoir de les sauver, puisqu'il en reste encore
quand elle est commençante. L'indication consiste à tenter tous les moyens capables de diminuer l'afflux des humeurs au cerveau, et de comprimer la fièvre.

Ceux qui paraissent le mieux convenir à remplir ce double objet, sont : 1.º l'application de
forts sinapismes aux pieds, des vésicatoires aux
gras des jambes, et d'une large calotte du même
emplâtre sur la tête; et en second lieu, l'extrait
de quinquina et la potion camphrée, qu'on fait
prendre à chaque instant et par cuillerée, si les
malades peuvent avaler; et, dans le cas contraire,
les clystères n.º 3, qu'on prépare avec deux onces
de quinquina au lieu d'une, qui est la dose prescrite, et auxquels on ajoute deux cuillerées de
la potion camphrée, et autant de la teinture
d'Huxham. On les donne de deux en deux
heures, en prenant soin de faire boucher le *rec-*
tum, s'ils ne sont pas gardés. Ce serait prosti-
tuer ces remèdes, que de les mettre en usage
lorsqu'on a donné à l'engorgement le temps de
se former.

Les paroxismes étant très-faibles dans le principe de cette espèce, la dissolution ne peut s'y
faire que lentement : ce n'est effectivement guères
qu'au cinquième jour qu'elle commence à se

développer d'une manière décidée pour parvenir à son dernier terme durant le redoublement
du septième jour, qui est ordinairement le dernier. Or, dans cet état de choses, si les remèdes
donnés à l'instant même de son invasion sont
assez puissans pour rompre le spasme qui a occasionné et entretient l'irruption, et pour rendre
beaucoup moindre le paroxisme qui doit suivre,
dans la supposition que le malade ne meure pas,
il se fait bien, lorsqu'il arrive, un nouveau mouvement des humeurs vers le cerveau; mais il est
faible, et l'on n'a plus à combattre que les effets de la première attaque, qu'une suppuration
abondante parvient quelquefois à dissiper. La
guérison est donc encore possible, malgré le peu
d'espérance que l'on peut s'en promettre (1).

Observation.

Cette espèce n'est pas commune en France, où je l'ai
vue cependant deux fois. Je choisis de ces deux observations, la suivante, parce qu'elle m'a paru propre à
démontrer jusqu'où peut aller la prévention, et combien

(1) J'ai vu un cas semblable où l'irruption avait lieu
depuis plusieurs heures, et dont le malade s'est heureusement tiré par l'usage des moyens que je viens d'indiquer.

il est difficile de revenir des idées dont on s'est laissé
préoccuper.

La personne qu'elle concerne était une demoiselle
d'environ 20 ans. Je fus appelé au milieu du septième
jour, au commencement duquel elle était tombée, en
perdant connaissance, dans le *coma* et le *stertor*. Comme
elle n'avait pas dormi depuis quelques jours, et que ses
médecins l'avaient quittée deux heures auparavant, en
la plaisantant sur les inquiétudes qu'elle témoignait, on
crut qu'elle ronflait ; et tout en se félicitant sur un si
bon sommeil, on la laissa toute la nuit dans cet état.
Ce ne fut que le lendemain au matin qu'on s'aperçut
du danger où elle était.

Le premier coup-d'œil me décéla le caractère de sa
maladie ; et après m'être informé de sa durée, et avoir
tâté le pouls, je pus rappeler aux assistans les symptômes
qui avaient eu lieu, et sur la demande que je fis, si
on l'avait saignée, et si on l'avait fait vomir et purger,
ce qui avait été fait, leur indiquer la nature de chacune
des évacuations que ces remèdes avaient procurées.

J'aurais bien voulu me retirer sans rien ordonner, vu
le peu d'espoir qui restait pour la guérison. Je prescrivis
pourtant l'extrait de quinquina avec le tiers de teinture
d'Huxham, et j'appliquai les sinapismes aux pieds et les
vésicatoires aux gras des jambes.

Il y eut, quelques heures après, une assemblée où je
proposai de couvrir la tête d'une calotte de ce dernier
emplâtre : mais mon avis fut rejeté, et elle se décida
pour une saignée du pied, à laquelle je m'opposai, et
qui fut néanmoins pratiquée. Il en sortit un sang dissous, tel que je l'avais annoncé, qui contraignit à la

13

fermer sur-le-champ. On y opina ensuite pour un séton, qui fut aussi établi contre mon sentiment, parce que j'étais convaincu que le temps qu'un pareil remède exige pour opérer l'aurait empêché d'être utile, et que d'ailleurs il ne pouvait que nuire dans une telle circonstance, par la perte du sang que cause cette opération, quelque modique qu'elle soit. On la faisait dans la persuasion que ce qui se passait alors au cerveau provenait d'un dépôt à la tête, qu'on détournerait par la suppuration qui en résulterait.

Je prognostiquai la mort pour la nuit suivante : elle arriva environ vers les deux heures, et, incontinent après, la malade rendit par le nez et la bouche beaucoup de mucus altéré et mêlé de sang, qu'on prit pour du pus, et qu'on regarda comme le produit d'un abcès prétendu. Ce qui contribuait à en établir la croyance et à le présumer certain, était une chûte que la malade avait faite sur la tête trois mois auparavant. Mais, je le demande aux médecins instruits et de bonne foi, est-ce bien-là la terminaison d'un dépôt qui reconnaît pour origine une telle cause ? Ces accidens sont-ils ceux qui l'accompagnent, et son dénouement est-il aussi proche quand ses effets commencent à se manifester ?

Article V.

Cinquième espèce.

Celle-ci n'exige pas à beaucoup près pour être connue autant de sagacité que la précédente, parce que le caractère en est bien plus facile à saisir, qu'elle se déclare le plus souvent d'une manière subite et avec assez force pour obliger les malades à se mettre au lit dès le premier accès. Elle commence par de petits frissons, bientôt suivis de douleur et de pesanteur à la tête; le regard est triste, la couleur des yeux jaunâtre, la langue couverte d'un limon cendré et épais, l'altération notable, la chaleur de la peau moyenne, et le pouls accéléré, un peu élevé et souple; il y a dégoût, faiblesse à l'estomac, et les urines sont rougeâtres, claires ou troubles.

Le lendemain, continuation de ces accidens, mais augmentation de faiblesse. Troisième jour, peau qui se plombe; pouls plus accéléré et se concentrant; langue jaunâtre et plus chargée; oppression légère; soif notable et mal de tête. Quatrième jour, mêmes symptômes; cependant diminution de la chaleur de la peau et de la soif. Le cinquième, le redoublement se prolonge et se soutient plus long-temps que celui du troisième; la chaleur de la peau, qui est devenue moite, est au-dessous de la naturelle, et l'altération presque nulle; le pouls, qui se concentre de plus en plus, est vîte et faible, et la langue brunâtre; il y a anxiétés, oppression légère, sécheresse et météorisme du ventre. Situation à-peu-près la même pendant le sixième redoublement. Le septième jour, accablement considérable, disparition de la soif, peau sans chaleur et onctueuse, anxiétés et oppression plus grandes. L'état des malades qui n'ont eu qu'un délire passager et faible ne paraît pas aussi alarmant qu'il l'est en effet, et peut encore en imposer à des yeux inexpérimentés, parce que le pouls se soutient encore assez bien, lors même qu'on les a saignés et rafraîchis. Le voile se déchire enfin le huitième jour : le pouls tombe tout-à-coup et s'écrase ; la langue, les lèvres et les gencives, sont fuligineuses, la peau froide et les forces anéanties ; le délire est bientôt suivi de la perte entière de la connaissance ; le dévoiement, qui n'a pas eu lieu pour l'ordinaire auparavant, se déclare, et les selles, qui sont aqueuses, brunes et puantes, ne tardent pas à être noires et fétides. Enfin, le hoquet, les rêvasseries et les autres symptômes précurseurs de la mort se succèdent avec rapidité, et les malades périssent à la fin de ce paroxisme, ayant tous les signes d'une dissolution complète. Ils vivent jusqu'au dixième, quelquefois même jusqu'au douzième, lorsqu'ils ont été soutenus pendant les derniers jours par des remèdes actifs, mais qui n'étaient pas de nature à s'opposer aux

progrès du mal; on en excepte cependant ceux
qui ont été saignés, chez lesquels cette prolon-
gation d'existence ne s'observe pas.

Il commence à se manifester des pétéchies sur
différentes parties de leurs corps avant qu'ils
meurent, et il n'est pas rare de voir les humeurs
faire dans ce moment une irruption au cerveau,
laquelle les enlève dans un espace de temps assez
court. Il sort, pour la plupart du temps, dans ce
cas, par le nez et la bouche, un mucus sale mêlé
de sang décomposé, et ce mélange en peut imposer alors sur la nature de cette évacuation qu'on
croit purulente.

Il faut se comporter dans cette espèce comme
il a été recommandé de le faire pour la précédente, et avoir la même attention d'y éviter la
saignée. Cependant, lorsqu'on est appelé un peu
tard, et que la tête est douloureuse et pesante,
il convient d'appliquer aux gras des jambes des
vésicatoires, qu'on lève dès que le malade se trouve
soulagé, parce que, dans l'état de faiblesse où il
est, la suppuration pourrait nuire beaucoup, et
que les seules vues du médecin, dans cette circonstance, doivent être de détruire la tendance
que les humeurs ont à se porter au cerveau vers
la fin de la maladie; accident qu'on prévient en
établissant sur ces parties, qui sont éloignées, un

point d'irritation supérieure à celle qui paraît
exister dans la première, dont elle anéantit le
principe.

OBSERVATION.

Un de mes amis, homme d'un tempérament robuste,
âgé de 48 ans, et sujet à des accès de goutte qui reve-
naient tous les huit à dix mois, fit sur la hanche une
chûte de cheval, dont il ne fut que très-légèrement incommodé pendant une quinzaine de jours. Il ressentit
dans cette partie, après cette époque, une douleur assez
forte, pour laquelle on lui appliqua des sangsues, qui
fluèrent beaucoup. Cette douleur ne s'étant point dissipée, on lui fit prendre des bains, des clystères et de
l'eau de poulet en abondance. Après trois ou quatre jours
de ce traitement, il fut hors d'état de descendre dans un
magasin qu'il tenait. Ne l'y voyant pas, je m'informai
de ses nouvelles, et l'on me dit que ses souffrances le
tenaient dans sa chambre. J'y montai, dans l'intention de
m'assurer de son état. Il était très-faible, et se plaignait
de douleurs vagues et de pesanteur à l'estomac. Il était
en outre altéré, et avait la langue enduite d'un limon
épais et d'un jaune sale. La peau était d'une chaleur
moyenne, le pouls accéléré et mou, et les urines décolorées. En l'interrogeant, je fus bientôt convaincu qu'il
avait la fièvre depuis trois jours, et qu'elle avait pré-
ludé par le frisson.

J'y retournai le lendemain. Il se sentait plus mal, et
se traînait avec la plus grande difficulté dans sa chambre,
à l'appui du bras de son épouse et d'une canne. On le

forçait à se promener ainsi pour dissiper ses douleurs,
qu'on prétendait goutteuses. Il était accablé, avait la
langue plus chargée et brunâtre, le pouls vîte et concentré, la peau moite et sans chaleur, et le ventre météorisé. Sa boisson était de l'eau de poulet, et on lui
donnait des clystères.

Persuadé qu'il ne tarderait pas à succomber, si on
ne changeait pas de conduite à son égard, je lui conseillai de faire une consultation, à laquelle son médecin,
qui continuait à regarder cette maladie comme peu
dangereuse, ne voulut pas consentir. Instruit le lendemain de sa fausse sécurité, je m'adressai à un ami commun, auquel je confiai mes craintes, afin qu'il les com-
muniquât à la famille du malade. Cette nouvelle dé-
marche fut aussi infructueuse que les premières, et je
prognostiquai qu'il ne serait plus dans quatre jours, et
malheureusement je disais la vérité.

On le trouvait moins mal trois heures avant sa mort;
mais il s'en était à peine écoulé une, que tout se porta
à la tête avec violence; et il sortit par le nez et la bouche,
quelque temps après qu'elle fut arrivée, une grande quantité de mucus puriforme mêlé de sang dissous. Cette évacuation fut considérée comme la suite d'un dépôt qui se
serait formé dans la tête; conjecture dépourvue de tout
fondement, puisque le malade avait constamment joui
de ses facultés intellectuelles, qu'aucun symptôme n'en
avait fait soupçonner la présence, et que tout au contraire prouve jusqu'à l'évidence qu'elle était l'effet de
la dégénération des humeurs (1).

_____

(1) On verra dans l'espèce de l'article septième de ce chapitre,

A r t i c l e VI.

Sixième espèce.

Premier jour, léger accès précédé de frisson
après un ou deux jours d'indisposition, pendant
lesquels les malades ont des alternatives de froid
et de chaud, sans augmentation bien notable de
chaleur et de soif. Le lendemain, accidens semblables plus marqués et suivis de lassitude.

Troisième jour, perte subite de connaissance,
coma, convulsion, grincemens de dents, et bientôt gonflement des muscles, du visage et du col:
la langue est vermeille et couverte d'un limon
blanchâtre, la chaleur de la peau médiocre, le
pouls accéléré, élevé et souple; la soif nulle, le
ventre légèrement tendu, les urines décolorées;
et, dans les momens où les convulsions n'ont pas
lieu, agitations considérables ou accablement.
Rémission de ces symptômes après trois ou quatre
heures de leur durée; continuation du délire et
affaissement. La peau perd sa chaleur et devient
moite; le pouls est précipité, petit et faible; vers

---

où l'irruption est primitive, quels sont les signes qui annoncent
la formation d'un dépôt, lorsqu'il a lieu, et par quelle progression il arrive à la maturité qui convient pour que le pus s'é-
coule par ces deux voies.

la fin de l'accès, tranquillité occasionnée par la prostration des forces.

Redoublement le lendemain à la même heure, convulsions moins fortes que la veille, par défaut de réaction; agitations et anxiétés qui permettent à peine quelques instans de repos; vomissemens de glaires blanchâtres par intervalles, principalement lorsque le malade prend des remèdes, qui sont rejetés avec elles; le pouls, accéléré, ne se relève que faiblement, pour retomber bientôt; la peau ne tarde pas à froidir et les sueurs à paraître; les urines sont en petite quantité et pâles, et le ventre météorisé; la langue se salit pendant le troisième redoublement; les selles sont brunâtres, puantes et d'une consistance moyenne; la peau plombée, les sueurs grasses et le hoquet paraît de temps en temps. Enfin, les symptômes s'aggravent de plus en plus; il y a deux paroxismes dans les vingt-quatre heures; la langue, les gencives et les lèvres sont fuligineuses, le pouls intermittent, concentré et à peine sensible; les déjections alvines noires et fétides, le hoquet continuel et la respiration étouffée et rare. Le corps se couvre de pétéchies dans plusieurs endroits, et la mort arrive le sept, mais plus souvent le cinq, toujours à dater du grand redoublement. Tous les malades ne vont pas à cette

époque; la dégénérescence ayant lieu si promptement chez quelques-uns, qu'ils meurent à la
fin du troisième ou au commencement du quatrième.

Cette espèce fournit encore un exemple frappant de la promptitude avec laquelle il faut agir
dans tous les cas, et prouve combien il est important de brusquer la fièvre, pour peu que le
caractère en soit douteux, et surtout dans les circonstances où elle est meurtrière. En effet, quelques prises de quinquina prescrites au début du
premier accès préviennent le grand redoublement, ou le rendent toujours modéré, si on le
fait prendre à haute dose deux ou trois heures
avant son invasion.

Il est sans doute bien difficile de prévoir la
violence et le danger de ce paroxisme; mais, plus
la difficulté est grande, plus l'obligation de se
tenir sur ses gardes est pressante, afin de ne pas
se laisser surprendre, et de mettre tout en œuvre
pour aller au devant de symptômes aussi redoutables que le sont ceux avec lesquels il se
montre.

On se presse, lorsqu'il a lieu, de mettre entre
les épaules un large vésicatoire, qui doit être levé
dix ou douze heures après, et d'envelopper les
pieds de sinapismes. La potion camphrée et celle

d'extrait de quinquina préparée avec un tiers de
la teinture d'Huxham, données alternativement
toutes les vingt minutes, et l'épithême n.° 6, sont,
avec le premier topique, les remèdes sur lesquels
on doit le plus compter, et qui réussissent ordinairement. Les malades prennent difficilement
et vomissent la plus grande partie de ce qu'ils
boivent; mais il ne faut pas pour cela se décou-
rager, et une dose rejetée exige qu'on la remplace immédiatement par une autre qu'on leur
fait avaler de force, s'il n'est pas possible de le
faire autrement : la faiblesse est un crime dans
cette circonstance, comme dans beaucoup d'autres, et malheur au médecin qui n'a pas assez de
fermeté pour avoir à se reprocher un mal qu'il
aurait pu empêcher en agissant comme il aurait
dû faire. On éloigne peu-à-peu et insensiblement
les doses des médicamens, quand les malades
commencent à aller mieux, pour n'en cesser l'emploi que quelques jours après l'entière disparition de la fièvre,

Si l'on n'a pas profité du moment, et qu'on ait
permis à l'engorgement de se former au cerveau,
ce qui arrive, ainsi que je l'ai dit ci-dessus, dans
le courant du troisième jour, toute espérance
raisonnable est perdue; et, si les remèdes peuvent encore servir à quelque chose; ce n'est guères

qu'a prolónger uné inutile existence. Il faut toujours néanmoins se comporter alors comme il
a été prescrit dans les généralités pour des cas
semblables.

ARTICLE VII.

Septième espèce.

Attaque brusque et irruption cérébrale subite
qui renverse le malade à *terre*, s'il n'est pas soutenu ; convulsions, *coma*, visage animé, pouls
accéléré, élevé et souple ; agitations et anxiétés
considérables ; respiration stertoreuse ; urines colorées et limpides, et nulle altération. Les symptômes se soutiennent pendant quelque temps, et
baissent ensuite par degrés jusqu'au rédouble-
ment, si ce n'est que la respiration et les convulsions cessent deux ou trois heures après le commencement de l'accès. Ces deux accidens repa-
raissent avec le nouveau paroxisme, mais ils ne
sont pas aussi longs que la veille; les agitations
sont aussi moins fortes; le visage est pâle et légèrement tuméfié, les yeux entr'ouverts, la pupille dilatée et le ventre météorisé et sec. Il n'y
a point de convulsions ni de *coma ;* le troisième
jour, les agitations sont plus faibles par l'accablement où se trouve le malade; la langue com-

mence à s'enduire d'un limon jaunâtre, et le pouls
est vîte, déprimé et concentré. Le quatrième,
visage décoloré et plus tuméfié; yeux plus ouverts, sans contraction de la pupille, *strabisme*,
surdité, peau sans chaleur et intermittences dans
le pouls, grincement des dents, langue brunâtre,
refus des boissons, qui ont toujours été prises avec
difficulté; respiration lourde, et souvent selles liquides et brunes; convulsions partielles des extrémités, affectant pour l'ordinaire un seul côté
du corps.

Tout empire promptement, et il y a le cinquième jour deux redoublemens dans les vingt-
quatre heures; la peau froidit et est grasse; le
pouls est précipité, avec soubresauts des tendons;
le ventre ballonné, les selles noirâtres et puantes,
et les grincemens des dents et les convulsions partielles plus répétés : on observe de ces dernières
dans la lèvre inférieure, qui est un peu pendante;
les yeux sont tout-à-fait ouverts; bientôt la peau
est froide, ainsi que les sueurs. Le malade, qui
est dans l'affaissement, et qui a de temps en temps
des défaillances, n'a plus que de légères convulsions et de petits grincemens des dents, qui sont,
les unes et les autres, très-rapprochés; les selles
sont noires et fétides, et coulent d'elles-mêmes;
la respiration est étouffée, etc.; il se déclare des

pétéchies avant la mort, qui arrive du septième
au neuvième, et il sort, quelque temps après, par
le nez et par la bouche, du pus dont on commence quelquefois à voir, vingt-quatre heures
avant qu'elle n'arrive, des guttules dans les
grands angles des yeux.

Cette espèce attaque plus particulièrement les
enfans. Elle est aussi assez commune parmi les
femmes enceintes, chez lesquelles elle se montre
vers le dernier mois de la grossesse, et qu'elle
fait succomber très-promptement, lorsqu'elles
ne sont pas secourues de suite.

Elle demande à être traitée de la même manière que la précédente, et qu'on y emploie de
suite tous les remèdes qui y ont été recommandés
pour le troisième jour. L'irruption qui se fait au
cerveau est si vive, que l'engorgement en est
achevé dans l'espace de quelques heures; de sorte
qu'en négligeant de les mettre en usage dans les
premiers momens, la cure est extrêmement douteuse; et qu'il est extraordinaire qu'on l'obtienne,
si on laisse passer le premier accès sans y avoir
recours.

Quant à ce qui regarde les femmes enceintes,
il est bon d'observer qu'elles sont, dans cette
espèce, eu égard à la saignée, une seconde exception à la règle générale, à laquelle il est im-

portant de déroger. En tardant à la mettre en usage, la mort devient inévitable, puisque, dans la position où le corps se trouve forcément alors, la réplétion de la matrice et le fardeau qu'elle renferme, font refouler le sang vers la tête, en même temps qu'ils l'empêchent de se porter vers les parties inférieures. Elle seule, en la pratiquant au pied, peut remédier à ce double inconvénient. En effet, elle décide l'accouchement, dont il est urgent d'accélérer le travail et de terminer le plutôt qu'il est possible ; car, outre le sang qui s'écoule de la matrice, l'espèce de vide momentané qu'y occasionne la sortie de l'enfant, permet aux vaisseaux du bas-ventre d'en admettre une quantité plus grande. La circulation étant ainsi plus libre, la tête trouve moins d'obstacle à se débarrasser.

L'accablement qui résulte de cette pratique, que la nécessité commande, et qu'on ne peut excuser que parce qu'elle est indispensable, est sans doute bien alarmant ; il n'y a pas un moment à perdre pour empêcher l'affaissement de survenir. Les remèdes les plus actifs, qu'on donne alors sans discontinuation, sont seuls capables, en soutenant les forces, de le prévenir et de s'opposer aux progrès que la dissolution ferait sans leur secours ; de manière que la maladie, qui de-

vient un cas simple de son espèce, peut encore,
quoique extrêmement périlleuse, être susceptible
de guérison.

OBSERVATION.

Le petit Laurent, enfant âgé de 5 ans, eut à la fin
de 1805 une fièvre de cette espèce, qui fut prise dans
son invasion pour une attaque de vers, et traitée par les
anthelmintiques de tous genres. Appelé le cinquième
jour, les questions que je fis m'en découvrirent aisément le caractère. Il était sans connaissance, avait les
yeux entr'ouverts, le *strabisme*, des convulsions et des
saccades, tantôt à une extrémité, et tantôt à une autre,
et des grincemens de dents. Sa langue était brunâtre, la
soif nulle, la chaleur de la peau naturelle, le pouls
faible, un peu concentré, intermittent, sans beaucoup
d'accélération, et les urines décolorées. Il n'allait point
à la selle, mais y avait été plusieurs fois par l'effet des
médicamens. Il fut dans cet état, pendant lequel j'observais des convulsions dans la lèvre inférieure, qui était
pendante, jusqu'au vingt-unième jour, où il mourut. Il
paraissait tranquille durant plusieurs heures et par intervalles, vers les derniers temps de sa vie, et la connaissance semblait vouloir lui revenir; mais les yeux
étaient toujours ouverts, et il n'entendait pas.

On apercevait aussi, dès la surveille de sa mort, des
guttules de pus dans le grand angle de ses yeux, et le
ventre s'ouvrit à cette époque pour donner des selles
brunes, crues et sans beaucoup d'odeur. Pendant l'agonie, qui fut longue, les convulsions furent très-fré-

quentes, et le pus commença à couler par le nez et par la bouche, lorsqu'il eut cessé de vivre.

Si cet enfant, à qui je n'ai prescrit des remèdes que pour ne pas plonger dans la désolation ses parens, n'a pas succombé plutôt ; si les selles ne sont pas devenues noires et fétides ; en un mot, s'il n'a pas paru de pétéchies après la mort, on doit l'attribuer aux remèdes que je lui ai fait prendre, lesquels, en corrigeant la malignité du principe délétère, ont empêché le complément de la dégénération des humeurs, qui n'était pas d'ailleurs parvenue au point qu'elle aurait pu atteindre dans les pays chauds au moment où je les lui ai donnés ; de sorte que sa destruction n'a eu lieu que par les suites seules du dépôt qui s'était primitivement formé dans le cerveau, et que la terminaison de sa maladie n'a pas été différente de celles qu'occasionnent les chûtes ou les coups violens sur la tête.

Article VIII.

Huitième espèce.

Après deux ou trois jours de mal-aise, et quelquefois sans avant-coureur, accès ordinairement précédé d'un léger frisson accompagné d'une faiblesse générale et de pesanteur à l'épigastre ; le regard est abattu, la tête lourde, sans douleur notable ; la langue peu ou point chargée, selon l'état où se trouve l'estomac dont elle participe dans toutes les maladies, de même que la différence des urines y dépend de la prédomi-

14

nance bilieuse ou lymphatique ; l'altération nulle, la chaleur médiocre, le pouls faible et légèrement accéléré. Les malades ont des anxiétés, des défaillances, des nausées et souvent des vomissemens opiniâtres de matières jaunes et vertes ; le ventre est sec, légèrement tendu ; les urines claires et décolorées, et les facultés intellectuelles affaiblies : rémission de ces symptômes après une durée de six à sept heures, jusqu'au lendemain, où le redoublement a lieu : alors abattement, regard triste et inquiet ; le limon qui couvre la langue est d'un jaune sale ; la peau terne et un peu moins chaude qu'elle ne l'est naturellement ; le précœur est serré, les anxiétés sont plus vives, et le pouls, plus accéléré, se concentre.

Troisième jour, accablement plus considérable, peau commençant à se plomber et à être moite ; ventre météorisé. Les malades, en supination dans leur lit, sont tranquilles, tristes, et ne vomissent pas.

Quatrième jour, prostration des forces, pouls débile et plus concentré, petites sueurs, peau qui froidit ; la langue est d'un gris sale ; le ventre donne quelques selles liées, d'un jaune tirant sur le brun et sans odeur notable ; il y a, dans le fort du redoublement, un léger délire dont on retire les malades en leur parlant.

Cinquième et sixième jours, couleur de la langue plus foncée et toujours humide ; délire plus prolongé et rêvasseries ; deux redoublemens dans les vingt-quatre heures, annoncés par de petits frissons ; sueurs plus abondantes, gluantes et froides ; selles moins consistantes et brunes, urines crues, ternes et rares ; oppression, taches noirâtres sur quelques parties du corps ; tranquillité d'esprit apparente dans les momens de ré-mission, pendant lesquels les malades regardent autour d'eux avec une sorte d'indifférence.

Septième jour enfin, peau froide et plombée, pouls peu sensible et précipité, langue fuligineuse, délire et rêvasseries par intervalles, facultés sensibles et intellectuelles tombées, selles petites, noirâtres et puantes ; respiration lente, et, vers la fin du redoublement, comme étouffée ; alors délire et rêvasseries presque continuels ; les malades entendent pourtant ce qu'on leur dit, et font des réponses entrecoupées ; mais ils s'agitent bientôt, perdent entièrement la connaissance, râlent, et la vie s'éteint quelques heures après. Il n'est pourtant pas rare de les voir atteindre le neuvième jour, auquel ils parviennent communément, lorsqu'ils ont été convenablement soutenus pendant les derniers jours de leur maladie.

Il n'est pas moins utile de s'assurer du carac-

tère de cette espèce que de celui des précédentes ;
car il est d'autant plus essentiel de le reconnaître,
que, si on laisse passer le quatrième jour sans
donner les remèdes nécessaires, en supposant
qu'on n'en ait pas prescrit qui lui soient opposés, le
succès est toujours très-incertain ; mais, quoiqu'il
soit bien tard pour agir, on peut encore se flatter
de l'obtenir à force de soins, et en ne négligeant
aucun des moyens exigés par la faiblesse et l'état
où les humeurs se trouvent après la faute qu'on
a commise.

Cette double indication requiert l'infusion de
quinquina, qu'on prépare plus forte qu'à l'ordinaire, en retranchant un tiers de l'eau, et dans
chaque dose de laquelle on met une cuillerée de
teinture d'Huxham ; et si elle ne passe pas de cette
manière en suffisante quantité, ou qu'elle fatigue
l'estomac, on l'alterne avec l'extrait délayé dans
partie égale d'eau de noix distillée et de la teinture ci-dessus, en donnant toujours, dans l'intervalle, de la potion camphrée, que le défaut de
chaleur rend alors d'une nécessité absolue, ainsi
que l'application réitérée de l'épithème n.º 6.
Les malades qui prennent toutes les vingt minutes de l'un ou de l'autre de ces médicamens
doivent boire, après chacun des deux premiers,
du vin (du Madère de préférence) que je re-

garde dans ces espèces comme un fortifiant, sans
lequel la guérison est plus difficile et plus lente.
On combat le vomissement par la mixture saline
n.º 1, qui manque rarement de l'arrêter seule ;
mais il est cependant bon d'en seconder l'effet,
qui en devient plus sûr par l'application de l'épithême n.º 5.

Lorsque cette espèce se manifeste sans avant-
coureur, le premier accès est quelquefois terrible, et réduit les malades à toute extrémité ;
de sorte qu'ils lui échappent difficilement, s'ils
ne sont secourus dès qu'il commence, ou, pour
le moins, dans les premières heures de sa
durée.

Comme j'en ai été moi-même attaqué brusquement, le lendemain d'un jour où j'avais été
chercher des plantes dans un marais, je vais exposer la manière dont elle se déclara, les symptômes qui l'accompagnèrent et la conduite que
j'ai tenue.

Elle me surprit au milieu d'un dîner, chez un
ami où je mangeais avec l'appétit ordinaire à un
homme qui ne fait qu'un repas par vingt-quatre
heures. Étonné d'abord de ce que les alimens que
je prenais auparavant avec plaisir ne passaient
pas, je ne savais à quoi en attribuer la cause. Je
restai tranquille un instant ; mais, éprouvant

bientôt quelque chose d'inaccoutumé, je me tâ-
tai le pouls, que je trouvai accéléré et un peu
plus élevé qu'il n'a coutume de l'être. La faiblesse, qui s'emparait déjà de moi, fut, en
moins de dix minutes, assez grande pour qu'il ne
me restât plus que les forces nécessaires pour
gagner ma maison, dont je n'étais pas éloigné de
cent pas. Contraint de me mettre au lit en arrivant, j'ordonnai, afin de ne pas perdre un moment, qu'on me préparât de suite des remèdes,
dont je pus faire usage une heure après. L'accablement était devenu extrême pendant cet intervalle; j'avais des nausées et des défaillances,
et la connaissance, que je cherchais à retenir,
commençait à m'abandonner. Je pris alors un
premier verre d'une infusion de quinquina, que
j'avais fait faire un tiers plus forte que je ne la
prescris ordinairement. J'en buvais un semblable
tous les trois quarts-d'heure, et entre-deux une
dose de la potion camphrée. Je sentis au quatrième
verre mes forces renaître, et que mes fonctions
intellectuelles n'étaient plus troublées. Je n'avais
conservé le peu d'usage qui m'en restait qu'en
faisant sur moi les plus grands efforts de courage, auxquels j'étais porté par la vue du danger
éminent dont j'étais menacé. L'accablement se
dissipa peu-à-peu durant le reste de l'accès, qui

fut asssez modéré vers sa fin pour me permettre quelques heures de sommeil. Je consommai pendant son cours l'infusion de six onces de quinquina, une pinte de vin de Madère, et la même quantité de la potion camphrée.

Le redoublement du lendemain fut de peu de conséquence, et le suivant, qui fut le dernier, mérita à peine mon attention.

J'avais déjà commencé, au premier redoublement, à éloigner les doses des remèdes, que je continuai à prendre encore pendant trois jours, afin de me préserver du retour de cette fièvre, dont on peut juger de la malignité, puisqu'il s'est écoulé plus de deux mois avant que ma convalescence ne fût parfaite.

C'est avec cette hardiesse que je me suis traité dans plusieurs occasions périlleuses, et je m'en suis toujours bien trouvé : mais où rencontrer des malades assez dociles pour suivre les conseils que de pareils exemples autorisent à leur donner?

Article IX.

Neuvième espèce.

Frisson et chaleur presque insensibles pendant cinq à six jours; diminution de l'appétit, mal-aise, peau moite, pouls plus accéléré et plus

petit que le naturel; altération nulle. Les malades
sortent cependant, et n'aperçoivent dans leur état
qu'une simple indisposition. Ces symptômes augmentent graduellement, et la fièvre, qui avait
paru garder des intermittences, quoiqu'il n'en
existât réellement pas, devient visiblement continue, et au moment où l'on s'y attend le moins,
il y a un redoublement très-fort; la faiblesse est
extrême, le mal de tête violent et orbitaire, le
visage rouge, les yeux de la même couleur et
abattus, l'altération vive, la langue vermeille et
recouverte d'un enduit blanc, la peau chaude au
toucher et moite, le pouls petit, très-accéléré
et faible, et les urines rougeâtres, claires avec
éncorême, ou trouble ou sans dépôt. Les malades éprouvent des anxiétés et de la pesanteur à
l'estomac, et sont incommodés par le plus léger
bruit.

Le lendemain, prostration des forces, nausées, rejet de glaires blanchâtres, auquel en succède un de matières jaunes et aqueuses. Bientôt
après, déjection alvines de même nature, sueurs
épaisses, peau fraîche, à laquelle on trouve néanmoins encore une chaleur désagréable en la touchant pendant un certain temps; anxiétés considérables, urines rares, tension du ventre, qui ne
donne plus de selles; mal de tête et soif, ordi-

nairement moins forts qu'ils ne l'étaient la veille.
Cette fièvre prend, le troisième jour, la marche
de la précédente parvenue au quatrième redoublement.

On voit encore ici combien est utile le conseil que j'ai donné de ne point attendre que la
fièvre ait pris un caractère bien décidé pour lui
opposer des remèdes. Il suffit, pour être autorisé
à prescrire le quinquina, qu'on aperçoive dans
ses commencemens des symptômes qui ne répondent ni à la constitution ni au tempérament
des personnes, et qui, les tenant en outre dans
une situation absolument opposée à celle où
jettent les affections ordinaires qui exaltent le
système, au lieu de brider son action, sont propres à faire soupçonner le danger. Si donc il se
trouve des malades qui éprouvent des frissonnemens alternés de chaleur, et qu'il s'y joigne
un mal-aise général, mêlé d'abattement et de
fièvre continuel, il faut travailler sans retard à
relever les forces, et à arrêter des mouvemens
qui, en tendant à les anéantir, les réduisent
bientôt au point qu'il ne reste plus à employer,
pour les rétablir, que des moyens douteux.

Iere O B S E R V A T I O N.

Cette espèce, qui n'est pas commune en France, s'y est cependant présentée deux fois à mon observation. La première personne chez qui je l'ai vue, est mademoiselle Vallée. Elle était venue visiter mon épouse deux jours avant d'en avoir le fort redoublement, et se plaignait de faiblesse et d'éprouver des alternatives de froid et de chaud. Je reconnus, à ces indices et au pouls, que je touchai, qu'elle ne tarderait pas à être sérieusement malade, et je lui conseillai le quinquina, qu'elle ne voulut pas prendre. Ce ne fut que lorsqu'il eut lieu et qu'elle vit mon prognostic se réaliser, qu'elle consentit à en faire usage. Elle était affaissée, avait beaucoup de mal à la tête, des anxiétés, une pesanteur épigastrique, des nausées et une soif inextinguible ; la peau était rouge, chaude et moite ; le pouls vîte, petit et concentré, et les urines rouges et claires.

Une once seule de quinquina pris en infusion, et le vin, suffirent pour dissiper la fièvre. Une pareille dose aurait entièrement rétabli ses forces, si des conseils étrangers ne l'avaient pas détournée de le continuer ; ce qui a rendu sa convalescence très-longue.

I I.^e O B S E R V A T I O N.

La seconde est une domestique de M. Clanchy Desmontis. Elle était indisposée depuis quelques jours, pendant lesquels elle avait eu assez de courage pour ne pas cesser ses occupations. Obligée enfin à les discontinuer par l'extrême faiblesse dans laquelle elle se trouvait, elle

vint me consulter. Je m'aperçus que le fort redoublement aurait lieu dans peu de temps, et je lui recom-
mandai d'aller se mettre au lit, et de prendre de suite
du quinquina et du vin. Deux heures s'étaient à peine
écoulées, qu'on me manda pour la voir. Je la trouvai
alors dans une position semblable à celle où était mademoiselle Vallée lorsqu'elle m'avait fait appeler. Je lui
prescrivis de nouveau les remèdes ci-dessus, dont l'usage
continué pendant trois jours lui donna des forces suffisantes pour reprendre son travail, après avoir vécu trois
jours avec des rôties au vin et la soupe n.° 1.

Cette fille, dont les nerfs sont très-sensibles, s'étant
mise environ six mois après dans une colère violente, eut
un crachement de sang très-abondant, pour lequel on
lui fit appliquer des sangsues et boire beaucoup d'eau de
poulet. Son accident et la manière dont elle avait été
traitée lui occasionnèrent une faiblesse considérable qui
fut suivie d'une fièvre, les symptômes furent les mêmes que
celle qu'elle avait déjà eue, et dont elle fut rétablie dans
quatre jours par les moyens qui avaient servi à la combattre la première fois. Il sera fait mention ailleurs de
cette personne, lorsqu'il s'agira de prouver que la faiblesse dispose à contracter les fièvres d'un mauvais caractère; ce qui arrive quelquefois avec une facilité vrai-
ment capable d'étonner quiconque n'a pas réfléchi sur
ce sujet.

CHAPITRE V.

Des Espèces moins° communes (1).

ARTICLE PREMIER.

Première espèce.

Fièvre précédée d'un frisson presque insensible, chaleur de la peau à peine augmentée,
pouls peu fréquent, élevé, plus mou que dur,
se soutenant pendant la rémission, durant laquelle il se concentre; tête lourde, regard abattu,
langue belle, soif nulle, douleur violente dans
toute la capacité du bas-ventre, augmentant et
diminuant avec le paroxisme qui a lieu chaque
jour, anxiétés et constipation.

Ces symptômes continuent en s'aggravant pendant plusieurs jours; la chaleur devient nulle, le
pouls baisse et se concentre de plus en plus,
et les douleurs, qui vont en croissant, sont parvenues à un tel degré de force vers le septième
jour, que les malades, qui ne gardent plus aucune position, poussent les hauts cris. Le mou-

(1) Ce sont principalement ces espèces que j'ai vues
de tout temps dans les colonies.

vement des intestins qui s'intervertit dans quelques circonstances, rares à la vérité, occasionne par la bouche la sortie des clystères mêlés avec les matières stercorales. A cette époque, les redoublemens sont doubles dans la journée, et l'on observe des instans de délire obscur, plus marqué et plus long à mesure que la maladie fait des progrès.

Ils sont rapides, puisque du 9 au 10, où les douleurs cessent, et sont remplacées par un calme trompeur, la gangrène s'empare des intestins; le pouls, entièrement tombé, est petit et précipité; le ventre s'ouvre et laisse aller des selles claires, noires et fétides; les yeux, déjà creusés par la douleur et les veilles, s'enfoncent, le hoquet survient, et le délire, qui, comme je l'ai dit, n'avait encore paru que par intervalles, est continuel, ainsi que les rêvasseries; les sueurs froides annoncent la mort, qui est précédée ou bientôt suivie de pétéchies.

La même cause donne lieu à une série de symptômes qui se montrent sous un aspect en apparence bien dissemblable, mais qui ne diffèrent point en réalité de ceux dont je viens de faire mention, et que, par cette raison, j'ai cru devoir ranger sous la même espèce.

Elle se déclare alors par de légers frissons qui

sont accompagnés de faiblesse, d'anxiétés et de douleurs considérables dans le bas-ventre; la langue est enduite d'un limon ténu et jaunâtre; la chaleur de la peau est naturelle, et le pouls est petit, concentré et faible, à peine accéléré. Il n'y a, ni altération ni mal de tête, mais constipation opiniâtre.

Ces symptômes continuent d'être à-peu-près les mêmes pendant plusieurs jours, si ce n'est que les douleurs, qui sont plus vives dans le fort du paroxisme, deviennent plus intenses à mesure que la fièvre fait des progrès, durant lesquels la faiblesse s'accroît, le ventre se météorise et la peau se plombe. Ces redoublemens reviennent deux fois dans les vingt-quatre heures vers le septième jour; la chaleur de la peau tombe, et la constipation subsiste; le corps est couvert d'une petite moiteur, et les malades, désespérés par la continuation des douleurs, ont de vives anxiétés.

Le mal s'aggrave de plus en plus; les douleurs cessent le dixième jour, et le ventre s'ouvre de lui-même pour donner des selles, liées d'abord, et ensuite claires, brunes et puantes, auxquelles en succèdent bientôt de noires et fétides, qui sont le produit de la dégénérescence des humeurs; les sueurs sont froides et grasses, et l'on aperçoit des taches violettes sur différentes parties du corps. Enfin tous les autres signes précurseurs de la mort paraissent pour l'annoncer, et elle arrive communément du 12 au 14, et plutôt, si on a saigné, et beaucoup rafraîchi.

Ce sont toujours les mêmes remèdes qu'on doit administrer. Le quinquina, soit en poudre, soit en infusion, donné dans le principe, réussit parfaitement seul. Passé le troisième accès dans le premier cas, et le cinquième dans le second, il est à propos de lui adjoindre le camphre; et l'on doit d'autant moins l'oublier dans cette espèce, qu'il fortifie en même temps qu'il calme, et qu'il prévient ainsi la gangrène dont les intestins sont menacés.

Si l'apparence inflammatoire sous laquelle elle paraît, dans le premier cas, semble exiger la saignée, elle n'y est cependant pas moins dangereuse que dans toutes celles de ce genre. Elle peut, il est vrai, de même que les anodyns, calmer pour quelques instans les douleurs; mais ces remèdes ne les font pas plus disparaître que la constipation ne cède à l'usage des bains, des relâchans et des drastiques. Elles ne se font, au contraire, ressentir que plus vivement, et deviennent plus opiniâtres, quand leur effet n'a

pas plus lieu; et le résultat de leur administration est une faiblesse plus grande, et une pro-
pension plus facile vers la dissolution.

C'est donc au quinquina qu'il faut avoir recours, en lui donnant pour auxiliaire le camphre, pour peu qu'on n'ait pas été appelé au
commencement de la maladie. Par le concours
de ces deux substances, la guérison, qu'on osait
quelquefois à peine espérer avant qu'on les eût
fait prendre, s'opère en quelques jours, et souvent dans les vingt-quatre heures. Le quinquina
surtout y semble agir comme par enchantement;
et il est nécessaire d'avoir auparavant été témoin
de ses effets pour ne pas être étonné de la promptitude du soulagement qu'il apporte aux souffrances des malades, qui n'ont plus besoin dans
la suite que d'un doux purgatif, quand l'appétit
ne revient pas.

Si les symptômes dont il vient d'être fait
mention dans cet article, et qui paraissent si
différens les uns des autres, sont pourtant,
comme il n'est guère possible d'en douter, au
fond les mêmes, et le produit de la même cause,
de quelle manière pourra-t-on expliquer la nature d'un principe si opposé dans son action,
qu'il suscite chez les uns l'irritabilité, et qu'il

enchaîne chez les autres, pour l'anéantir chez tous
à-peu-près à la même époque ?

Iere O B S E R V A T I O N.

Une domestique de M. Drapeau, âgée de 20 ans, et
d'un tempérament robuste et sanguin, était à son septième jour, et en proie depuis le premier à de vives douleurs dans le bas-ventre, lesquelles avaient été en croissant. Elle avait pris beaucoup de bouillons et de tisanes
rafraîchissans, et plusieurs clystères, dont le dernier,
ayant été rendu en entier par la bouche, avait jeté l'é-
pouvante parmi ceux qui prenaient soin d'elle. Ce fut alors
qu'on m'appela. Elle avait la tête lourde, sans douleur
notable ni altération, était constipée, et ne gardait aucune position, tant étaient violentes ses souffrances ; son
pouls était accéléré, un peu élevé et souple, et le ventre
météorisé.

Mon premier soin fut de lui faire préparer une potion
calmante, dont elle ne reçut aucun soulagement ; ce qui
m'engagea à lui ordonner une saignée, après laquelle
elle fut plus calme. Je ne jugeais pourtant pas à propos
de la réitérer, jusqu'à ce que j'eusse pu m'assurer par
moi-même du caractère de sa maladie, que je ne connaissais pas bien encore, parce qu'on n'avait pas répondu
d'une manière satisfaisante aux questions que j'avais
faites. Je me bornai en conséquence, pour le moment,
à lui continuer une tisane adoucissante, où entrait le
pavot, et que j'avais conseillée à ma première visite. Il
pouvait être trois heures de l'après - midi. De retour à
cinq, j'aperçus quelque diminution dans les douleurs et

15

plus de tranquillité dans le pouls ; mais à neuf, les souffrances étaient aussi vives et le pouls aussi accéléré que
le matin. Je renouvelai mes questions, et j'eus lieu de
me convaincre que les symptômes dont j'étais témoin
étaient l'effet d'une fièvre d'un mauvais caractère. Je lui
prescrivis de suite le quinquina en infusion et à haute
dose. Trois onces, prises dans l'espace de trente-six
heures, et dont les premiers verres la purgèrent, la
mirent en deux jours en état de convalescence, qui
fut suivi d'un rétablissement si parfait et si prompt,
qu'on en fut étonné.

II.ᵉ Observation.

Il y a quelque temps que je fus appelé en consultation
pour une femme qui souffrait beaucoup depuis cinq jours,
malgré deux fortes saignées ; les calmans et beaucoup de
boissons relâchantes. Elle n'avait nulle altération, ni mal
de tête, mais était légèrement constipée. Je la touchai ;
la chaleur de la peau était au-dessous de la naturelle ; le
pouls peu accéléré, souple, sans élévation ; le ventre légèrement météorisé. Je reconnus, tant par ce que je voyais,
que par les questions que je fis à la malade et aux assistans, la nature de sa fièvre, et j'ordonnai le quinquina en
infusion. Elle en fut purgée, et n'eut le lendemain que
des douleurs supportables, que l'usage de la même écorce
empêcha de reparaître le troisième jour.

III.ᵉ Observation.

Elle servira à constater la manière dont j'ai avancé que
cette espèce se modifiait dans quelques circonstances.

M...., âgé de vingt-huit ans et d'un tempérament robuste, fut attaqué subitement de douleurs violentes dans
toute la capacité du bas-ventre. Le pouls était petit, concentré et sans augmentation de vitesse bien remarquable,
la tête lourde et l'altération nulle. J'eus recours de suite
aux calmans, aux bains, ainsi qu'aux boissons adoucissantes et aux clystères. Ces remèdes étant inutiles et la
constipation décidée, il fut saigné deux fois, et prit une
forte dose d'huile de Ricin qui ne produisit aucun effet ;
ce qui me détermina à employer les bols suivans :

Prenez de diagrède.................... gr. xv.
Muriate de mercure doux (mercure doux). gr. xii.
Extrait d'opium..................... gr. ii.
Sirop de Rhamnos.................... gr. s.

Pour trois bols à prendre de vingt en vingt minutes.

Ils suspendirent pendant quelque temps les douleurs,
et n'occasionnèrent point d'évacuation, quoique j'eusse fait
donner immédiatement après le dernier trois onces de
l'huile ci-dessus.

L'état du malade, devenant de jour en jour plus mauvais, on m'adjoignit un autre médecin qui fut de l'avis
d'en revenir aux bains, aux clystères et aux calmans, administrés sous une forme différente de celle sous laquelle
je les avais donnés, et qui ne réussirent pas mieux que les
premiers.

L'inefficacité de tous ces remèdes m'avait fait redoubler
d'attention. Les frissonnemens et l'augmentation des douleurs, ainsi que l'accélération du pouls, quoique à peine
sensible, lesquels j'avais observé avoir lieu à des époques
fixes, m'avaient convaincu, malgré l'absence de la soif et

de la chaleur à la peau, que les accidens que nous avions combattus envain étaient purement symptômatiques, et qu'ils dépendaient d'une fièvre insidieuse, qu'on ne dissiperait que par l'emploi du quinquina, que j'indiquai. Ma proposition parut révoltante ; car comment oser conseiller dans une pareille circonstance, un médicament qui, loin de calmer les souffrances, devait les augmenter, surtout lorsqu'on prétendait qu'il n'existait pas de fièvre, et que mes efforts pour la faire remarquer étaient vains ? Ce remède inspirait d'ailleurs la crainte que son usage ne rendît la constipation opiniâtre. J'assurais au contraire que, dépendant les unes et les autres d'un spasme considérable qui bridait l'action des intestins, elles céderaient bientôt à l'effet des vertus que je connaissais à ce médicament.

Ce ne fut que deux jours après, lorsqu'on vit l'inutilité des moyens dont on continuait à se servir, et que le malade, réduit à une sorte de désespoir, allait succomber à sa faiblesse, qu'on se rendit enfin à mon avis, et qu'il prit du quinquina en infusion à très-haute dose. Le ventre commença à s'ouvrir au troisième verre, et les suivans firent rendre une grande quantité de matières jaunâtres. Les douleurs diminuaient à mesure que l'évacuation s'en faisait, et la guérison fut complète le troisième jour.

ARTICLE II.

Seconde espèce.

Elle est une des plus meurtrières de celles que j'ai observées, et ne laisse le plus souvent qu'un très-faible espoir après le premier accès. Elle se déclare par l'abattement, les anxiétés et une respiration anhéleuse ; le pouls est petit, prompt et gêné ; la langue, d'une couleur rose, pâle, est enduite à sa superficie d'un limon ténu et blanc, et la soif nulle. Quelques heures se sont à peine écoulées, qu'il y a nausées ; les urines sont en outre claires et décolorées, le ventre légèrement tendu, et les facultés intellectuelles diminuées. Si le malade vomit, il rejette des glaires blanchâtres, et ses selles sont liquides et jaunes, s'il va à la garde-robe. La respiration devient moins pénible, et l'agitation produite par les anxiétés plus supportable à mesure que l'accès se relâche.

Prostration des forces lors du redoublement, qui a lieu le lendemain ; oppression, peau sans chaleur, et pouls très-faible, concentré, et ne se relevant pas ; les boissons, prises en petite quantité, ne sont avalées qu'en partie ; le délire se fait apercevoir, et il y a quelques selles bru-

nâtres et sans odeur notable. Si le malade doit
périr dans ce redoublement ou dans le commencement du troisième, la peau devient froide et
moite; l'oppression et les anxiétés sont à leur
comble, les selles brunes et puantes, le délire
profond et continuel, et la respiration, dont les
mouvemens s'éloignent, cesse enfin à ces époques.
Quand, au contraire, la maladie doit atteindre
le quatrième jour, ce qui n'arrive jamais, lorsqu'on a rafraîchi ou évacué, et encore moins,
lorsqu'on a tiré du sang, ces symptômes emploient alors cet espace de temps à se développer, et sont, en conséquence, plus lents; mais,
dans tous les cas, on voit des pétéchies sur diverses parties du corps quelques instans après
la mort.

Quand les symptômes sont modérés dans cette
espèce, qui est une de celles qui permettent le
moins de temporiser, la méthode qui constitue le
traitement général est ordinairement suffisante
et les a bientôt dissipés; mais il n'en est pas ainsi
lorsque son invasion est violente. Le spasme dans
lequel se trouvent les viscères les affecte trop
fortement pour lui céder, et les moyens les plus
énergiques ne sauraient alors avoir trop d'action.
Ceux qui paraissent les plus propres à lui être
associés, sont : 1.° un large vésicatoire qu'on ap-

plique sur la poitrine, qui semble être la partie
le plus profondément atteinte: 2.° une onction,
que l'on fait chaude sur le tronc et les extrémités supérieures, avec un mélange formé de deux
onces de suif; égale quantité d'esprit de vin et
une cuillerée de poivre incorporés ensemble,
et qu'on réitère toutes les deux heures; 3.° les
sinapismes aux pieds. Ces remèdes réunis for-
tifient le système entier, déterminent les oscillations vers le tissu cutané, et rendent presque
nul, en l'universalisant, l'éréthisme des organes.
La faiblesse est une contre-indication à ce qu'on
fasse suppurer le vésicatoire, et un motif pour
continuer le quinquina, le vin et la potion camphrée, jusqu'au parfait rétablissement des forces.
Il est bien rare qu'en mettant en pratique ces
avis on n'obtienne pas la guérison de cette espèce de fièvre, à laquelle succombent tous ceux
qu'elle attaque, s'ils sont abandonnés à eux-
mêmes ou traités d'une manière différente de
celle que je viens d'exposer.

I.ere OBSERVATION.

Un enfant de deux ans et demi eut, vers les dix heures
du soir, une oppression légère, et dormit mal. Je le vis
à trois heures du matin le lendemain, et le trouvai absolument avec tous les symptômes qui ont coutume d'a-
voir lieu dans cette espèce à cette époque, et je proposai

de suite un emplâtre vésicatoire sur la poitrine, le quinquina et le camphre. Mais mon avis ayant été rejeté,
on lui fit prendre l'ipécacuanha dans une solution de
manne, qui lui fit rendre des glaires blanchâtres par la
bouche et des matières, ou plutôt de l'eau jaunâtre par
les selles. Quoiqu'il eût été très-affaibli par ces évacuations, la respiration se trouvant plus gênée qu'elle
ne l'était auparavant, ainsi que cela devait être, on lui
fit appliquer deux sangsues, que l'accablement qu'elles
causèrent contraignit à ôter de suite. Il succomba au
commencement du troisième jour, après avoir éprouvé
tous les symptômes qui précèdent la mort dans l'espèce
présente.

Deux autres enfans âgés d'environ quatre ans ont
péri de la même maladie en quarante-huit heures. On
avait appliqué à l'un d'eux des sangsues dans les premiers instans de son invasion, et donné de l'eau de
poulet à l'autre.

I I.ᵉ Observation.

Le petit Chauvinier, âgé de six ans, avait couché deux
nuits avec un de ses frères, attaqué de l'espèce troisième,
chapitre III, page 139. Il était très-faible, avait la respiration anhéleuse, le pouls petit, précipité et gêné, des
anxiétés considérables, la langue vermeille et recouverte
d'un limon très-léger et blanchâtre, et point de soif.
Je le mis à l'usage d'une tisane vineuse, dans la crainte
de l'affaiblir. Le redoublement fut très-fort le lendemain. Il respirait comme le fait un asthmatique, était
dans l'accablement et le délire, et avait déjà eu quelques selles liquides et jaunâtres. Je lui prescrivis de

suite le quinquina en extrait, la potion camphrée et le
vin de Madère, qui le guérirent parfaitement dans l'espace de quatre jours.

III.ᵉ Observation.

Le plus jeune des enfans de M. Dubois, âgé de trois
ans, avait des symptômes semblables à ceux que j'avais
observés chez le malade précédent lors de ma première
visite. Je ne jugeai pas à propos d'attendre le redoublement pour lui faire prendre les remèdes que je croyais
les plus convenables à sa situation. Je lui ordonnai donc
ceux que j'ai déjà nommés tant de fois. Le paroxisme,
qu'ils n'empêchèrent pas, fut peu conséquent, et la santé
était parfaite le troisième jour.

Article III.

Troisième espèce.

Invasion soudaine, accablement, incapacité
de se soutenir; supination dans le lit; regard
abattu, angoisses, diminution considérable des
facultés sensibles et intellectuelles, vomissement
des matières contenues dans l'estomac; altération
nulle, pouls accéléré, plein élevé et souple; bientôt perte de connaissance, délire, *coma*, respiration stertoreuse, convulsions dans les muscles
des lèvres et du visage.

Ces symptômes, parvenus à leur plus haut degré, décroissent, et la connaissance est entière
après douze ou quatorze heures de leur durée.

Mais alors affaissement, selles venant naturellement ou sollicitées par les clystères, crues, de la
couleur de lavure de sang et sans odeur; quelquefois suppression des urines, pouls accéléré,
plus élevé que le naturel et plus mou.

Second jour, redoublement qui devance de
plusieurs heures, et, quoique modéré, assez fort
néanmoins pour que les idées soient troublées
durant une partie de son cours, pendant lequel
le ventre se ballonne; l'abbattement est à son
comble; le pouls, écrasé, ne se relève que vers sa
fin. Celui du lendemain, qui arrive beaucoup
plutôt qu'il ne faudrait pour correspondre à
l'accès du premier jour, fait reparaître le délire,
le *coma* et le *stertor*, qui sont suivis d'oppression,
de convulsions, de hoquet et d'agitations considérables. Les malades succombent trois ou quatre
heures après qu'il a commencé, en laissant aller
sous eux des matières liquides, noirâtres et très-
puantes.

Le premier accès tue souvent dans cette espèce (ce qui ne doit pas étonner ceux qui réflé-
chissent sur les accidens), et est pris, lorsqu'on
n'y apporte pas toute l'attention requise, pour
une attaque d'apoplexie, et traité en conséquence.
Il est pourtant bien extraordinaire que l'on puisse
se méprendre ainsi sur sa nature, en le confon-

dant avec une maladie qui prive à l'instant même
de tous les sens internes et des mouvemens vo-
lontaires, puisqu'ici la connaissance ne se perd
qu'après un certain laps de temps et par degrés,
c'est-à-dire, vingt-cinq à trente minutes, et même
beaucoup plus tard, et que la faculté d'agir, bien
restreinte à la vérité, se conserve durant cet intervalle. D'ailleurs, la souplesse du pouls, qui
contraste dans ce cas avec celui qu'on observe
dans l'autre, est un indice bien capable de préserver de semblables erreurs, dont il m'est arrivé
d'être témoin, et où il n'a pas été en mon pouvoir d'empêcher qu'on ne pratiquât la saignée,
que j'y ai toujours vue rendre la mort inévitable.

Ce n'est qu'en appliquant de suite les vésicatoires, soit au dos ou aux jambes, et en prescrivant le quinquina en extrait à haute dose et préparé avec moitié teinture d'Huxham, pour en
faire prendre alternativement avec la potion camphrée toutes les vingt minutes, qu'on peut espérer quelque chose; mais il faut encore être appelé dans le premier moment; car l'attaque qui
se fait sur le cerveau et qui se transporte quelquefois sur un des principaux organes, et le plus
souvent sur les reins, est ordinairement si vive,
que la guérison devient, dans la plupart des cas,
impossible après le premier accès.

OBSERVATION.

J'ai vu un particulier atteint de cette espèce dans une rue dite *la Bléterie*, à Nantes. Il fut saigné, et mourut le troisième jour. Détailler les symptômes qu'il eut et la manière dont il termina sa carrière, serait absolument répéter ce que je viens de dire. Les urines s'étant supprimées pendant le premier accès, il fut sondé avant le premier redoublement, et ne rendit qu'une très-petite quantité d'urines très-épaisses et brunes (1).

ARTICLE IV.

Quatrième espèce.

Celle-ci exige une description d'autant plus exacte, que les symptômes en sont si insidieux, qu'il est extrêmement difficile de ne pas se tromper sur le danger auxquels ils exposent les malades. Ils se développent en effet avec tant de lenteur, et leur accroissement est si peu remarquable, vu la grande diminution des facultés sensibles, qu'on n'en soupçonne nullement la gravité. Elle n'est guères évidente que lorsque,

---

(1) J'ai cru devoir placer ici cette espèce, qu'on pourrait aussi ranger dans la classe des fièvres pernicieuses, parce que la promptitude avec laquelle la dissolution s'y opéra, et l'affaissement qui subsiste après le premier accès, m'ont porté à la regarder comme appartenant de plus près à celle des adynamiques.

le principe de la vie se trouvant comme anéanti,
le cerveau s'engage pour ne plus laisser d'espérance.

Elle commence à se manifester par un air
d'étonnement qui en est le principal symptôme,
l'accompagne pendant toute sa durée, et augmente à chaque redoublement, qui sont si légers, qu'ils permettent à peine de les remarquer.
Les malades, qui ne paraissent pas l'être, ont un
air singulier de suprise; leurs discours ét les réponses qu'ils font quand on leur parle, plus
propres à faire rire les spectateurs qu'à leur
inspirer des craintes, n'ont rien d'irraisonnable;
leur teint et leur visage n'ont pas visiblement
changé. Iis disent cependant qu'ils sont plus mal
qu'on ne le pense, et que l'on ne s'apercevra du
péril où ils sont que quand il ne sera plus temps
de les secourir. On les plaisante, parce que l'on
croit que leur imagination seule est frappée. Les
médecins eux-mêmes ne partagent que trop l'erreur des assistans; ils ne s'inquiètent pas d'un
pareil état qui leur paraît exempt de fièvre.
Comme elle y est presque insensible, la prévention s'oppose à ce qu'ils la reconnaissent, quoiqu'elle soit continue, et avec des redoublemens,
dans le fort desquels, comme je l'ai déjà dit,
l'étonnement est plus marqué. Ce qui contribue

encore à rendre la méprise plus facile, c'est que
les malades ont assez de force pour sortir de
leur lit ou s'y tenir sur leur séant pendant la
plus grande partie du jour. Ils ne prennent, à
la vérité, aucune nourriture; mais on prétend
qu'ils ont la manie de ne le pas faire; ils ne refusent cependant pas de boire, bien qu'ils ne
soient pas altérés. Les cinq à six premiers jours
se passent sans augmentation apparente des symptômes. Après cette époque, le pouls est plus
faible et plus concentré; les redoublemens se
montrent deux fois dans le cours d'un seul; la
langue se salit; les urines, qui étaient claires, se
décolorent, et le ventre se météorise; la maladie s'aggrave de plus en plus, et n'est pas encore
jugée mériter autant d'attention qu'elle en exige
réellement.

Enfin du 10 au 14, la langue devient fuligineuse, et la faiblesse très-grande; le ventre se
tend, et l'on est parvenu au moment fatal où la
tête se perd tout-à-coup, lorsqu'on n'avait encore soupçonné qu'un léger égarement de la raison dans les derniers paroxismes, et qu'il n'y
avait que peu d'instans qu'on avait forcé les malades à sortir de leur lit, dans la vue d'en changer l'air et de les rafraîchir. Ils succombent
quelques heures après, au grand étonnement de

ceux qui les environnent; et ce qu'il y a de plus
particulier, c'est que la couleur et les traits du
visage sont à peine changés, et que la chaleur
ne s'éteint qu'après un laps de temps considérable. Cet état extraordinaire porte à croire qu'ils
ne sont pas morts, et à mettre en usage les
moyens propres à s'en assurer. Leurs cadavres
sont pourtant parsemés en différens endroits de
petites taches brunes, qu'on prend alors pour
des piqûres de puces.

On peut juger de la gravité et de la grandeur
du péril auquel sont échappés ceux qui ont le
bonheur d'en guérir, par la chûte de leurs cheveux, qui tombent tous et comme en paquet lorsqu'ils sont en convalescence.

Cette espèce, qui se prolonge souvent jusqu'au
vingt-unième, et en Europe au trentième jour,
parce que dans ces cas le développement des symptômes y est moins rapide, a particulièrement
prise sur les personnes du sexe depuis quatorze
jusqu'à vingt ans.

Il serait inutile d'entrer dans des détails au sujet de son traitement, qui n'exige pas d'autres
remèdes que ceux indiqués dans les généralités. Elle cède bientôt à leur usage, si l'on a pas
trop tardé à les prescrire, et il n'est pas nécessaire

de le continuer aussi long-temps qu'on le fait dans la plupart des autres espèces.

OBSERVATION.

Je n'ai vu qu'une seule fois cette espèce en France chez une demoiselle d'environ vingt ans. Les symptômes étaient parfaitement ceux qu'on y observe dans les colonies. Elle en était attaquée depuis huit jours, lorsque je fus appelé. Guérie dans l'espace de cinq ou six, elle ne recouvra ses forces que long-temps après, et, quoique sa maladie n'eût pas été longue, elle n'en perdit pas moins totalement ses cheveux vers le milieu de sa convalescence.

On m'a parlé d'une jeune personne de dix-huit ans, qui en avait été la victime, et qui n'y a succombé que très-tard (environ le trentième jour). Sa mort surprit tellement ceux qui la traitaient, qu'ils ne pouvaient y croire, et ce ne fut qu'à la suite de tentatives inutilement multipliées qu'ils consentirent enfin à l'abandonner. Elle s'était levée deux heures avant d'expirer, et son cadavre conservait encore toute sa chaleur long-temps après.

Je me suis fait rendre compte de toutes les circonstances dans lesquelles cette malade s'était trouvée, par une personne très-sensée, qui en a reconnu l'identité à la lecture que je lui ai faite de cette espèce.

ARTICLE V.
Cinquième espèce.

Les malades sont attaqués brusquement, et sans avant-coureur de fièvre ordinairement pré-

cédée d'un léger frisson, et accompagnée de
douleurs considérables dans toute la capacité
abdominale, plus forte cependant dans l'un de
ses côtés, et d'une grande gêne dans la respiration, sans altération ni mal de tête. La chaleur et la couleur de la peau sont naturelles, et
le pouls peu accéléré, plein et mou (ce qui le
différencie de celui des coliques inflammatoires,
où il est prompt, élevé et dur, avec soif, et communément mal à la tête; et des spasmodiques,
où on le trouve petit, concentré et rénitent,
avec quelques intermittences et de la moiteur
à la peau). La langue est blanchâtre et les urines
ténues, rouges et en petite quantité. Le malade
est en supination, ou contraint par les douleurs
à se tenir sur celui des côtés où elles se sont
réunies, après avoir été éparses dans le commencement. La respiration est alors plus difficile; il n'y a point de toux, mais beaucoup d'accablement et d'anxiétés.

Ces symptômes diminuent après dix ou douze
heures de durée, et deviennent assez modérés
pour permettre de longs intervalles de sommeil.
Le pouls tombe, et les urines continuent à être
rares.

Le redoublement a lieu le lendemain à la
même heure, et lorsqu'il se relâche, la chaleur

16

disparaît, le pouls s'écrase, le délire survient, et la mort arrive au milieu de douleurs et d'agitations extrêmes. Le sang, déjà dissous, sort en abondance par les narines et la bouche.

Quand la cause qui produit cette espèce est moins active, elle se prolonge jusqu'au troisième jour.

Il est inutile d'insister sur la nécessité de brusquer une semblable maladie, puisqu'elle laisse aussi peu de temps pour se reconnaître, et encore moins sur celle de donner le quinquina et la potion camphrée à des doses fortes et le plus rapprochées. Ces remèdes sont le seul moyen d'empêcher l'effet meurtrier du redoublement, et de prévenir la dégénération des humeurs, dont les progrès sont effrayans. On les continue pendant deux ou trois jours, selon le besoin, afin d'achever de détruire le délétère qui l'a occasionnée, et de s'opposer à ce qu'il ne se produise de nouveau.

On doit en outre éviter avec le plus grand soin tout ce qui tend à relâcher, et surtout les narcotiques, qu'une théorie fausse a conseillés, dans ces derniers temps, contre les cas de cette nature, où la faiblesse y est évidente. La violence des douleurs paraît, à la vérité, les réclamer; mais ils n'ont aucune prise sur elles, non

plus que sur les autres accidens qui ne diminuent qu'avec la rémission de l'accès, et ils ne
servent, en affaissant la machine entière, qu'à
laisser à la cause qui les a fait naître, une facilité plus grande pour en opérer la destruction.

I.ere OBSERVATION.

Le nommé Danguy, porte-faix, homme fort et âgé d'environ 45 ans, sortit à sept heures du matin pour travailler, comme il avait coutume de le faire, et fut quelques
instans après obligé de rentrer chez lui par la violence des
douleurs qu'il éprouvait dans le bas-ventre. Je fus appelé
de suite ; mais, ne pouvant me rendre aussi promptement
que le desirait sa femme, elle avait envoyé chercher un
de mes confrères, qui arriva lorsque je l'interrogeais. Il
était absolument dans la position décrite dans cet article.
Les douleurs étant encore éparses, nous convînmes ensemble de lui donner une potion calmante et des clystères.
Inquiet sur son état, je lui fis seul une visite à onze heures.
Les douleurs s'étaient rassemblées dans le côté droit, et la
respiration était pénible : ce qui m'engagea à lui faire appliquer huit sangsues sur la partie souffrante à quatre
heures après-midi. La douleur n'ayant pas sensiblement
diminué, je lui fis mettre un vésicatoire sur le même endroit. A neuf, il était assez tranquille, et dormit à diverses
reprises pendant la moitié de la nuit ; de sorte qu'il se
croyait déjà guéri le jour suivant à sept heures du matin. Sa
femme même, à qui je dis que je reviendrais à onze, parce
que je n'étais pas content de son état, me remercia, dans la
persuasion où elle était que la maladie de son mari n'était

qu'une simple colique. J'y retournai néanmoins. Il venait de mourir, après avoir eu de fortes agitations et rendu beaucoup de sang par la bouche et par le nez.

II.ᵉ OBSERVATION.

Mademoiselle Maubec, âgée d'environ 42 ans, s'était bien portée jusqu'à quatre heures dans l'après-midi où elle commença à ressentir de vives douleurs dans tout le bas-ventre, lesquelles étaient réunies dans l'hypocondre droit à huit heures, instant auquel je me rendis chez elle. Elle avait en outre tous les symptômes qui appartiennent à cette espèce, et n'observait aucune position. Je la mis de suite à l'usage du quinquina en infusion et du camphre. Le redoublement du lendemain ne fut accompagné que d'une douleur très-légère, qui ne parut pas le jour suivant, où elle fut parfaitement guérie.

ARTICLE VI.

Sixième espèce.

Frisson subit précédé d'un mal-aise de quelques instans, si considérable, que tout le corps tremble. Les idées sont bientôt confuses; la langue est blanchâtre, la peau terne, le pouls prompt, élevé et mou; les urines ténues et décolorées; la soif nulle, le ventre un peu tendu; il y a pesanteur à l'épigastre, prostration des forces, de l'agitation et de grandes anxiétés.

Après deux ou trois heures d'une durée obstinée, le frisson cesse, et le pouls, loin de s'éle-

ver, tombe, est plus accéléré, et se concentre :
il acquiert une certaine rondeur, et frappe le
doigt comme le pourrait faire un petit pois sphérique qui aurait de la mollesse (Ce pouls est,
en général, celui qui caractérise le plus la dégénérescence). L'agitation et les anxiétés re-
doublent, le délire est parfait et continuel, le
teint se plombe et le ventre se météorise.

Le mal empire. à vue d'œil, le pouls s'affaiblit, il n'y a plus de position ; les anxiétés sont
à leur comble ; le ventre ballonné laisse échapper
des matières liquides, noires et fétides ; les pieds
et la partie inférieure des jambes sont froids et
livides ; les cuisses éprouvent bientôt le même
sort ; enfin, la gangrène gagnant de proche en
proche avec une rapidité étonnante, le corps
entier devient noir, et répand, peu de temps
après la mort, une odeur cadavéreuse. Huit ou
dix heures suffisent pour opérer une pareille
révolution et terminer la vie.

Il est cependant des sujets qui meurent moins
promptement et qui ne succombent que dans
le redoublement qui suit le premier accès. Ils
sont, lorsqu'il est entièrement tombé, froids et
abattus, jouissent de toute leur raison et témoignent une vive inquiétude. La peau est plombée, la langue brune, le pouls très - faible et

concentré, et le ventre donne de temps en temps
des selles noirâtres et peu liées. Lorsque la fièvre
redouble, ce qui est annoncé par un petit frisson, les selles sont plus fréquentes, liquides,
noires et infectes; la tête se perd, et tout achève
de se passer dans l'espace de trois ou quatre
heures comme je l'ai rapporté ci-dessus.

La nature est si vivement attaquée dans cette
espèce, dont la marche est si étrangement rapide, que le seul prognostic raisonnable qu'on
en puisse porter, est une mort prochaine. Néanmoins, comme il se rencontre des individus qui en
sont attaqués d'une manière moins terrible, et
qu'on ne doit jamais abandonner les malades à
leur désespoir, ni fournir contre soi des armes
à la méchanceté, il faut bien se donner de garde
de rester oisif, fût-on même sûr de ne pas réussir, ce dont il n'est que trop possible de répondre
dans tous les cas.

Les remèdes les plus actifs ne peuvent jamais
l'être trop ici, puisqu'il s'agit de combattre un
spasme profond qui, en tenant enchaîné le principe de la vie, glace tous les sens, et abandonne ainsi les humeurs à une dégénération
subite, en les privant du mouvement qui les
anime.

Ceux qui paraissent le plus susceptibles d'être

utiles dans une circonstance aussi grave, sont, pendant le frisson, une infusion de tilleul ou de feuilles d'oranger très-chaude, dans laquelle on met autant de liqueur anodyne minérale que le malade en peut supporter, et six cuille- rées d'un mélange fait avec partie égale de vin chaud, de teinture d'Huxham et d'eau de ca- nelle simple, qu'on donne alternativement toutes les dix minutes; enfin, l'application d'un large vésicatoire entre les épaules, celle des sinapismes aux pieds, et des frictions faites sur tout le corps avec des linges chauds. Lorsqu'il a cessé, on a incontinent recours à l'extrait de quinquina, qu'on prépare à double dose avec la teinture d'Huxham et le vin, par égale partie, et à la potion camphrée. Il faut faire prendre de ces médicamens alternativement tous les quarts- d'heure, et dans l'intervalle, trois à quatre cuil- lerées de vin chaud, tel qu'il est recommandé dans les généralités. Si ces moyens manquent le but qu'on s'en était promis, ce que l'expé- rience ne prouve que trop souvent, on a au moins la satisfaction de n'avoir rien négligé de ce qui peut sauver les malades, et l'on est à l'abri des inculpations auxquelles exposerait une conduite différente. Le quatrième des malades que j'ai perdu dans mon dernier voyage à la

Guadeloupe, et que j'ai vu dès le moment de sa chûte, était attaqué de cette espèce.

ARTICLE VII.

Septième espèce.

Frisson fort et de courte durée, auquel succède un froid glacial et des sueurs si abondantes, que les malades mouillent huit à dix chemises par heure. Les traits du visage sont retirés, les yeux mornes et enfoncés, la langue blanchâtre, la soif inextinguible, le pouls précipité, petit et très-concentré, et la parole difficile. Il y a oppression épigastrique, angoisses inexprimables, suppression des urines, douleur considérable dans tout le bas-ventre, qui se météorise promptement, et le délire ne tarde pas à paraître. Les malades succombent à cet état dans quelques heures (de huit à douze), excédés par la quantité des sueurs et des selles. Ces dernières, fréquentes, claires, jaunâtres d'abord et sans beaucoup d'odeur, deviennent bientôt noires et fétides. Le corps se couvre de pétéchies après la mort.

La nature est si promptement épuisée dans cette espèce, par l'abondance des sueurs d'excrétion qu'occasionne le spasme porté à l'excès, qu'il est impossible de pouvoir temporiser un instant. Ce qui m'a paru préférable pour rappeler la chaleur et faire cesser le spasme, et que j'ai employé avec succès, c'est la teinture d'Huxham à la dose de quatre cuillerées dans autant de bon vin qu'on fait bouillir légèrement avec de la canelle ou de la noix muscade concassées, et qu'on donne avec la potion camphrée alternativement toutes les six minutes.

Ce remède, administré au commencement de l'accès, agit d'une manière si efficace, que la guérison est opérée en moins de vingt-quatre heures. Il est nécessaire d'en éloigner les doses lorsque les malades éprouvent un mieux être décidé : il en est de même dans les cas où ayant été donnés plus tard, les accidens commencent à diminuer. C'en est fait des malades si l'accès est fort avancé; le mal a fait alors des progrès trop grands pour qu'ils ne soient pas inutiles, de même que tous ceux qu'on pourrait leur substituer.

ARTICLE VIII.

Huitième espèce.

Dans cette espèce, que je n'ai vue que trois fois, les malades paraissent jouir il n'y a qu'un

moment de la santé la plus parfaite : maintenant
leurs facultés intellectuelles sont dérangées, et
ils se trouvent contraints , par l'extrême faiblesse où ils sont, à se mettre au lit, où ils se
tiennent en supination. Ils se sentent brisés, et
se plaignent de douleurs dans toutes les parties
du corps. La peau a la rougeur de celle d'écre-
visses bouillies, avec une nuance de jaune, et n'a
qu'une chaleur modérée. Les yeux, qui ont la
même couleur, ont leurs vaisseaux dilatés et gor-
gés de sang; la respiration est lente et oppressée,
le pouls accéléré, mou, élevé, large et comme
boursoufflé ; la langue vermeille et légèrement
safranée, est sans enduit et épaisse ; les urines
sont ardentes, d'un jaune clair, chargées et sans
dépôt, et le ventre un peu tendu ; il y a aussi de
vives anxiétés, mais nulle altération. Il survient
bientôt des vomissemens de matières aqueuses
et jaunes, immédiatement suivis de selles de même
nature et qui n'ont point d'odeur.

L'accès conserve sa force pendant six à sept
heures et le calme renaît peu - à - peu ; mais les
malades restent accablés. La bile s'extravase pendant le redoublement qui a lieu le lendemain. La
peau, qui a perdu sa chaleur, est jaune, ainsi que
les yeux ; le pouls, moins prompt et moins élevé,
se concentre en conservant sa mollesse ; on ob-

serve un léger délire, et la langue , couverte d'un
limon bilieux, est tuméfiée et le ventre et les hy-
pocondres gonflés; les urines, en petite quantité,
sont jaunes, ainsi que les matières rendues par
le vomissement et par les selles : ces deux dernière évacuations sont l'une et l'autre moins fréquentes, et ont acquis, surtout la seconde, une
certaine consistance. Les anxiétés sont plus considérables et la respiration plus lourde, et les
malades, qui recouvrent leur raison à mesure
que le paroxisme tombe , paraissent fort inquiets.

Le mal fait des progrès rapides ; il y a souvent,
dès le troisième jour, deux exacerbations dans
les vingt-quatre heures, accompagnées d'un délire plus long et plus marqué, en raison de leur
durée, et après lesquelles les malades jouissent de
la plénitude de leurs fonctions intellectuelles. La
langue, qui continue à s'épaissir, apporte beaucoup de difficulté à ce que l'on comprenne ce
qu'ils disent; le corps entier se tuméfie, sa couleur se fonce et se plombe; la prostration des
force est alors telle, qu'ils sont presque immo-
biles; les selles, qui coulent d'elles-mêmes, sont
brunâtres et puantes; le hoquet a lieu par intervalles; le pouls tombe, s'affaiblit et se concentre, et il n'y a plus que quelques momens de

connaissance; enfin, elle se perd tout-à-fait du cinquième au septième jour; le hoquet ne cesse plus, les sueurs froides percent; la poitrine se soulève à peine, le râle survient, et la mort arrive après une longue et paisible agonie. Les malades vont quelquefois au dixième jour, mais ce n'est jamais que lorsque les forces ont été vivement soutenues.

Les hommes gras et corpulens y sont plus sujets que les maigres, pour lesquels il est encore des ressources après le troisième jour, tandis qu'il est fort difficile d'être utile aux premiers après le second.

Il n'est point d'espèce où la saignée soit plus déplacée que dans celle-ci, malgré la rougeur de la peau et les apparences de phlogose sous lesquelles elle se manifeste. Il suffit, pour se convaincre qu'elle y est infiniment nuisible, de tâter le pouls des malades, dont la mollesse indique l'inertie du ton fébrile, déjà démontrée par l'accablement extrême où ils sont. D'ailleurs, l'absence de la soif et la chaleur de la peau, qui ne répondent point avec sa couleur, en dénotent assez le caractère, qui défend de recourir à la saignée. Les vomitifs, pour lesquels il n'y a point d'indication, et qu'on administre seulement par routine le premier jour, jettent dans un accablement soudain, par l'abondance des selles qu'ils occasionnent, et qui ne cessent le plus souvent qu'avec la vie, qu'elles terminent bientôt. Quoique les rafraîchissans y soient moins dangereux, leur usage n'y est cependant guères moins préjudiciable, en ce qu'ils achèvent d'éteindre le peu de chaleur qui reste, et d'anéantir ainsi l'action vitale, qui demande au contraire à être relevée. C'est donc encore à ma méthode qu'il est nécessaire de recourir, et il le faut faire sur-le-champ, si l'on veut en obtenir du succès. On donne ici les remèdes d'une manière un peu différente que dans les autres espèces, et l'on y prescrit le quinquina à double dose, pour l'infusion, que l'on coupe avec égale portion de vin de Madère et la teinture d'Huxham, dont on fait prendre chaque fois deux onces mêlées avec une égale quantité de celui de Bordeaux, que l'on y ajoute pour la rendre supportable sans en diminuer l'effet. Ces médicamens s'administrent de demi-heure en demi-heure, en commençant par le dernier mélange, qui peut être préparé sur-le-champ.

J'ai vu, en suivant ce procédé, l'accès céder en moins de quatre heures, et tomber ensuite au point que les malades pouvaient se lever vers sa fin et n'avoir plus besoin, pour recouvrer une santé parfaite, que de le continuer le lendemain.

en mettant d'abord un intervalle de deux heures et ensuite de trois entre chacune de leurs doses. Mais ce changement heureux et subit n'a lieu que lorsqu'ils sont donnés au moment même de l'invasion, ou tout au moins deux ou trois heures après; car, si l'on attend le milieu du paroxisme, ils en exigent une administration beaucoup plus longue et le concours du camphre. On doit aussi alors, afin de prévenir l'épanchement de la bile, qui a lieu, ainsi que je l'ai dit, pendant le premier redoublement, que, dans la dernière supposition, on ne peut empêcher d'être violent; on doit, dis-je, préparer l'infusion de quinquina avec une décoction de racines apéritives, pour tâcher d'en déterminer le cours vers les reins. Cette manière de la faire est encore plus nécessaire pour en débarrasser la masse des humeurs, lorque par son extravasion elle s'est confondue avec elles.

Article IX.

Neuvième espèce.

Les malades traînent pendant quelque temps sans se plaindre, si ce n'est d'une diminution de l'appétit et des forces. Ils tombent ensuite tout-à-coup, et l'accablement les contraint à se mettre au lit, où ils se tiennent en supination, dans une

tranquillité parfaite et sans éprouver aucune
douleur. Le regard est étonné, la voix faible,
et la région épigastrique serrée; les yeux ont
une teinte jaune, ainsi que la peau, qui est sans
chaleur. La soif est nulle, le pouls lent, mou et
concentré, les urines ténues et d'un rouge safrané, le ventre un peu tendu et sec; les redoublemens, précédés d'un petit frisson, sont à peine
sensibles.

Cet état dure cinq jours, pendant lesquels la
couleur de la peau se fonce et devient entièrement jaune. On observe après cette époque deux
redoublemens dans les vingt-quatre heures, lesquels ne sont guères sensibles que par les frissons qui les devancent. Les malades sont toujours tranquilles, quoique très-inquiets et oppressés. Le pouls est plus lent, plus faible et plus
concentré; le limon qui couvre la langue est d'un
jaune sale, les urines brunâtres et le ventre météorisé ; le délire a lieu dans le fort des paroxismes, et disparaît ensuite. A la fin du septième jour, la couleur de la peau se plombe, et
le corps est légèrement bouffi.

La maladie continuant à faire des progrès, le
délire se prolonge, le ventre s'ouvre; les selles,
d'abord rares, crues, jaunâtres et sans beaucoup
d'odeur, se rapprochent bientôt, et sont noi-

râtres et puantes; le hoquet survient dans la suite, accompagné de petites sueurs épaisses et froides; il paraît, sur différentes parties du corps, des pétéchies qui rendent la dissolution évidente; les fonctions intellectuelles sont nulles dans presque tous les instans; les selles coulent d'elles-mêmes et sont fétides; l'oppression et le froid augmentent; enfin, les malades meurent du dix au quatorze, et leurs cadavres ne tardent pas à se putréfier.

Cette espèce, qui est très-rare, et qu'on pourrait nommer *jaune-lente*, en l'opposant à la précédente espèce de ce chapitre, qu'on appellerait alors *jaune-aiguë*, non parce que la différence du temps qu'elles mettent l'une et l'autre à parcourir leurs périodes soit fort grande, puisqu'elles y emploient à-peu-près le même, mais parce que la langueur et la bénignité apparentes des symptômes de la première sont propres à en imposer sur sa gravité réelle, et forment un contraste frappant avec ceux de la seconde, qui décèlent dès son invasion, par leur vivacité, tout le danger où se trouvent les malades (1).

_____

(1) En disant qu'on pourrait appeler *fièvres jaunes* ces affections, je suis bien loin de croire qu'on doive les assimiler à la *fièvre jaune* proprement dite; ce serait, dans

Cette dissemblance dans leurs symptômes n'est pourtant pas ce qui les distingue le plus; car, si le péril n'est pas aussi évident dans l'une, la dissolution s'y opère néanmoins avec une promptitude presque égale, dans le silence et par le défaut de jeu des solides, qu'elle le fait à découvert dans l'autre, où rien n'en gêne les mouvemens; de sorte que la mort est toujours, dans ces deux circonstances, le résultat de ce qui se passe dans les individus, qui ont cependant, dans la première, l'avantage inappréciable de pouvoir encore être secourus avec succès, lorsqu'ils sont depuis plusieurs jours sans ressource dans la seconde. Le traitement de celle dont il est ici question, et qui forme une exception d'un nouveau genre à la règle générale, met entre elles une opposition plus marquée. En effet, on a vu que le quinquina fait la base de celui des autres espèces, et qu'il est essentiel de l'administrer dans toutes, et que, si le concours des autres remèdes est nécessaire dans le plus grand nombre, il en est pourtant où l'on obtient la guérison

ce cas, confondre toutes les idées, puisqu'elles n'y ont guères plus de rapport, surtout la dernière, qu'il n'en existe entre elle et une fièvre gastrique, durant le cours de laquelle la jaunisse se déclare.

17

par son moyen seul. Il n'en est pas de même
ici, où il devient, en quelque façon, ainsi que
le camphre, un moyen secondaire, tandis que
le citron est l'instrument principal de la cure,
qui n'a pas lieu sans lui (1).

Son emploi, dans cette espèce, n'est point,
comme il le semblerait d'abord, un effet du hasard; il est plus probablement dû aux tentatives
multipliées qu'on a été obligé de faire dans diverses occasions où les secours ordinaires ne
réussissaient pas. Donné d'abord avec fruit à
l'intérieur, dans les fièvres bilieuses (gastriques)
et dans les inflammatoires putrides (angio-gas-
triques), et prescrit ensuite à l'extérieur, tantôt
seul et froid, lorsque la chaleur était vive, et
tantôt chaud et mêlé avec une substance irritante, telle que le sel marin, pour la ranimer,
lorsqu'elle commençait à s'éteindre; ses succès,
dans ces cas, en auront fait étendre l'usage à
beaucoup d'autres, dans quelques-uns desquels
il aura sans doute été nuisible. Ainsi, ce n'est
qu'après des essais réitérés qu'on s'est enfin

_____

(1) J'indique ici le citron par préférence aux autres
fruits acides : tels que le limon, l'ananas, la pomme aca-
jou, qui peuvent le remplacer, parce que étant très-com-
mun, on se le procure plus facilement qu'aucun d'eux.

fixé pour son adoption dans ceux auxquels il convient, et pour son exclusion dans les autres.

L'expérience seule a donc fait connaître les vertus bienfaisantes de ce végétal dans cette espèce; car on avouera qu'il est difficile d'expliquer pourquoi il est recommandé dans une circonstance où la chaleur est nulle, et dans laquelle je parais agir contre mes propres principes en le conseillant. Néanmoins, si on réfléchit que tout y languit faute d'action, et que le suc de citron chaud et saturé de sel est un moyen puissant de solliciter la peau à reprendre ses fonctions, par l'irritation qu'il lui cause, et de dissiper par-là le spasme qui la rend inerte; si l'on considère en outre qu'introduit dans le torrent de la circulation, chargé de particules actives, il sert, en quelque manière, d'aiguillon aux humeurs croupissantes, en se mêlant avec elles, mais surtout à la bile, qu'il pénètre d'autant plus aisément, que ses principes semblent avoir plus d'affinité avec lui; on se convaincra du secours dont il est à la nature pour la tirer de l'engourdissement où elle est plongée.

Son traitement consiste à frotter pendant quelques minutes, et de demi-heure en demi-heure, tout le corps du malade, à l'exception de la poitrine, avec le mélange n.º 10, jusqu'à ce que la

chaleur reparaisse et que la circulation de-
vienne plus libre, moment où l'on commence
à éloigner les frictions, et à donner en même
temps d'heure en heure, et alternativement, la
potion camphrée et l'extrait de quinquina. Ces
remèdes réunis relèvent les forces, suscitent les
organes, et les rendent susceptibles des oscillations dont dépend le succès de la guérison.
Comme la bile s'est épanchée dans cette espèce,
on en favorise l'évacuation par l'usage des apéritifs et des amers en apozêmes, et l'on purge,
s'il se manifeste des indications de le faire, avec
le minoratif n.° 7. La convalescence est un peu
longue; mais, en faisant observer un bon régime
aux malades, et en les repurgeant selon le besoin, ils n'ont guères de réchûte à craindre, et
ils sont, une fois leur santé rétablie, moins sujets à contracter les maladies que ne le sont
ceux qui en ont essuyé une des autres espèces.

Le tableau que je viens de tracer de la fièvre
qui règne épidémiquement dans les Indes occidentales est exact, et la nature elle-même m'en
a fourni les couleurs. Quel que soit pourtant le
nombre des espèces dont j'ai donné la description, je suis bien loin de l'avoir épuisé, puisque
l'âge, le tempérament, le sexe, la disposition
actuelle des sujets, le climat et la forme que

peut préndre l'épidémie à certaines époques,
la rendent susceptible de variations infinies
dont j'ai cru ne devoir exposer que les principales. En m'arrêtant à celles qui n'en diffèrent
que par de légères nuances, je les aurais multipliées de manière à rendre leur caractère plus
difficile à saisir, lorsque mon intention a été de
le déterminer si positivement, qu'il soit impossible
de s'y méprendre. Ainsi, il ne sera pas nécessaire qu'une fièvre soit accompagnée de tous les
symptômes décrits dans une de ces espèces, ni
qu'elle suive en tout point la marche qu'on y
observe pour la ranger dans leur classe : il suffira qu'elle le soit des plus marquans, et que la
faiblesse et l'embarras où se trouve la nature
décèlent l'absence de cette énergie vitale qui la
rendrait capable de lutter avec avantage contre
le danger auquel elle est en proie, comme le dé-
ploiement de ses forces indique qu'elle peut le
faire dans les maladies ordinaires. Si ces signes
seuls n'étaient pas une preuve assez sûre de sa similitude avec elles pour qu'on pût en être absolument certain, ils en seraient toujours une
très-forte pour la soupçonner, et pour prendre
en conséquence contre elle toutes les précautions
que commandent les cas douteux.

CHAPITRE VI.

J'ai dit, dans le chap. III, art. I, p. 102, que la
faiblesse est en quelque sorte l'apanage de la
fièvre qui règne aux Indes occidentales, et je
crois l'avoir prouvé jusqu'à l'évidence, en faisant
l'énumération des symptômes qui la caractérisent;
mais j'ai avancé : 1.º que cette disposition préparait les corps, lorsqu'elle s'y rencontrait, à la
contracter avec une facilité telle, que la plus
légère occasion suffisait pour y donner lieu; vérité qui est une conséquence de la première,
et j'ajoute ici, qu'abstraction faite de toute autre
cause, elle est elle-même seule un fond de maladie très-grave et souvent mortelle; 2.º que cette
fièvre est contagieuse, tant dans les pays chauds
que dans nos climats; 3.º enfin que la plupart des
maladies qu'on voit depuis plusieurs années en
Europe en ont le caractère.

Quoiqu'il me semble impossible que l'on puisse
révoquer en doute la réalité de ces propositions,
je crois cependant qu'elles exigent qu'on les dis-
cute, et qu'on les appuie d'observations précises
qui en assurent la certitude, parce qu'elles pourraient bien ne pas être généralement regardées
comme aussi constantes qu'elles le sont en effet.
C'est ce que je me propose de faire dans ce cha-

pitre, qui contiendra trois articles, et où je suivrai
la marche que j'ai adoptée pour les précédens,
comme étant la plus propre à prévenir toute espèce d'objections.

ARTICLE PREMIER.

*La faiblesse dispose à contracter les fièvres d'un
mauvais caractère, et est elle-même seule
un fond de maladie très-grave et souvent
mortelle.*

Je vais traiter séparément chacun des deux
points que cette proposition renferme, et je dis,
quant au premier, que pour peu qu'on ait lu
avec fruit les auteurs, et qu'on ait soi-même exercé
pendant quelques années la médecine avec les
connaissances et l'attention requises, on doit
être déjà convaincu que la faiblesse, étant l'état
le moins capable de résister aux attaques que
les corps ont à souffrir des causes extérieures,
est par conséquent le plus propre à en recevoir
les impressions : or, si le principe qui produit la
fièvre dont nous nous entretenons tend par sa
nature à précipiter les individus, ainsi qu'il est
évident qu'il le fait, ne doit-il pas aussi avoir plus
de prise sur ceux qui en sont déjà atteints que
sur les autres ?

Cet argument est clair, et la conclusion que j'en tire sans replique. Consultons cependant l'expérience : elle nous apprend que tous les praticiens de tous les âges sont d'accord sur cette vérité ; que les pauvres, dont la nourriture n'est en général ni assez abondante ni assez substantielle pour réparer les pertes que leur occasionnent les travaux forcés auxquels ils s'élèvent journellement, et qui sont par cela même dans une sorte de débilité continuelle, sont attaqués les premiers des maladies populaires, tandis que les riches n'en deviennent la proie que lorsque la cause qui les a fait naître est parvenue enfin à avoir acquis des forces suffisantes pour qu'ils ne puissent plus s'y soustraire. Ainsi les miasmes répandus dans l'atmosphère trouvent à s'introduire dans les corps languissans des premiers une facilité qu'ils ne rencontrent pas dans ceux des autres, où la vitalité est en pleine vigueur. Ce n'est donc qu'à une diminution de l'énergie de cette dernière, suite de leur faiblesse acquise, qu'il faut attribuer la susceptibilité que les pauvres ont à contracter les maladies contagieuses, contre lesquelles son intégrité fait lutter pendant long-temps les individus des classes élevées.

Si pourtant cette faiblesse *acquise*, presque naturelle au premiers, et en cela moins dange-

reuse pour eux, par l'habitude où ils sont d'y
être, les dispose à recevoir aussi aisément les le-
vains morbifiques, avec combien plus de facilité
ceux qu'on affaiblit tout-à-coup par un traitement vicieux ne les admettront-ils pas, surtout
lorsque cette débilité, qu'on peut appeler *factice*, est considérable, et qu'elle laisse toutes les
voies ouvertes à l'introduction des délétères?

Ce serait par conséquent, à mon avis, une chose
surprenante, même dans notre hémisphère, qu'on
ne mît pas à deux doigts de sa perte l'homme le
plus robuste, par deux saignées, les bains et les
rafraîchissans continués pendant huit jours, dans
un temps d'épidémie d'un mauvais caractère.
Aussi, suis-je bien persuadé que la personne qui
fait le sujet de l'observation de l'espèce quatrième,
chapitre IV, pag. 188, qui, à cela près, de la douleur qu'elle ressentait à la hanche, jouissait d'une
santé parfaite, vivrait encore, sans l'application
indiscrète qu'on lui fit des sangsues, les bains et
les boissons relâchantes qui l'avaient préparée à
recevoir le germe de la maladie dont elle est
morte. Ce que j'eus occasion de voir à la même
époque, sur l'épouse du nommé Hyver, pêcheur,
demeurant prairie d'Amont, quartier retiré de
cette ville, et sur la domestique de M. Desmontis
Clanchy, aurait bien été capable de me faire

adopter ce sentiment, si je n'y avais pas été déjà confirmé depuis long-temps. Je vais rapporter en entier ce qui concerne l'épouse du nommé Hyver, en renvoyant, pour ce qui regarde la domestique de M. Desmontis Clanchy, à ce que j'en ai dit chapitre IV, article VII, pag. 204.

Cette femme, âgée de 32 ans, d'un tempérament robuste et enceinte de sept mois, eut l'an passé une fièvre ardente bilieuse (angéio-gastrique), dont le caractère est certainement bien opposé à l'adynamique, qu'elle prit cependant dans la suite. Elle était au cinquième jour de sa maladie, lorsque je fus appelé en consultation auprès d'elle, et faisait usage des tisanes rafraîchissantes, de l'eau de veau et des clystères, et n'avait point été saignée, quoique la chaleur dans laquelle elle se trouvait fût considérable, la couleur jaune de la peau ayant fait craindre que la bile ne s'extravasât. Je fis ajouter au traitement, qui me parut conforme aux indications présentes, quelques bains, du nitre à ses tisanes, et des panades aux herbes, et il fut continué de cette manière jusqu'au vingt-unième jour, où la fièvre céda. La malade fut évacuée le vingt-trois et le vingt-cinq, et sortit le lendemain, quoique les selles indiquassent encore le besoin d'une purgation.

Le temps auquel je lui avais ordonné de la prendre n'était pas encore arrivé, quand son mari me fit inviter à retourner la voir. L'exprès qu'il m'avait envoyé me dit qu'il l'avait laissée mourante : effectivement, la fièvre, qui l'avait reprise le jour précédent, avait eu pendant la nuit un redoublement si terrible, qu'elle avait été, durant six heures, sans connaissance et dans des agitations inconcevables. Revenue à elle-même, lorsque j'arrivai, je trouvai son pouls accéléré, élevé et mou ; sa peau sans chaleur et ses urines troubles et rouges : elle se plaignait d'un accablement général et d'un mal de tête pesant, et n'était point altérée. Je lui prescrivis alors l'infusion de deux onces de quinquina, une potion camphrée et le vin, qui rendirent beaucoup moindre le redoublement subséquent, qui fut néanmoins accompagné de vives agitations et de perte de connaissance pendant deux heures.

Après six jours de ce traitement, pendant les deux derniers duquel je lui avais fait prendre, outre les remèdes ci-dessus, une once de quinquina en poudre et en huit doses, la fièvre changea de caractère, reprit son ancien et devint continue, sans exacerbations bien marquées. Ce type, que les fièvres ardentes bilieuses adoptent assez communément vers leur fin, lorsque l'air n'est

affecté d'aucun levain contagieux, demande les
rafraîchissans et de doux laxatifs, continués aussi
long-temps que le pouls ne revient pas à son état
naturel : mais les circonstances ne me permet-
tant pas de me servir des premiers, je me con-
tentai de lui ordonner deux minoratifs, qui n'eurent aucun succès contre la fièvre, qui fut toujours la même ; ce qui me détermina à lui appliquer au bras un large vésicatoire, que je fis
suppurer jusqu'à ce que la masse des humeurs
eût été entièrement dégagée des matières critiques qui étaient restées mêlées avec elle, parce
que la promptitude de la rechûte ne lui avait pas
laissé le temps de s'en débarrasser.

La nécessité où l'on avait été de prolonger
l'usage des rafraîchissans pour opérer la détente
dans cette fièvre, qui dépendait primitivement
d'un excès dans le ton des solides, lequel aurait
été un obstacle, a donc été la cause de sa trans-
mutation, en affaiblissant la machine, qui s'est
trouvée dans la suite hors d'état de résister aux
impressions d'une atmosphère chargée de corpus-
cules malins.

L'abondance de la transpiration et le relâchement où la chaleur jette les corps rendent très-
communs dans les colonies les changemens cau-
sés par l'abus des rafraîchissans, qui non-seulement

y sont , comme je l'ai dit dans l'introduction
à cet essai , un des moyens de faire éclore la
fièvre chez les nouveaux venus, mais qui y produisent encore des maladies qui paraissent d'a-
bord avec un mauvais caractère, sans qu'il soit
toujours besoin d'employer la saignée. Quoiqu'ils
soient moins fréquens en Europe, où l'on tient
souvent avec impunité. une pareille conduite, on
se convaincra cependant qu'il s'en fait de cette
espèce moins rarement qu'on ne se l'imagine,
quand on voudra bien porter sur cet objet toute
l'attention dont il est digne. En effet, il s'en faut
bien que les trois observations que je viens de
rapporter soient les seules dont j'aie été témoin,
puisque je puis assurer y avoir vu un grand nombre
de maladies qui auraient été guéries facilement,
ou qui se seraient dissipées par les seules forces
de la nature, être suivies des accidens les plus
funestes, parce qu'on avait abusé de ces remèdes (1).

Le premier point de la proposition de cet article étant suffisamment démontré par ce que
je viens de dire, je passe au second, savoir : que

---

(1) Voyez à ce sujet les observations I et II de l'art.
I.er, chap. IV, pag. 157 et 158.

la faiblesse est elle-même seule un fond de maladie très-grave et souvent mortelle.

C'est une observation que j'ai eu plusieurs fois
occasion de faire, et qui n'a sans doute pas
échappé aux médecins instruits, qu'il existe des
maladies uniquement causées par la faiblesse, et
qui, sans prendre aucun caractère étranger, conduisent aussi sûrement à la mort que les plus
meurtrières. Cette terminaison est naturelle, et,
lorsque je prétends qu'il périt des individus sans
en avoir eu de réelles, et seulement pour avoir
été affaiblis au point qu'ils en succombent comme
anéantis, je ne soutiens point une erreur, en paraissant peut-être avancer un paradoxe. J'en appelle à l'expérience, qui va nous en fournir des
preuves plus convaincantes que ne le seraient
tous les raisonnemens dont je pourrais me servir,
et les quatre exemples que je vais rapporter suf-
firont pour se former une idée des effets auxquels
donne lieu cette disposition du corps poussée à
l'excès, et de l'affreuse situation dans laquelle
elle jette les sujets que l'on y précipite.

Je commencerai par le suivant, qui est d'une
extension plus générale que les trois autres, et
en même temps un tableau fidèle de ce qui ne
se passe que trop souvent dans les colonies, et de
ce qui peut également se présenter en Europe.

dans les jours, bien rares à la vérité, où la chaleur est aussi vive qu'elle a coutume de l'être dans
ces climats brûlans. Les réflexions qu'il m'a sug-
gérées m'ont été de la plus grande utilité dans
ma pratique, en les appliquant aux fièvres d'un
mauvais caractère, sur le traitement desquelles
elles m'ont irrévocablement fixé. Effectivement,
abstraction faite des effets miasmatiques, je n'ai
vu, dans l'un et dans les autres, de différence que
de leur durée, puisque leurs symptômes, leur terminaison et la conduite qu'on y doit tenir sont
les mêmes : on en va juger d'après son exposition.

I.er EXEMPLE.

Représentons-nous donc dans les pays chauds
un homme bien portant et d'une constitution vigoureuse, mais excédé de fatigue à la suite d'une
course forcée pendant un des jours les plus
chauds de l'été : haletant, couvert de sueurs et
dévoré de soif, il ne respire que pour se désaltérer. Eh bien! qu'on lui donne dans ce moment
un verre d'eau ou de limonade, qui est tout ce
qu'il desire, la soif devient plus grande, les sueurs
plus copieuses et l'accablement extrême ; et si
l'on continue à vouloir le désaltérer par des
moyens semblables, tous ces accidens augmen-

tent encore ; un spasme universel s'empare de lui, le pouls se précipite, la prostration des forces parvient à son comble, la respiration s'étouffe, et les sueurs d'excrétion l'ont bientôt entièrement épuisé : il meurt enfin, parce que les fonctions ne se font plus, après avoir présenté, dans l'espace de quelques heures, le tableau rapide et le plus frappant d'une fièvre adynamique simple la mieux caractérisée. Si, au contraire, on donne à cet individu un verre de rhum ou d'une liqueur forte quelconque qui semblerait devoir rendre la soif plus intense, il se trouve ranimé dans l'instant même ; les sueurs diminuent, le pouls se tranquillise, l'altération cesse, et il se retrouve en peu de temps avec toute sa vigueur.

II.ᵉ Exemple.

Un juif demeurant à la Pointe-à-Pitre, île Guadeloupe, s'imagina être malade, et se coucha. Ce fut en vain qu'on lui représenta que son mal n'était qu'idéal et qu'aucun symptôme n'indiquait de dérangement dans sa santé; il persista à se croire très-mal, et but, pour se guérir, beaucoup de tisane et d'eau de poulet, qui, joint à la diète la plus sévère, le rendirent si faible le septième jour, qu'il ne parlait plus qu'avec peine. Devenu alors plus difficile, il écouta les conseils de la raison, et consentit à prendre des alimens et du vin de Madère, qui le mirent à même de vaquer à ses affaires dès le lendemain.

III.e Exemple.

Un enfant âgé de quatre ans, et fils d'un habitant de la colonie dont je viens de parler, était à l'usage du petit-lait et des tisanes, sans qu'on lui permît aucune nourriture. Cette manœuvre le réduisit à un état de faiblesse si considérable, qu'on le jugea sans ressource. Le sixième jour où je fus appelé, après l'avoir examiné avec la plus scrupuleuse attention, je prononçai qu'il n'était nullement malade, et que le seul défaut d'alimens et les boissons qu'on lui donnait étaient seuls la cause de la triste situation dans laquelle il se trouvait. Je fis, dans l'instant même, préparer un bon potage au riz, dont je lui prescrivis quatre cuillerées de deux en deux heures, et incontinent après, un peu de vin de Madère. Ce régime suffit pour le rétablir parfaitement dans l'espace de deux jours.

IV.e Exemple.

Je donne, pour le quatrième exemple, l'observation suivante, que j'ai faite à Nantes, il y a

18

quinze mois, sur un enfant de deux ans et demi.
qui eut à cette époque quelques-uns de ces accès
de fièvre que la nature suscite pour son développement ou pour rétablir l'équilibre dans les
fonctions, et pour lesquels on le mit à l'usage
de l'eau de veau, du petit-lait et des bains, qu'on
lui continuait depuis six à sept jours. Ce fut alors
que je le vis. Il n'avait plus de connaissance, la
poitrine ne se soulevait qu'avec peine, le pouls
était petit et précipité, et la peau, dont la chaleur était au-dessous de la naturelle, moite.
Après l'avoir considéré attentivement, et n'avoir
aperçu en lui qu'une extrême faiblesse, j'ordonnai qu'on préparât sur-le-champ le vin aromatisé
n.° 2, pour lui en faire prendre une cuillerée
tous les quarts-d'heure, et lui prescrivis pour
boisson l'eau vineuse sucrée tiède, et des frictions sur tout le corps avec des linges chauds.
Il était neuf heures du matin. On vint le visiter à
onze, où on le quitta sans rien dire, parce qu'on
le regardait comme mort ; mais à quatre heures
après-midi, sa pleine connaissance étant revenue
avec la chaleur, il fut en état d'avaler quelques
cuillerées d'une panade que j'avais eu la précaution de recommander de faire, et trois jours
après il était parfaitement rétabli.

A quoi donc attribuer la position dans laquelle se trouvent de tels individus, si ce n'est à la grande faiblesse où les précipite la manière dont on les traite ? car, autrement, les maladies aussi graves que le paraissent les leurs céde-raient-elles en aussi peu de temps et à des moyens aussi faibles ?

Malgré la promptitude du développement des symptômes dans le premier exemple, et sa len-teur dans les suivans, il est impossible de n'en pas voir l'identité, et que le résultat doit en être le même lorsque les malades ne sont pas secourus à temps, ou qu'ils ne le sont pas convenable-ment. Et certes, ceux qui font le sujet des trois observations précédentes n'auraient pas tardé à être les victimes des rafraîchissans, si je ne m'é-tais hâté d'en détruire l'effet par un traite-ment opposé, qui sans doute eût été inutile, ou tout au moins insuffisant, dans un temps d'épi-démie où la contagion aurait été meurtrière.

Heureusement que toutes les constitutions ne sont pas de ce genre, quand il en existe, et qu'il est rare qu'on pousse l'usage de ces remèdes assez loin pour réduire les malades à l'extrémité où ils avaient mis ceux dont je viens de parler ! Mais ne suffit-il pas d'en abuser dans beaucoup d'autres occasions, pour qu'ils causent des accidens qui, quoique d'une espèce différente, n'en sont pas

moins à redouter? Dans les maladies ordinaires,
dans celles, par exemple, qui sont évidemment
humorales, en affaiblissant le ton des organes, ne
les rendent-ils pas incapables de s'opposer à une
nouvelle absorption des matières viciées qui sont
dans les premières voies, et dont l'entrée des
parties les plus subtiles dans le torrent de la circulation a déjà [donné lieu à la fièvre qui les
accompagne? N'empêchent-ils pas aussi dans
celles dont la guérison nécessite une crise le
changement que la nature doit opérer dans la
masse entière pour la dépouiller de ce qu'elle
a de nuisible? ou bien, en supposant que son
travail ait pu suffire à remplir cet objet, parce
que la constitution aura été assez vigoureuse
pour n'en pas être altérée de suite, ne sont-ils
pas un obstacle à l'expulsion du moins parfaite
de son produit? Repompées ou retenues, les
humeurs hétérogènes deviennent dans ces cas,
lorsqu'elle n'occasionnent pas primitivement la
mort, la source de maux secondaires multipliés
et formidables, tels que des dépôts de toute espèce, des obstructions, des glandes et des viscères, des infiltrations, des épanchemens, etc.,
sans compter que c'est aussi à ce même abus,
plus encore qu'au défaut de purgation, qu'on
doit attribuer plusieurs autres accidens (en par-

ticulier les écrouelles), qui sont la suite de la petite-vérole, de la rougeole, de la scarlatine, et, en un mot, des maladies cutanées en général.

ARTICLE II.

La Fièvre qui règne aux Indes occidentales, et celles qui lui sont identiques en Europe, sont contagieuses.

On a déjà pu faire la remarque, tant par ce que j'ai dit dans l'introduction, que dans divers endroits de cet essai, que la fièvre dont nous nous entretenons est contagieuse, et il ne s'agit, pour le démontrer, que d'en rassembler les preuves qu'on y trouve éparses.

On a vu que, malgré les circonstances fâcheuses où était la Guadeloupe pendant les premières années de la révolution, les maladies y avaient été moins communes que dans tout autre temps, et qu'on n'y pouvait guères dater le commencement de la fièvre qui l'afflige aujourd'hui que du moment où les Anglais ont paru dans cette île : d'où l'on peut inférer que c'est à eux qu'elle est redevable de ce fléau (1), dont on

_____

(1) J'entends dire par-là que ces fièvres sont contagieuses sans l'intervention de l'air extérieur, dont l'infec-

peut cependant dire qu'ils n'ont avancé que de
quelques années le terme de l'apparition dans
cette île. En effet, il n'est pas possible de douter
qu'elle ne s'y serait manifestée à la paix : et cette
assertion est plus probable ; car, outre ce que
j'ai dit dans l'introduction à cet essai, au sujet
des Européens qui passèrent alors dans cette colonie sur des navires beaucoup trop petits, eu égard
à leur nombre, et dont quelques-uns sont morts
avant d'y arriver, et d'autres en y mettant le pied
à terre, où, quelques jours après, les scènes de
carnage et d'horreur qui ont eu lieu dans cette
île lors de l'entrée qu'y firent les troupes fran-
çaises à cette époque, n'auraient pas manqué de
l'y faire naître.

Mais revenons aux Anglais, auxquels ce fléau
doit son origine, puisque, si le germe en avait
existé dans cette île avant leur arrivé, il aurait
été bien extraordinaire qu'il eût attendu cette
époque pour s'y déclarer et causer tant de ravages à-la-fois; car, outre qu'un tel événement
n'est pas naturel, il n'est pas présumable que,
s'ils ne l'y eussent pas apporté, cette fièvre se

tion n'est pas strictement nécessaire pour qu'elles puissent se communiquer : ce qui, me semble, a été nié
jusqu'à ce jour.

fût d'abord déclarée parmi eux pour en faire
ses premières victimes, attaquer ensuite immédiatement les colons, avec lesquels ils étaient
dans une relation plus particulière, et enfin se
propager dans tout le pays par le moyen de
ces derniers. Mais il est certain que les Anglais
en étaient atteints avant qu'ils n'abordassent cette
colonie, et que c'est d'eux que ses habitans l'ont
reçue, puisqu'ils en avaient déjà été attaqués
pendant leur séjour à la Martinique, où rien ne
l'avait fait soupçonner auparavant, et où elle a
cependant sévi bientôt après avec autant de fureur qu'elle l'a fait depuis à la Guadeloupe. Or,
s'il est avéré qu'elle n'existait pas dans l'une et
l'autre de ces colonies avant l'arrivée de ces in-
sulaires (ce qui est hors de doute, attendu que
personne n'y en avait éprouvé jusqu'alors aucune
atteinte, et que ce sont eux qui, après l'avoir
apportée à la Guadeloupe, l'ont communiquée
aux colons qui avaient le plus de rapport avec
eux, et ceux-ci aux personnes qu'ils allaient visiter, ce qui n'a pu avoir lieu que par contagion), il
est donc démontré que cette fièvre est contagieuse.

Quoique ce raisonnement soit juste, et la conséquence que j'en infère irrécusable, je suis cependant bien éloigné de m'y borner, et je pour-
suis mes preuves.

Les Anglais s'étaient emparés en arrivant à la
Guadeloupe des villes de la Pointe-à-Pître et
de la Basse-Terre, où ils avaient mis des gar-
nisons et établi des hôpitaux dans lesquels ils
faisaient transférer les malades de la plupart des
détachemens qu'ils s'étaient contentés d'envoyer
dans les bourgs : or, ce fut dans ces deux cités
que la contagion commença à se manifester, et
si elle se répandit dans les campagnes quelque
temps après, elle ne s'y montra d'une manière
bien prononcée que lorsque les délégués du comité de salut public vinrent leur enlever une
moitié de cette île, et les forcer ainsi à se refu-
gier avec leurs partisans dans l'autre, dont ils
n'avaient pas pu s'emparer de suite. Presque
ignorée jusqu'alors dans cette dernière partie de
la colonie, elle y devint bientôt si générale,
qu'un quart au moins de sa population en fut
attaqué presqu'à-la-fois. Sans doute que si une
cause différente l'y eût fait éclater, et si elle
n'y eût pas été portée dans plusieurs lieux en
même temps, ses progrès n'auraient été ni aussi
rapides ni aussi conséquens; donc cette promptitude à se répandre est encore une preuve de
sa contagion.

Cette opinion, la seule qu'on puisse adopter, acquiert toute la force de la démonstration, lorsque

l'on considère que plusieurs des colons qui étaient
venus chercher un asile dans cette partie de l'île
avaient vécu parmi les Anglais, et ceux de leurs
compatriotes qui avaient été victimes de l'épidémie dans l'autre ; et que, si le germe ne s'en
était pas développé chez eux avant qu'ils n'y ar-
rivassent (ce qui n'avait été différé que par l'obstacle qu'y mettait l'idiosyncrasie), il était concentré dans leurs corps, et que le temps seul lui
avait manqué pour préparer les humeurs d'une
manière propre à lui permettre d'éclore.

Si cette progression est celle que suit la contagion dans sa marche ordinaire, et qu'on ne
puisse pas révoquer en doute ses effets, ce sont
donc les étangers à l'île de la Guadeloupe qui ont
d'autant plus certainement communiqué la fièvre
qui la désole, qu'on ne l'y voyait pas auparavant :
d'où il faut encore une fois conclure qu'elle n'y
a pas été le produit du sol et du climat, et que
son origine a été la contagion.

Ces faits prouvent donc incontestablement la
contagion de cette fièvre, c'est-à-dire, la faculté qu'elle a de passer des individus aux individus.

Mais on objectera peut-être qu'elle ne se répand ainsi que lorsqu'il existe des rassemblemens
d'hommes, et que la même chose n'arriverait pas

dans des circonstances ordinaires où chacun se renferme dans le cercle de sa société (1).

Certes qu'alors les occasions de la contracter étant moins fréquentes, il s'ensuit que le nombre de ceux qui en sont atteints doit être moins grand, et, en conséquence, le foyer de la contagion moins actif. Cependant, si, pour se communiquer, cet entassement n'est pas essentiel, et qu'il suffise qu'un seul sujet en soit attaqué pour que ceux qui en prennent soin ou qui vont le visiter en puissent être infectés, cette objection tombe d'elle-même, et il sera reconnu que, si le concours des personnes peut rendre ses effets plus grands et plus rapides, il n'est pas nécessaire à sa propaga-tion. Je vais tâcher de démontrer cette vérité, tou-jours en rapportant ce que j'ai vu.

1.° Je puis attester qu'un grand nombre des malades que j'ai eus à traiter de ce genre de fièvre dans les colonies l'ont communiquée à quelqu'une et souvent à plusieurs personnes de celles qui habitaient la maison où ils se trou-vaient. Or, est-il apparent que la seconde en aurait souffert une attaque, précisément lorsque

_____

(1) Comme la contagion de cette fièvre par le moyen de l'air est généralement avouée et regardée certaine, j'ai pensé qu'il aurait été superflu de m'en occuper.

la première guérissait, et, quelques jours après,
une troisième ou même deux ou trois à la fois,
si cette succession de chûtes n'était pas le produit
de la contagion qui a d'abord prise sur ceux que
leur constitution en défend le moins, pour n'en
avoir sur les autres que quand ils ont été soumis un plus long-temps à son influence?

De pareilles scènes, dont j'ai été plus de vingt
fois témoin pendant les derniers quinze mois que
j'ai passés à la Pointe-à-Pitre, se renouvellent journellement dans les grands ménages. L'exemple
le plus frappant de celles qui se sont offertes à
moi, est celui du malade dont il a été fait mention article II, chapitre IV, pag. 164, où l'on a
pu voir qu'elle commença par l'aîné de ses enfans, qui la lui transmit de même qu'à son second fils, et où elle se montra ensuite dans la
même journée sur les deux plus jeunes et sur leur
gardienne.

Je me contenterais de cette observation, que
j'ai choisie parmi celles qu'il me serait facile de
citer, si je pouvais m'empêcher de rapporter les
deux suivantes qui me concernent.

Je jouissais, étant à la Pointe-à-Pitre, de
la santé la plus parfaite, lorsque j'entrai dans
une salle voisine de la chambre qu'occupait un
malade attaqué d'une semblable fièvre, et qui

venait d'aller à la garde-robe. Je fus frappé de
l'odeur des exhalaisons qui s'échappaient des
matières des selles que portait un domestique
qui la traversait, et je fis ma visite le plus promptement qu'il me fut possible. De retour chez moi,
je me sentis incommodé, et j'eus le lendemain
matin un accès de fièvre accompagné d'un mal
de tête orbitaire affreux, d'une faiblesse générale, de défaillance et d'une diminution des facultés intellectuelles; accidens qui m'obligèrent
à avoir de suite recours au quinquina et au vin,
que je pris à haute dose, et qui me rétablirent
dans l'espace de trois jours.

J'en fus attaqué subitement la seconde fois, et
j'en aurais infailliblement été la victime, si j'eusse
tardé à y apporter remède. Appelé sur une ha-
bitation où se trouvaient plusieurs réfugiés, on
me conduisit dans une chambre où étaient quatre
malades tous atteints de cette fièvre. L'odeur
qu'ils exhalaient était si infecte, que je me retirai
sans faire aucune question. J'ordonnai seulement
d'en ouvrir les fenêtres qu'on tenait fermées, et
d'en corriger l'air par le moyen des fumigations
de vinaigre et de sucre, et je n'y rentrai que
lorsque cette opération eût été faite. Des quatre
malades que j'y vis, deux n'étaient plus que des
cadavres parlans, dont la gangrène s'était em-

parée, et dont je fis séparer les deux autres, sous
le prétexte que l'appartement était trop petit
pour tant de personnes. Je montai un instant après
à cheval, et un quart-d'heure s'était à peine écoulé,
que je fus assailli d'un violent frisson qui me
permettait difficilement de m'y tenir, et ce ne
fut qu'avec une extrême difficulté que je pus me
rendre chez moi, quoique je n'en fusse pas éloigné d'une lieue. Enfin, je me trouvai, en arrivant, dans la position où j'étais le lendemain, dans
le cas précédent ; et malgré l'usage du quinquina,
du camphre et du vin de Madère, que je pris de
suite à haute dose, je fus six jours avant que
d'entrer en convalescence, et plus de quinze
autres encore avant que d'avoir recouvré mes
forces.

Mais la faculté que cette fièvre a de se communiquer n'est pas restreinte aux pays chauds ;
elle l'a de même en Europe, ainsi que j'ai eu
soin de le faire remarquer dans quelques-unes
des observations que j'ai rapportées. Aussi on
a vu, article III, chapitre IV, pag. 175, que
deux filles qui s'étaient tenues assidûment auprès de mademoiselle Aubin, et que M. de la
Fleuriais, qui avait présidé aux soins qu'on donnait à sa domestique, avaient tous les trois été
attaqués d'une fièvre d'un mauvais caractère,

contre laquelle j'ai été contraint d'employer le quinquina et le vin; qu'il s'en était montré une semblable sur deux enfans de M. Delahaye, dont j'ai parlé article III, chapitre III, p. 134, quelques jours après sa guérison; et enfin, article II, chapitre V, pag. 229, qu'un enfant de M. Chauvinier avait contracté la fièvre de son frère, pour avoir couché deux nuits avec lui lorsqu'il était atteint de l'espèce troisième, article III, chapitre III, pag. 134; et j'ajoute ici qu'une amie de leur mère, qui avait partagé les peines qu'elle s'était données pendant la maladie de ces deux enfans, eut, après leur rétablissement, une esquinancie compliquée de fièvre adynamique.

Je ferai encore mention dans l'article suivant d'un aveugle nommé Lambert, qui, ayant eu une scarlatine accompagnée de symptômes du caractère ci-dessus, en communiqua une semblable à sa mère, qui avait continué à coucher dans la chambre où il était malade; et de trois enfans de M. Dubois, qui eurent, les uns après les autres, un catarrhe qui en participait. Mais ce qui prouve d'une manière plus positive cette seconde partie de ma proposition, est l'observation que j'ai faite chez M. Caigné, homme de loi, demeurant rue de la Harpe, n.° 29, à Paris,

que j'allais voir souvent pour un réglement d'affaires, pendant un séjour de cinq semaines que
je fis dans cette ville vers la fin de 1805. Il me
dit que sa domestique avait depuis trois jours
une fièvre que son médecin croyait devoir durer
long-temps, et me demanda mon avis sur sa
nature. Il ne me fut pas difficile de la connaître,
et ma réponse le détermina à la faire transporter
dès le lendemain dans une autre maison : ce fut
trop tard pour lui, puisqu'il avait déjà contracté
le germe de cette fièvre. Celle qui en fut chez lui la
suite s'étant jointe à un rhume qu'il avait depuis
quelques jours, et auquel on l'attribua, le réduisit
à un état si triste, qu'il était encore convales-
cent plus de trois mois après. Ce qu'il y a encore
de plus frappant dans ceci, c'est que la garde
qu'il avait prise pour le soigner, et qui coucha
dans le lit de sa domestique, fut attaquée à son
tour d'une pareille fièvre, qui aurait vraisemblablement été aussi mauvaise et aussi longue
que celle de sa domestique et la sienne, si je
ne l'avais pas mise dès le même jour à l'usage
du quinquina, du camphre et du vin, qui la
guérirent parfaitement dans l'espace de trois
jours (1).

_____

(1) La domestique de M. Caigné n'était pas encore
convalescente après un mois de traitement.

Ces sortes d'événemens dépendent d'un principe pernicieux, susceptible de se communiquer, en même temps qu'il l'est de s'assoupir et de se réveiller alternativement : car, sans la présence d'une cause qui n'aurait pas ces qualités, une maladie en entraînerait-elle chez un autre sujet une semblable en tout à elle-même, et serait-on aussi exposé aux récidives qu'on l'est dans les maisons où se passent ces événemens, lorsque l'on continue à se bien porter dans celles qui les avoisinent? On ne peut pas admettre un autre moyen de rendre sensibles les effets de cette communication et de cette espèce de résurrection de maladies, qui m'ont plusieurs fois contraint, afin de venir à bout d'en détruire la source, d'ordonner de faire dans ces maisons des fumigations de toute espèce, après avoir prescrit le changement d'air aux plus faibles de ceux qui les habitaient. Or, cette facilité à contracter cette fièvre, et les précautions qu'on est obligé de prendre pour se préserver de ses rechûtes, ne pouvant s'expliquer que par l'existence d'un principe tel que celui dont je viens de parler, doivent encore être considérées comme une nouvelle preuve de sa contagion.

Je conclus de toutes ces observations, qu'on ne peut trop être sur ses gardes, ni employer trop de surveillance pour empêcher son intro-

duction, et que les quarantaines, qui ne sont
que de deux ou trois jours dans les temps où il
règne des épidémies chez les étrangers, en devraient au moins durer huit, pendant lesquels il
serait nécessaire de contraindre les maîtres des
bâtimens à les parfumer, et à blanchir avec la
chaux tous les endroits où l'on aurait la liberté
de le faire. Il ne serait en outre permis d'autre
communication avec la terre que celle qui est
indispensable pour porter des rafraîchissemens ;
qu'on ordonnerait, dans ce cas, de *hisser* à bord,
et qu'aucun individu ne pût y mettre le pied sans
avoir été soumis à la même quarantaine.

Je sais, pour l'avoir éprouvé, combien il est
dur à des hommes qui ne respirent, après un
long voyage, que le moment de toucher la terre,
de se voir privés aussi long-temps de cette satisfaction : aussi n'est-ce que pendant le règne des
épidémies dans les contrées dont sortiraient les
bâtimens que je desire que l'on prenne la précaution que je viens de conseiller ; précaution
de laquelle on n'abuse que trop souvent, dans
d'autres circonstances, pour rançonner les passagers, en leur faisant payer les vivres frais qu'on
leur procure quatre fois plus chers qu'ils ne
valent réellement. On admettrait de suite ceux
qui auraient des certificats de santé, délivrés par

19

qui de droit, avec la restriction cependant, que personne n'y serait attaqué d'une maladie douteuse, et qu'ils n'auraient point attendu, pour se mettre en mer, la saison où une fièvre d'un mauvais caractère a coutume de se déclarer dans les pays d'où ils viendraient. Les hommes sont, en général, assez raisonnables pour apprécier les motifs qui les condamnent à essuyer l'ennui d'un retard que prescrit la prudence; mais ils ne se soumettent qu'avec dépit, quand ils jugent que c'est sans utilité qu'on les y force.

Article III.

La plupart des maladies qu'on voit aujourd'hui en Europe participent du caractère de la fièvre des Indes occidentales.

J'ai démontré dans l'article précédent qu'un grand nombre des fièvres qui règnent aujourd'hui, tant dans les pays chauds que dans nos climats, sont susceptibles de se communiquer; et cette faculté, qu'on ne leur connaissait point autrefois, et qui leur est commune, n'est pas la preuve la moins forte de leur similitude: Il est constant aussi que depuis qu'il en a paru de ce caractère en Europe, elles s'y sont montrées plus d'une fois épidémiquement, sans jamais cesser d'être sporadiques. Or, un tel état de choses ne peut avoir lieu que par la présence d'un délétère contagieux toujours existant, capable de les re-produire, et dont les effets sont plus ou moins marqués, en raison des circonstances qui déve-loppent ses forces et qui concourent à le rendre plus actif. Une supposition contraire répugnant à tout raisonnement et à l'expérience même, il faut en inférer, comme il a déjà été dit, qu'un agent de cette espèce est la cause qui, après avoir pendant un certain temps dénaturé un pe-tit nombre de maladies, les complique presque toutes dans d'autres.

La cause que j'assigne à ce phénomène n'est point gratuite, puisque, je le répète, elle seule peut l'expliquer. Elle cesse même d'être un pro-blême, lorsque l'on consulte les vrais médecins qui ont écrit sur les constitutions dont ils ont été témoins. Ils nous disent que celle qui les fait naître suit la marche que je viens de tracer, et qu'elles n'attaquent d'abord que quelques indi-vidus, pour devenir en suite, en quelque façon, universelles, et que, disparaissant pour ainsi dire avec la mauvaise saison, le germe n'en est pour-tant qu'assoupi, puisqu'elles se rencontrent sou-vent les mêmes dans les années suivantes. Ils nous apprennent aussi que les premiers qu'elles at-

taquent en sont ordinairement les victimes, et
que les maladies qui se déclarent dans ces temps
désastreux, rarement simples, exigent qu'on ait
toujours présens à la mémoire les changemens
qu'elles peuvent leur apporter, de peur qu'en
employant alors les remèdes sur l'efficacité desquels les gens de l'art s'accordent dans la pratique journalière, on ne commette des fautes
graves et communément irréparables. Sans m'arrêter ici aux nombreuses citations que je pourrais faire pour appuyer cette vérité, je renvoie
aux ouvrages mêmes de ces hommes célèbres, qu'il
est d'autant plus utile de consulter à cet égard,
que les exemples qu'ils fournissent des erreurs
auxquelles l'imprévoyance ou le défaut d'instruc-
tion donnent lieu dans leur commencement, ainsi
que les conseils qu'on y trouve pour s'en mettre
à l'abri, sont de la plus haute importance. Constamment attaché à la manière de procéder que
j'ai suivie jusqu'à présent, de puiser dans mon
propre fond, je me contente d'invoquer leur témoignage, et n'emploierai pour preuves, dans
la discussion présente, que mes observations
seules.

Celles que je rapporterai et que j'ai recueillies
pendant l'épidémie qui, sous le nom banal de
grippe, a exercé tant de ravage à la fin de 1805

et au commencement de 1806, et qui affecta de
suivre dans ses progrès une marche absolument
semblable à celles des constitutions dont je viens
de parler, détruiront d'autant mieux les doutes
qu'on pourrait élever à cet égard, que, placées
à la suite des descriptions des maladies qui ont
paru pendant sa durée, la comparaison qu'il sera
aisé de faire de leurs symptômes avec ceux des
différentes espèces de notre fièvre confirmera de
plus en plus l'identité qu'elles avaient avec elles.

Je ne donnerai de cette épidémie qu'une es-
quisse suffisante pour la faire connaître, tant
parce que le plan de cet essai ne me permettrait
pas de m'étendre davantage, que parce que ne
l'ayant pas examiné aussi bien que je l'aurais pu
faire, si une maladie affreuse qui en participait
et que j'eus à cette époque ne s'y fût pas opposée; il me serait d'ailleurs impossible d'entrer
à son égard dans tous les détails qu'exigerait sa
notion parfaite.

Son caractère était *adynamique* et conforme
en tout à celui de la fièvre dont je traite et dont
j'observais de temps en temps quelqu'une des
espèces avant son apparition. En se manifestant
au milieu d'une température pluvieuse, depuis
plus de six semaines, et qu'avaient précédée une
longue sécheresse et des brouillards épais, dont

certains répandaient une odeur désagréable,
elle ne fut vraisemblablement aussi dangereuse
que par l'activité que ces dernières causes imprimèrent au délétère préexistant.

Des symptômes qui l'annoncèrent découvrirent bientôt quelle était sa nature, et il ne fut
pas difficile de juger, par la fréquence des dimi-
nutions et même des suppressions de la transpiration, lesquelles étaient pour l'ordinaire accompagnées de rhume; que l'organe cutané ne rem-
plissait plus qu'imparfaitement ses fonctions, et
que le tissu muqueux en était le siége. Ces accidens, qui semblaient être le produit de la saison
seule, qui était humide et froide, eurent une
gravité qu'ils n'ont pas coutume d'avoir, et in-
quiétèrent autant par leur durée que par l'état
pénible où se trouvaient les malades. Ceux qu'ils
éprouvaient le plus ordinairement dans cette
occurrence, étaient une faiblesse générale, des
lassitudes, plus particulières aux jambes, des
alternatives de froid et de chaud, avec une soif
et un mal de tête considérables; cependant chez
quelques sujets, un sentiment douloureux ou
pesant dans la poitrine, une toux, le plus souvent
modérée, une expectoration glaireuse et quelquefois sanglante; la chaleur de la peau était
médiocre, et la fièvre, dont les exacerbations

n'étaient guères sensibles que par les horripilations et l'accroissement des symptômes précités,
qui se relâchaient avec elles, communément peu
forte.

Le peu de succès, ou plutôt le mal qu'y faisaient les rafraîchissans et surtout la saignée, qu'on
employa d'abord, forcèrent bientôt à les abandonner. Les premiers la faisaient toujours traîner
en longueur, lorsqu'ils ne l'empiraient pas, et
la seconde, quoique indiquée en apparence dans
certains cas, causait la mort à la plupart de ceux
sur lesquels elle était pratiquée; mais elle cédait
facilement à l'usage des cordiaux, parmi lesquels
je préférais le quinquina en infusion, lorsque la
faiblesse était considérable. C'est par leur moyen,
auquel je recourais de suite, à moins qu'une
grande altération et une certaine dureté dans le
pouls ne m'obligeassent à les faire précéder,
pendant un ou deux jours, d'une boisson adoucissante, que je suis parvenu à rétablir avec une
promptitude étonnante plusieurs malades qui
avaient été traités par une méthode contraire,
et qui se trouvaient, trois semaines ou un mois
après ce traitement, dans la même position où
ils étaient les premiers jours.

Cette épidémie, bornée pendant quelque temps
à donner naissance à ces affections, concentrait

pour ainsi dire en elles toutes les autres maladies. Ce ne fut que lorsque le principe qui les
produisait eut reçu une modification différente,
qui ne lui permit plus de s'attacher uniquement
au système muqueux, qu'elle universala ses effets,
et que celles des autres espèces commencèrent à
reparaître avec leurs signes ordinaires, mais dé-
naturés en quelque sorte par l'action de ce délétère.

On remarquait en effet dans les opérations
de la nature un embarras qui entravait le développement de ses forces; et dans les cas mêmes
où elle paraissait jouir de son énergie et disposer de moyens suffisans pour vaincre le mal, ses
efforts incertains dénotaient une faiblesse propre
à faire élever des doutes sur le succès, parce
qu'il ne régnait pas dans l'ensemble de son travail l'accord qui l'annonce. Cette détresse et ce
défaut d'unité d'action, qu'un véritable médecin
pouvait seul apercevoir dans le commencement,
devinrent si sensibles dans l'espace d'un mois,
qu'ils auraient frappé les yeux les moins exercés,
si le préjugé contre lequel j'ai déjà cherché à
prémunir dans le cours de cet essai, et la no-
menclature des maladies, n'y avaient pas opposé
un obstacle qui sera long-temps encore pour
l'avenir la source d'une infinité de méprises.

Des Catarrhes et des Fièvres catarrhales.

Parmi les maladies qu'on vit alors, les catarrhes et les fièvres catarrhales furent les plus
fréquentes. Quoiqu'il existât entre eux un rapport très-étroit, je vais néanmoins en parler séparément.

Des Catarrhes.

La toux accompagnait les catarrhes, qui furent en plus grand nombre que les fièvres catarrhales, proprement dites. La fièvre, qui était
légère les premiers jours, avait des exacerbations
précédées de petits frissons : elle augmentait
bientôt, et l'on observait, dans le fort des redoublemens, un délire presque insensible qui se
faisait remarquer plus aisément dans la suite : le
mal de tête et la soif, symptômes assez familiers
dans ce cas, étaient aussi plus considérables.
L'accablement remplaçait la faiblesse, qui était
générale au début, et la peau, dont la chaleur
n'avait pas jusqu'alors excédé la naturelle, devenait fraîche, moite et grasse; le pouls, accéléré
et sans élévation, se concentrait; les urines, ténues et décolorées, diminuaient de quantité, et
les déjections alvines, rares d'abord, glaireuses
et d'une consistance moyenne, étaient plus com-

munes et brunâtres, sans cependant contracter
une grande puanteur.

La toux, toujours plus forte pendant les paroxismes qui avaient lieu le soir, était de jour
en jour plus vive; les crachats, dont la couleur
se salissait, plus abondans et la respiration plus
gênée. Ces accidens, parvenus à un certain pé-
riode, s'affaiblissaient, et la cure, quoique difficile et longue, s'opérait néanmoins; mais les
malades tombaient pour l'ordinaire dans l'affaissement; il y avait deux paroxismes dans la journée; le délire se prolongeait; le ventre, jusqu'à
ce moment un peu tendu, se météorisait; les
anxiétés étaient insupportables, et les sueurs
froides. Le hoquet survenait, et l'oppression,
qui s'était accrue peu-à-peu, parvenait à son
comble. Enfin, les signes avant-coureurs de la
mort se manifestaient pour l'annoncer du 14
au 21, et même souvent beaucoup plus tard,
lorsqu'on ne l'avait pas avancée par des moyens
destructeurs.

I.ere OBSERVATION.

Madame Darac eut une fièvre légère qui avait
chaque soir des redoublemens précédés de petits
frissons, alternativement plus forts, et qui était
accompagnée d'une expectoration glaireuse, de

soif, de mal de tête et d'une faiblesse généra..
Elle y fit peu d'attention les trois premiers jours;
mais voyant ces symptômes s'accroître, la respiration surtout devenir difficile, et qu'elle ne
dormait plus, elle me fit appeler. Quoiqu'elle eût
déjà pris des tisanes adoucissantes qui avaient
aggravé son mal au lieu de la soulager, je lui
prescrivis néanmoins de l'eau de veau, dans
chaque pinte de laquelle on faisait infuser huit
feuilles de bourrache et le look suivant :

2/ Mucil. de gom. adragan..... { ℥ j.
Sirop dalthéa................ { au.
Sirop de resimum................ ʒ vi.
Oxide d'antimoine sulfuré rouge (ker-
mès minéral).................. gr. jij.

Dose. Une cuillérée à café toutes les heures.
La difficulté de respirer, ainsi que la faiblesse
et les autres accidens, continuant à augmenter,
excepté la soif, qui avait diminué, je la mis à
l'usage du quinquina en infusion et du vin, qui
la rétablirent dans l'espace de trois jours.

II.ᵉ Observation.

Une de mes parentes, âgée de 82 ans, fut attaquée, lorsque j'étais malade, de la même manière que la dame dont je viens de parler, et

était retenue au lit depuis trois semaines, quand
je me trouvai en état d'aller la voir. Ses forces
étaient en prostration, et la fièvre avait depuis
plusieurs jours, toutes les vingt-quatre heures,
deux redoublemens, durant lesquels elle déli-
rait. Sa respiration était pénible, son pouls petit,
très-faible et concentré, ses urines crues et son
ventre météorisé. Elle n'était point altérée, et
avait de grandes anxiétés, prenait tout avec répugnance, ne crachait qu'avec des efforts réitérés et fatigans, des glaires sales, et avait depuis quatre à cinq jours un dévoiement muqueux,
clair et brunâtre. Je changeai, à mon arrivée,
les remèdes à l'usage desquels elle était, et lui
donnai le quinquina en extrait et du vin, qui
la guérirent dans l'espace de quinze jours, malgré son grand âge et le triste état dans lequel
elle était ; mais ses forces ne lui sont revenues
que lentement, et il s'est écoulé plus de trois
mois avant qu'elle ne les eût entièrement re-
couvrées.

La même personne avait eu, quelque temps
auparavant, une semblable maladie, dont elle
avait été promptement délivrée par l'usage des
derniers médicamens dont je viens de faire mention, et que j'avais commencé à lui administrer
le sixième jour.

Des Fièvres catarrhales.

Comme ces fièvres étaient *aiguës* et *lentes*, il convient, pour en rendre la description plus exacte, d'en faire deux articles séparés.

Des Fièvres catarrhales aiguës.

Elles commençaient par un accès de fièvre violent, un grand mal de tête, un léger délire, de l'accablement, beaucoup d'anxiétés, une toux forte et creuse et des douleurs déchirantes de la poitrine ; le pouls était accéléré, élevé et souple ; quelquefois cependant duriuscule ; la soif ordinairement modérée, la langue peu ou point chargée, les crachats muqueux et les urines décolorées.

Ces accidens étaient moins forts le lendemain, mais il l'étaient beaucoup plus le troisième jour que le premier ; le quatrième se passait comme le troisième, si ce n'est que la soif était devenue moindre. Le cinquième, dont le travail faisait présumer quel serait le résultat de la maladie, était le plus tumultueux, et souvent accompagné de délire ; les symptômes se relâchaient, et la crise commençait à avoir lieu le septième. L'expectoration l'opérait, quand elle était abondante et facile ; mais, lorsque les crachats n'étaient pas

secrétés dans la quantité convenable, ou que
les forces ne suffisaient pas pour leur excrétion,
la respiration s'embarrassait, le pouls était précipité, faible et concentré, et le délire plus marqué lors des redoublemens. Les anxiétés parvenaient aussi bientôt à leur comble; le ventre
s'ouvrait et donnait des selles crues et brunâtres,
sans beaucoup d'odeur d'abord, et ensuite très-
puantes. Les crachats se supprimaient, la peau,
qui jusqu'à cet instant avait à peine perdu de
sa chaleur, froidissait et se couvrait de sueurs
épaisses, la tête s'embarrassait, et les malades périssaient comme suffoqués du quatorze au vingt-
unième jour.

Cette terminaison, qui était assez rare dans ces
fièvres lorsqu'elles étaient aiguës, parce qu'il
arrivait un moment où l'indication d'agir était
si précise, qu'il n'était guères possible de ne
pas la saisir, et de ne pas donner les remèdes
convenables, dont la nature pouvait toujours encore alors seconder l'effet, était assez ordinaire
à celles qui étaient lentes, par la raison que les
symptômes y étaient insidieux, et que le mal avait
fait de trop grands progrès quand on songeait
à s'y opposer.

I.ᶜʳᵉ OBSERVATION.

M. Caigné, le même dont j'ai parlé dans.l'article précédent, était d'une constitution médiocre et âgé d'environ 42 ans. Il avait depuis sept à huit jours un rhume léger qui ne l'empêchait pas de vaquer à ses affaires, lorsqu'il fut subitement attaqué d'une forte fièvre à l'époque même où il venait de renvoyer sa domestique, qui avait continué, comme je l'ai dit dans le même article, à coucher dans une chambre voisine de la sienne, quoiqu'elle eût une fièvre d'un mauvais caractère. La toux devint de suite déchirante et l'expectoration difficile. Il se plaignait d'un grand mal de tête, de soif et d'un accablement général, et avait de vives anxiétés. Le pouls était accéléré, élevé et souple, la langue chargée et blanchâtre, et les urines ténues et décolorées. Ces accidens avaient beaucoup augmenté le troisième jour, et il se trouvait très-agité ; mais ils étaient beaucoup plus considérables le cinquième ; la toux ne lui laissait pas un moment de repos ; il éprouvait des anxiétés affreuses, ne buvait qu'avec répugnance, et le délire fut continuel pendant une grande partie du paroxisme. Le septième jour fut moins orageux et l'expectoration moins pénible ; mais l'accablement était ex-

trême ; les forces étaient dans une telle prostration le huit et le neuf, qu'on se décida, sans
néanmoins discontinuer les tisanes pectorales
qu'il prenait dès le commencement, à remplacer les looks dont il faisait usage par une infusion de trois gros de quinquina dans une cho-
pine d'eau, qu'on lui donnait chaque jour.

Cette dose, trop faible, et dont l'effet était
d'ailleurs, en quelque sorte, neutralisé par les
autres boissons, lui profita peu ; ce qui força à
lui administrer cette écorce à la quantité que j'ai
coutume de la prescrire, et à laquelle je la lui
avais conseillée après le premier redoublement.
Ce remède le soulagea beaucoup ; mais il n'entra que long-temps après en convalescence, parce
que, mis trop tard en usage, il n'opéra que dif-
cilement la crise, artificielle à la vérité, qui sup-
plée à celle qui est l'ouvrage de la nature, quand
elle peut avoir lieu.

IIe Observation.

M. Thebaud eut un accès de fièvre violent,
sans avant-coureur, lequel était accompagné
d'un mal de tête considérable, d'un délire léger,
d'une toux forte et creuse, de douleurs de poitrine déchirantes, d'angoisses, et d'une expectoration glaireuse et difficile. L'altération était

légère, la langue peu chargée et blanchâtre, et le pouls accéléré, élevé, sans dureté notable. Mis, dès que l'accès eut commencé à tomber, à l'usage du quiquina en infusion et de l'eau d'orge miellée, il fut parfaitement rétabli le surlendemain.

III.ᵉ Observation.

M. Petit-Jean, père, eut un accès de fièvre semblable à celui qu'avait eu M. Thebaud, et durant lequel il avait déliré. Il était à son second jour, lorsque je fus appelé auprès de lui, et venait d'avoir un second accès, ou, pour parler plus juste, le premier redoublement, pendant le fort duquel ses idées avaient été troublées. Le mal de tête était pesant et très-fort, la toux considérable et la soif nulle. Il toussait beaucoup et crachait peu. Son pouls était accéléré, élevé et souple, et ses urines décolorées. On lui donnait des tisanes adoucissantes, que je lui fis cesser pour lui faire prendre une infusion de quinquina, qui dissipa tous les accidens et le guérit dans l'espace de deux jours.

Des Fièvres catarrhales lentes.

La fièvre était légère dans le début de ces fièvres, et ses redoublemens précédés de fris-

20

sòns. Elles avaient pour symptômes la faiblesse et un mal-aise général mêlés d'anxiétés; il n'y avait pour l'ordinaire ni soif ni mal de tête, et le pouls était accéléré, débile et concentré. On observait du délire pendant l'exacerbation du troisième jour, ce qui n'arrivait point le quatrième, où la faiblesse était très-grande. L'accablement était extrême le cinquième, le délire plus marqué et les anxiétés considérables. Les malades déliraient presque continuellement, et paraissaient insensibles à leur état le septième, où le pouls était précipité, extrêmement faible et concentré, et la peau fraîche; ils pouvaient à peine se remuer dans leur lit, et l'on n'observait aucun mouvement critique, tant la nature était affaissée.

Si on ne les secourait pas à cette époque, où il était encore quelquefois temps de leur être utile, la peau, qui jusqu'alors avait été moite, sans perdre beaucoup de sa chaleur, devenait moite, froide et grasse, la tête se prenait tout-à-fait, la respiration s'engageait, le ventre donnait de petites selles muqueuses, crues et brunâtres, et les matières qui auraient dû fournir à l'expectoration, qui en était la crise ordinaire et la plus favorable, restant confondues avec les humeurs saines, accablaient la machine entière;

le râle survenait bientôt, et les malades périssaient comme suffoqués du dix au quatorze.

OBSERVATIONS.

M......, âgé d'environ 40 ans, et d'un tempérament robuste, venait d'essuyer beaucoup de
fatigues. Il sortit un soir qu'il régnait un brouil-
lard très-épais et de mauvaise odeur, et éprouva
le surlendemain un malaise général, accompagné de douleur et de pesanteur à la tête ; et d'un
pouls faible, accéléré et concentré, sans aucune
altération. Il était assez tranquille le lendemain,
mais le troisième jour, les symptômes avaient
beaucoup augmenté, et il eut une nuit fatigante,
avec anxiétés et un léger délire. Il fut moins mal
le quatrième. Pendant le cinquième, l'accablement était considérable, le pouls précipité et
très-faible, les agitations et les anxiétés extrêmes,
et le délire bien prononcé, surtout dans le paroxisme. Il y eut un peu de calme le sixième
jour, et les forces furent dans une prostration
complète le septième, les idées troublées, les
anxiétés et les agitations inexprimables pendant
le septième. La connaissance ne revint qu'au déclin du redoublement.

Ce malade n'avait rien pris jusqu'alors, que
des boissons adoucissantes, quelques cuillerées

d'une potion anti-spasmodique et un bouillon,
qu'on lui avait donnés la veille. Appelé dans ce
moment, je lui fis promptement faire une infusion de trois onces de quinquina dans deux pintes
d'eau, dont on lui administra un verre dès qu'elle
fut préparée, et une cuillerée à café de la potion
camphrée, demi-heure après. J'ordonnai que l'on
continuât ainsi toutes les heures.

Il en était trois du matin lorsqu'il commença
à faire usage de ces remèdes, et à huit, c'est-à-
dire cinq heures après, la crise était décidée. Il
survint alors une expectoration de matières visqueuses qui était si abondante, qu'elle équivalut
ce jour-là à plus d'une pinte : elle en dura encore six autres, en diminuant peu-à-peu ; et je
crois qu'on peut évaluer à quatre pintes la quantité à laquelle cette excrétion fut portée pendant
cet espace de temps. Je soutenais cette évacuation par des crèmes de riz et l'eau vineuse sucrée
tiède, et ne fis plus prendre que de deux heures
en deux heures une dose des remèdes ci-dessus,
dont j'abandonnai l'usage dès le lendemain. Ainsi
la crise, que le quinquina avait provoquée, fut
complète le quatorze ; mais la convalescence,
pendant laquelle il perdit tous ses cheveux, fut
de plus de trois mois.

Des Fluxions de poitrine.

Des Fluxions de poitrine aiguës.

Les fluxions de poitrine furent presque aussi fréquentes dans ces momens que les fièvres catarrhales, et quelques-unes d'entre elles s'y montrèrent sous un aspect terrible. La difficulté de respirer et la toux étaient très-fortes, les douleurs dans l'un des côtés, vives, et les crachats mêlés de sang; il n'y avait pour l'ordinaire aucun mal à la tête. Le pouls était accéléré et plein, mais embarrassé et dépourvu de la dureté qui caractérise les vraies fluxions de poitrine dans d'autres circonstances. La chaleur modérée de la peau et sa mollesse étaient aussi en opposition avec l'ardeur phlogistique et la tension qui leur sont alors ordinaires, et qu'on éprouve én la touchant. La soif, le plus souvent nulle, les urines claires et décolorées, ou rouges et troubles, le ventre facile à s'émouvoir, et donnant des selles muqueuses, contrastaient encore avec l'altération, la couleur ardente des urines et l'espèce de constipation qui accompagnent celles qui sont inflammatoires.

Les signes indicatifs de l'énergie vitale cédaient en peu de jours; le point de côté, dimi-

nué, gênait à peine la respiration, la fièvre se
relâchait, quoique le pouls restât élevé; la peau
devenait fraîche et moite, et les crachats, toujours
muqueux, crus et mêlés de stries sanglantes, con-
tinuaient à n'être expectorés qu'avec douleur.

Les malades tombaient dans l'affaissement après
le septième jour, et l'on n'apercevait dans les selles
et dans les urines aucun signe de coction ; le
pouls s'affaiblissait et se concentrait en acqué-
rant plus de vîtesse ; les facultés sensibles et intellectuelles n'étaient plus entières, le délire avait
lieu pendant les paroxismes, les sueurs commençaient à froidir et à être épaisses; le hoquet se
déclarait vers le quatorze; le ventre, météorisé
depuis quelques jours, laissait aller des selles liquides, brunes et puantes, et la respiration s'é-
touffait. Les malades terminaient enfin leur carrière du vingt-un au trentième jour, en passant
par tous les degrés de la faiblesse et de la dissolution, et le petit nombre qui en réchappait ne
le faisait que difficilement, et ne devait son salut
qu'à la force de sa constitution.

I.ere OBSERVATION.

Un de mes amis, âgé de 48 ans et d'un tempérament robuste, ressentit tout-à-coup dans la
région lombaire gauche une douleur insuppor-

table qui ne tarda pas à remonter au côté, sur lequel elle se fixa. Il éprouva aussi dans le même temps une extrême difficulté de respirer, qui fut bientôt suivie de fièvre sans mal de tête ni soif, d'un crachement muqueux et sanglant, et d'un trouble léger dans les idées, qui subsista pendant sept jours; le pouls était, dans le commencement, accéléré et plein, sans être dur. On lui appliqua neuf sangsues, et on le saigna une fois le premier jour; il le fut deux fois le lendemain, et on lui appliqua le jour suivant sur la partie souffrante un vésicatoire qui suppura beaucoup pendant quarante-huit heures seulement, et se tarit ensuite. Le ventre s'ouvrit aussi à cette époque, et donna deux selles assez fortes, jaunes, liées et puantes, qui avaient été provoquées par trois onces de manne que le malade, qui se sentait indisposé, avait prises la veille qu'il avait commencé à l'être.

Il était à son douzième jour lorsque je pus lui donner mes soins, et parfaitement revenu à lui-même depuis cinq, pendant chacun desquels il avait pris deux soupes moyennes, et bu à différentes fois la valeur d'un verre de vin. Il n'avait ni soif ni mal de tête, et il ne paraissait aucun signe de coction. Le point de côté s'était dissipé, et le pouls, qui avait conservé une certaine élé-

vation, malgré la faiblesse extrême où il se trouvait, était tranquille pendant les rémissions, et
se concentrait lors du redoublement, qui avait
lieu tous les soirs, et durant lequel il avait toujours un peu de délire. La peau était moite,
grasse et d'une chaleur naturelle, la langue belle
et l'appétit bon. Le ventre, qui s'était resserré,
après avoir donné les selles dont j'ai parlé plus
haut, ne s'était point r'ouvert : les urines étaient
limpides, et les crachats, qui n'étaient expectorés qu'avec beaucoup de difficulté et une douleur très-vive, crus et sanglans (1).

Je prescrivis de suite le quinquina en opiat et
la potion où entre son extrait, pour en prendre
alternativement un gros du premier et une cuillerée de la seconde, toutes les heures et demie.
La douleur qui précédait l'expectoration se calma
après la seconde prise de l'opiat; le sang disparut
des crachats après la quatrième, et le malade
dormit pendant quatre heures. Il se réveilla avec
la bouche mauvaise, et passa la nuit tranquille-

---

(1) J'observe ici que ce malade ne pouvait supporter
une tasse de bouillon de mou de veau, tant la douleur
qu'il lui causait était vive. Un petit verre de vin, au
contraire, calmait celle qu'il avait coutume d'éprouver
en crachant.

ment et dans un sommeil presque continuel, quoique le redoublement se fût encore étendu pendant la plus grande partie de la durée de celle qui l'avait précédée. La peau était sèche le lendemain, les urines troubles, et la langue chargée et très-amère (1). Je lui fis continuer encore pendant deux jours les mêmes remèdes, et les accidens s'étant tous dissipés, je lui fis prendre un minoratif léger qui lui procura trois selles qui terminèrent sa maladie. Cette guérison, qui étonna autant par sa promptitude que le traitement avait paru singulier, fut suivie d'une convalescence de plus de deux mois.

IIe OBSERVATION.

M. Boisson, capitaine de navire, âgé d'environ 55 ans, et d'une bonne constitution, avait une forte douleur au côté droit, une grande difficulté de respirer, un mal de tête considérable et lourd, et beaucoup d'altération; ses crachats étaient muqueux et mêlés de sang, et leur expectoration fatigante. Sa langue était blanche et un peu chargée, la chaleur de la peau naturelle,

(1) Tous ces signes qui faisaient juger que la crise, que rien n'annonçait avant l'administration du quinquina, s'opérait alors, furent ce qui m'engagea à purger.

le pouls accéléré et plein, sans dureté bien notable, et les urines claires et décolorées.

Je lui ordonnai pour boisson de l'eau d'orge miellée, et pour remède l'infusion d'une once de quinquina dans une pinte d'eau. Ce traitement diminua la fièvre, apaisa le mal de tête et la soif, et rendit moins pénible la respiration et l'excrétion des crachats, où il ne parut plus de sang. Considérant néanmoins que la douleur de côté ne cédait pas, je fis appliquer sept sangsues sur cette partie, et, après qu'elles eurent cessé de couler, un vésicatoire. Le lendemain, l'expectoration, que je cherchais à favoriser par l'usage d'un look, était facile et abondante ; la langue se chargea ensuite, et les urines s'épaissirent ; de manière que je le jugeai en état d'être purgé le sixième jour. Il se trouva si bien le septième, qu'il put vaquer à ses affaires (1).

(1) Le cas était délicat ; mais la chaleur de la peau, qui ne répondait pas à la violence des autres accidens, et le défaut de dureté dans le pouls, ainsi que la qualité des urines, me décélèrent de suite le caractère de cette maladie, qui, avec de pareils signes, ne pouvait pas être inflammatoire.

Des Fluxions de poitrine lentes.

Heureusement que toutes les fluxions de poitrine n'avaient pas un caractère de gravité aussi
considérable. Celles qui furent les plus communes
se déclaraient avec des symptômes modérés; et
quoique les crachats y fussent pour l'ordinaire
teints de sang, et qu'il existât une douleur plus
ou moins forte dans un des points du thorax,
la respiration était libre et la toux peu fatigante.
Quelques malades n'expectoraient cependant
qu'avec douleur lorsque les crachats étaient sanglans. Plusieurs éprouvaient un mal de tête violent et lourd, et une grande altération, accidens
à peine remarquables chez le plus grand nombre.
La fièvre était légère, avec des redoublemens
précédés d'horripilations ou de légers frissons;
le pouls, petit et concentré dans le principe,
devenait bientôt flexible, et la peau, qui était
d'une chaleur naturelle, ne tardait pas à être
moite. Les urines étaient décolorées et claires.

Il était rare que les fluxions de cette espèce
fussent mortelles quand elles étaient abandonnées à la nature, qui en opérait la crise un peu
plutôt ou un peu plus tard.

Iere O B S E R V A T I O N.

Une domestique de M. Lagedamon, âgée d'environ 25 ans, et dont la poitrine était délicate, se plaignait depuis vingt-quatre heures d'une douleur dans la poitrine, d'une légère difficulté de respirer, d'une fatigue générale, d'altération et de mal de tête. Ses crachats étaient muqueux et sanglans, la chaleur de la peau naturelle, le pouls accéléré, concentré et diuruscule, et les urines décolorées et claires.

Je la mis de suite et sans balancer à l'usage d'une infusion de quinquina, qui fit disparaître ces accidens dans l'espace de dix heures. Elle dormit bien, et jouissait le lendemain de sa santé ordinaire. Je lui fis cependant continuer ce jour-là l'infusion de la même écorce, mais à plus petites doses, afin de prévenir le retour de la fièvre, qui n'eut pas lieu.

IIe O B S E R V A T I O N.

Mademoiselle Lechon, aînée, était oppressée depuis dix jours, et avait un crachement muqueux et sanglant, et une petite fièvre qui redoublait tous les soirs, ce qui lui annonçait une augmentation de la toux, du mal de tête et de la soif. Elle était aussi très-faible et dormait peu.

Le pouls était petit et concentré, et les urines
claires. Le quinquina, qu'elle prit en extrait avec
de l'eau et du sirop seulement, fit cesser le crachement de sang dans l'espace de quinze heures,
et la guérit parfaitement en moins de trois jours.

Je pourrais citer plusieurs observations semblables, où le quinquina m'a également réussi ;
et un plus grand nombre d'autres, dans la plupart des quelles, à la vérité, les crachats n'étaient
point sanglans, où j'ai obtenu le même succès
des rôties au vin pur.

Les autres affections furent des dyssenteries,
des esquinancies et des scarlatines.

Des Dyssenteries.

Les dyssenteries se déclaraient par une fièvre
continue dont les redoublemens étaient annoncés par de petits frissons. La faiblesse était générale, la langue limoneuse, le pouls accéléré,
petit et concentré, la peau d'une chaleur naturelle, les urines ténues, décolorées et en petite
quantité, les selles muqueuses, le bas-ventre douloureux, tendu et bruyant. Il y avait en outre
des nausées, quelquefois des vomissemens glaireux, nulle altération dans la plupart des cas, et
beaucoup dans les autres. Les douleurs conti-

nuaient, le pouls s'affaiblissait, les forces tombaient en prostration, les selles plus sanglantes,
brunes et liquides, se rapprochaient; la peau
devenait moite, fraîche et grasse; et la langue,
toujours humide, fuligineuse; le délire se faisait apercevoir pendant les exacerbations, qui
avaient lieu deux fois par jour; le hoquet avait
lieu par intervalles, et se perpétuait ensuite; les
douleurs cessaient enfin, et les matières des selles,
qui étaient noirs, mêlées d'un sang dissous, et
infectes, mettaient fin, par leur quantité à cette
triste scène, qui se terminait du quatorze au
vingt-unième jour.

I.ᶜʳᵉ OBSERVATION.

Madame...., d'une constitution moyenne et
âgée d'environ 50 ans, était à son cinquième
jour lorsque je la vis pour la première fois. Elle
était accablée et ressentait de vives douleurs dans
la capacité du bas-ventre, qui était légèrement
tendu. La langue était chargée d'un limon jaune
tirant sur le brun, et il n'y avait ni soif, ni mal
de tête. La fièvre était continue, avec des redoublemens le soir, le pouls accéléré, faible et concentré, et la chaleur de la peau, qui était un
peu moite, naturelle. Ces symptômes étaient ac-

compagnés de nausées, de crachats muqueux et
sales, et de déjections alvines de même nature,
crues, brunâtres et mêlées de sang.

Mon premier soin fut de chercher à nettoyer
les premières voies, par le moyen de l'ipécacuanha, et à calmer les douleurs par celui des clystères, d'un léger narcotique et de l'eau de riz. J'ordonnai le lendemain le quinquina en extrait, afin
de m'opposer aux progrès de la fièvre et de la
dissolution, et, pour soutenir les forces, une
crême de pain un peu épaisse et quelques cuillerées de vin de bordeaux.

Je continuai depuis huit jours ce traitement,
auquel la maladie paraissait céder, lorsqu'étant
tombé malade moi-même, il ne me fut plus possible de lui donner des soins. J'ignore quels
ont été les remèdes qu'on a pu lui donner; cependant, à en juger par les effets, il est à présumer que les narcotiques y entraient à grande
dose; mais la vérité est qu'elle mourut six jours
après.

II.ᵉ Observation.

M....., d'une constitution médiocre, et âgé de
35 ans, eut de fortes douleurs dans le bas-ventre,
lesquelles furent bientôt suivies de selles répé-
tées, muqueuses et mêlées de sang. Il était faible,

avait la langue limoneuse, le pouls accéléré, concentré et duriuscule, les urines décolorées, nulle
altération et aucun mal de tête.

Je lui prescrivis une panade sucrée légère pour
boisson, des clystères adoucissans et une potion
calmante. Le dévoiement continuant, ainsi que
les douleurs, et la langue étant plus chargée, je lui
fis prendre le lendemain l'ipécacuanha, qui produisit un surcroît d'évacuation sans soulagement.
Le redoublement de la fièvre fut même plus fort
que celui de la veille; le pouls tomba et la faiblesse, et les douleurs étaient beaucoup plus
grandes. Les selles commençaient aussi à brunir
et à être plus sanglantes. Cette augmentation
dans les symptômes me détermina à mettre de
suite ce malade à l'usage du quinquina en extrait et de la potion camphrée, que j'accom-
pagnais toujours de celui de la panade et des
clystères, dans chacun desquels on faisait fondre
quatre gros de suif de mouton. Il fut mieux trois
jours après, et guérit le huitième.

III.ᵉ Observation.

Je fus appelé pour Mademoiselle....., qui était
d'un tempérament faible, âgée de 48 ans, et au
second jour de sa maladie. Je la traitai de la
même manière que le malade précédent, et elle

prenait du quinquina et une potion camphrée
depuis trois jours, lorsque je fus remplacé le
cinquième par un autre médecin, sous le prétexte que ma méthode était extraordinaire, et
qu'elle ne pouvait tout au plus convenir que dans
les colonies. Elle fut remise à l'usage des adoucissans et des narcotiques, auxquels on joignit
des minoratifs. Elle mourut huit jours après,
ayant des pétéchies sur différentes parties du
corps.

Des Squinancies.

Les squinancies s'annonçaient par une fièvre
considérable, communément accompagnée d'un
mal de tête violent et lourd, et d'un léger délire. Le regard était abattu, le visage d'un rouge
cuivré, l'accablement et les anxiétés extrêmes,
le col tuméfié, la respiration gênée, le ventre un
peu tendu, les urines décolorées, la peau d'une
chaleur naturelle, le pouls accéléré, élevé et
mou; la soif nulle, la voix rauque, et la gorge
douloureuse et cuisante; les amygdales et le voile
du palais, légèrement tuméfiés, avaient une teinte
brunâtre qui s'étendait sur la langue, laquelle était
sans limon, et la gangrène menaçait de s'emparer de l'arrière-bouche dès le second jour.

Leur début n'était pas toujours aussi terrible,

et alors les accidens dont je viens de faire mention ne parvenaient que le troisième jour au
point ci-dessus indiqué; mais, dans tous les cas,
le pouls était, à cette dernière époque, précipité,
faible et concentré, et le ventre météorisé; les
douleurs, devenues plus cuisantes, affectaient le
larynx, et rendaient la voix encore plus désagréable. Bientôt les amygdales et le voile du palais étaient gangrenés et s'ulcéraient, et la peau
était fraîche, moite et onctueuse. Il se déclarait
des selles brunâtres, qui, rares d'abord, ne tardaient pas à être fréquentes. L'affaissement était
total, les anxiétés à leur comble et le délire presque continuel. Le hoquet survenait ensuite, et
peu après un dévoiement de matières noires et
fétides amenait la mort, qui arrivait du 7 au 10,
et rarement le 14. Les cadavres, couverts en plusieurs endroits de petites taches brunes, présentaient les signes d'une dissolution complète.

I.ere OBSERVATION.

Madame Simoneau, d'une constitution nerveuse et âgée d'environ 36 ans, avait une forte
fièvre, une douleur de tête considérable, des
anxiétés, un léger délire, un mal de gorge affreux
et cuisant, point de soif, et se sentait accablée.
Je lui examinai les amygdales et le voile du pa-

lais, que je trouvai d'un rouge livide. Reconnaissant le caractère de sa maladie, je lui fis prendre,
dès que le paroxisme eût commencé à céder,
une infusion de quinquina. Les douleurs de la
gorge diminuèrent quelques heures après, le
redoublement de la fièvre fut peu sensible, et
deux jours suffirent pour la rendre à une santé
parfaite.

II.ᵉ Observation.

Madame Maunoir, âgée de 25 ans, et d'une
forte constitution, avait tous les symptômes de
squinancies, qui se déclaraient aiguës à cette
époque, et parvenues à la fin du second jour,
moment où elle me fit inviter à l'aller voir. On
la rafraîchissait, et les douleurs de la gorge de-
venaient de plus en plus vives. Mise dès l'instant
même à l'usage du quinquina en infusion et de
la potion camphrée, remèdes qu'elle prit pendant trois jours consécutifs, elle se trouva parfaitement rétablie.

III.ᵉ Observation.

Une domestique de madame Douvry, âgée de
44 ans, et d'une constitution moyenne, était
malade depuis trois jours, et avait une petite
fièvre qui redoublait le soir, beaucoup de mal

à la tête, qui était pesante, nulle altération, un mal de gorge considérable, et un léger gonflement des amygdales et du voile du palais, qui avaient une couleur livide; le pouls était précipité, faible et concentré, et les urines décolorées. Elle était en outre fort accablée, et les nuits, très-mauvaises, étaient dans leur plus grande partie accompagnées de délire. Je la mis de suite à l'usage du quinquina en infusion et de la potion camphrée, qu'elle discontinua à la fin du troisième jour, parce qu'elle se crut entièrement guérie. Mais il ne s'en était pas encore écoulé trois autres, que les accidens reparurent avec plus de violence, et me contraignirent à lui donner de nouveau les mêmes remèdes et à lui appliquer un vésicatoire à la nuque, afin de soutirer à l'extérieur une partie de l'humeur fixée sur l'arrière-bouche. Elle ne se sentit soulagée que quatre jours après, et il lui en fallut encore plus de huit pour être entièrement rétablie, parce qu'elle ne voulait pas prendre le quinquina à une dose aussi forte qu'il eût été nécessaire de le faire.

Des Scarlatines.

Les scarlatines furent des plus meurtrières, et plusieurs d'entre elles faisaient périr les malades

en trois jours. L'accablement était extrême dès
le début, la tête pesante, le visage et les yeux
d'un rouge cuivré; le pouls, accéléré, faible et
un peu concentré, se déployait à peine dans les
redoublemens, de sorte que la fièvre n'avait dans
aucun temps la force propre à favoriser l'éruption. La peau avait une chaleur naturelle, au lieu
de celle qu'elle a coutume d'avoir dans les maladies exanthématiques dont l'issue doit être heureuse, et sa couleur était plombée, d'exaltée
qu'elle aurait dû être. Enfin, les sueurs étaient
petites, la soif peu notable ou nulle, les urines
ternes et le ventre légèrement tendu.

Cet état, accompagné d'anxiétés et de fréquens écoulemens, par le nez, d'un sang sans
consistance et pâle, dont quelques-uns étaient
considérables, empirait promptement. Le pouls
tombait, la peau devenait fraîche, moite et
grasse; les malades déliraient, avaient le hoquet
et la respiration étouffée, et il survenait un dévoiement de matières liquides, noires et très-
puantes. Les deux derniers accidens ne précé-
daient que de douze à dix-huit heures la mort,
qui arrivait pour le plus tard du sept au dix, avec
tous les signes de la dissolution.

Observation.

Un aveugle nommé Lambert, jeune homme d'un tempérament robuste et sanguin (le même dont j'ai dit, à l'article précédent, que la mère avait contracté une fièvre d'un mauvais caractère pour avoir continué à coucher dans sa chambre lorsqu'il était malade), était au premier jour de l'éruption. Il se plaignait d'un mal de tête fort et pesant, et avait la fièvre avec des redoublemens qui avaient lieu dans l'après-midi. Le pouls était précipité, faible et concentré, la respiration gênée, le visage et le corps d'une couleur livide, la langue sans limon, les urines ténues et décolorées, et l'altération nulle.

Je lui ordonnai l'infusion de quinquina, la potion camphrée et le vin de Madère. Le redoublement fut plus fort ce jour-là et accompagné d'affaissement et de délire. Il eut le lendemain une hémorrhagie nasale très-conséquente. Je fis continuer les mêmes remèdes, et le redoublement fut beaucoup moindre, mais il eut encore le jour suivant une hémorrhagie qui, quoique moins considérable que celle de la veille, fut néanmoins inquiétante. Je persistai à suivre le même traitement, et le malade fut mieux le troisième jour. Enfin, les accidens cédant peu-à-peu à ces moyens, la guérison fut complète le huitième.

Dans l'invasion de cette maladie, dont j'ai vu périr plusieurs personnes pour avoir été traitées d'une manière opposée à celle que je viens d'indiquer, la fièvre était légère, le pouls petit, faible et concentré, et la peau fraîche et moite dès le principe. Le quinquina donné alors faisait cesser le spasme, ranimait les forces et favorisait les oscillations indispensables pour que l'éruption eût lieu ; tandis que la méthode débilitante achevait de jeter la nature dans l'affaissement et d'anéantir ainsi ses ressources. Deux personnes voisines de l'aveugle dont je viens de parler, et qui eurent la scarlatine dans le même temps que lui, en firent la triste expérience, et moururent à la fin du troisième jour d'un travail qu'elle avait inutilement fait pour porter l'humeur à la peau.

J'eus occasion de voir à cette époque un enfant âgé d'environ dix ans et d'une constitution faible. Il avait une petite fièvre, la peau fraîche et moite, le pouls petit, précipité et faible, et un mal de tête pesant, sans aucun symptôme qui pût faire soupçonner la scarlatine. L'état d'adynamie dans lequel il se trouvait me détermina à lui donner le quinquina en infusion. L'éruption

se déclara, et l'on reconnut sa maladie le lendemain ; mais comme il était inoui qu'on eût fait
prendre cette écorce dans une semblable maladie, ma conduite fut vivement censurée, quoique
tout fût alors bien disposé et annonçât une terminaison heureuse, qui eut effectivement lieu
quelques jours après.

Quant aux fièvres, elles étaient en général du
caractère de celles que j'ai décrites dans cet essai ; et s'il en paraissait, durant cette constitution, avec l'apparence de leur simplicité ordinaire, il n'était guères possible, je le répète, de
ne pas apercevoir dans leurs symptômes les impressions d'une cause étrangère qui rendait toujours plus difficile le travail de la crise.

Cette description succincte de l'épidémie de la
fin de 1805 et du commencement de 1806 ; celle
des maladies qui ont régné pendant sa durée, et
les observations que j'ai rapportées à la fin de
chacune d'elles, sont, ainsi que le traitement que
je leur ai appliqué, des preuves incontestables
que les affections avaient à cette époque un caractère bien différent de celui qui leur est propre.
Or, si le caractère de ces affections était adynamique, comme les symptômes dont on a vu
qu'elles s'entouraient et les remèdes qu'on leur
appliquait avec succès concourent à le démon-

trer, il s'ensuit nécessairement qu'elles partici-
paient de celui de la fièvre actuelle des Indes occidentales; et comme j'ai prouvé ailleurs par le
rapprochement que j'ai fait des différentes espèces
de celle qui paraît dans ces derniers temps en
Europe avec cette dernière, il en découle cette
autre conséquence, que la plupart des maladies
qu'on observe aujourd'hui dans cette partie du
monde, tiennent également à ce caractère. Cette
vérité, déjà constante par elle-même, acquiert
une certitude entière aux yeux des médecins, qui
avoueront n'avoir jamais vu les maladies aussi
tenaces, ni rencontré des occasions aussi fréquentes d'administrer le quinquina, qu'ils le font
depuis quelques années.

RÉCAPITULATION.

Je me suis appliqué pendant le cours de cet essai à donner tous les moyens nécessaires pour reconnaître la fièvre des Indes occidentales et pour la faire distinguer de celles des autres genres, malgré la variété de ses formes, qui me l'a fait ranger sous un certain nombre d'espèces propres à la signaler. J'ai esquissé les principaux caractères sous lesquels les différentes maladies ont coutume de se produire, non-seulement dans des vues particulières à cette fièvre, mais encore afin d'aider à discerner entre elles toutes celles qu'on rencontre journellement dans la pratique, de quelque nature qu'elles soient, et d'empêcher qu'on ne les confonde avec elles. J'ai exposé les complications dont ces caractères sont susceptibles dans les temps ordinaires, et les changemens qui en sont alors le résultat. Poussant plus loin mon attention, je me suis attaché à démontrer ceux que la contagion y apportait, lorsqu'elle venait s'y joindre pour dénaturer leurs symptômes distinctifs, et les rendre en quelque sorte méconnaissables. J'ai fait encore, autant qu'il a été en moi, une description exacte des signes qui manifestent la présence de ce principe destructeur, et de la manière dont il s'introduisait dans les corps.

Mais, revenant à la fièvre dont je traite, je me
suis fait une loi d'indiquer les symptômes généraux de ses espèces particulières, afin d'aplanir
les difficultés inséparables de la différence des
physionomies qu'elle prend. J'ai fait voir aussi
que cette fièvre est essentiellement simple ; et les
preuves que j'ai données de sa simplicité démontrent en même temps que, malgré les divers aspects sous lesquels elle paraît dans son commencement et la manière dont elle prélude, elle
ne change point de nature ; de sorte que le pra·
ticien ne perdra plus en hésitations dangereuses
un temps précieux, puisqu'il saura que, quel que
soit son type apparent et son degré de force, elle
prend bientôt celui de rémittent, et que la faiblesse ne tarde pas à être son partage. Ces considérations m'ont engagé à donner un plan général de traitement, qui, à quelques modifica-
tions près, convient à toutes les espèces que j'ai
jugé convenable d'en former, afin qu'il se trouve
encore ainsi en état d'agir de suite, sans craindre
de commettre des erreurs qu'il ne pourrait souvent pas réparer. La haute dose à laquelle je prescris les remèdes et la précipitation que je recommande dans leur emploi, sont d'une urgence d'autant plus grande, que la contagion la complique,
et qu'en enchaînant le mouvement des solides, en

même temps qu'elle détruit le mucus qui unit les parties intégrantes des liquides, la dissolution se déclare promptement, si les malades ne sont pas secourus dans les premiers momens. La faiblesse exige pour la combattre les toniques et la contagion des substances camphrées. Comme l'indication de mettre ces médicamens en usage n'est pas aussi décisive qu'il serait à desirer qu'elle le fût, et que l'on n'est pas d'accord sur le temps où l'on doit les administrer, j'ai insisté sur les avis à suivre dans ces occasions, parce que le succès du traitement y est attaché. Je me suis aussi occupé de l'analogie qu'ont la plupart des fièvres qui s'observent depuis quelques années en Europe avec celle des Indes occidentales, et je pense avoir mis hors de doute ce qui à cet égard n'était encore qu'une question. Pour le prouver, j'ai fait voir qu'elles avaient des symptômes semblables, et pour origine les mêmes causes. J'en ai déduit la conséquence, que leur traitement doit être le même, et j'ai appuyé cette théorie d'un nombre suffisant d'observations où cette vérité est mise dans tout son jour. Enfin, après m'être élevé contre les préjugés et la routine, j'ai fini par soumettre à la discussion des objets qu'on pouvait déjà regarder comme certains, mais qui, présentés sous de nouveaux points de vue, ont rendu la doctrine que j'ai établie aussi claire que si elle était mathématiquement démontrée.

CONCLUSION.

Il est constant, par tout ce que j'ai dit, que la fièvre des Indes occidentales est adynamique et compliquée de contagion; que les accidens qui la caractérisent sont précisément la faiblesse, qui est inhérente aux fièvres de ce caractère; et en second lieu, la dissolution, qui est le produit d'un principe délétère qui tend à désorganiser tout; que l'on doit conséquémment s'occuper, dès son début, à ranimer les forces par le quinquina et les cordiaux, et à détruire par les remèdes camphrés la cause pernicieuse qui la complique; que la plupart des fièvres qu'on voit aujourd'hui en Europe lui sont identiques et requièrent le même traitement qu'elle; enfin, qu'elles sont l'une et les autres, contre l'opinion commune, contagieuses, et qu'on ne peut prendre trop de précaution pour empêcher que le germe qui leur donne naissance n'acquiert de la gravité par l'introduction de nouveaux miasmes qui nous seraient apportés du dehors avec d'autant plus de facilité, que nos communications avec les étrangers sont très-fréquentes.

De quelques Remèdes dangereux dans le traite-
ment de la Fièvre des Indes occidentales.

J'ai promis, au commencement du III.ᵉ chapitre, de dire un mot des remèdes dangereux
dans le traitement des fièvres des Indes occidentales, dont je croyais ne devoir pas m'occuper
dans le cours de cet essai. Il serait d'autant plus
imprudent de ne pas les faire connaître, que je
les regarde comme très-pernicieux dans le traitement de ces fièvres, quoiqu'ils y aient été pro-
posés et même employés par des médecins d'un
mérite non-équivoque. C'est pour remplir cet en-
gagement, et afin de détourner d'en faire usage,
que je vais exposer le plus succinctement qu'il
me sera possible leur manière d'agir et les suites
funestes de leur administration. Ces médicamens
sont, les *bains*, l'*opium* et le *mercure*.

Des Bains.

Il était si facile de voir que les bains ne con-
venaient pas dans cette fièvre, ainsi que dans
toutes celles qui participent de son caractère,
que je suis toujours étonné qu'on les y ait conseillés : car l'eau, qui en est la base, en pénétrant
les parties les plus intimes des corps, en diminue
non-seulement le ressort, mais donne encore

plus de fluidité aux humeurs par l'absorption de ses particules les plus subtiles; ce qui les rend susceptibles des mêmes inconvéniens que les délayans pris à l'intérieur. Or, si l'on fait le rapprochement de leur action avec l'état de faiblesse où se trouvent les malades et la pente que les fluides ont à se désunir, il est aisé de s'apercevoir combien ils sont nuisibles et combien il serait dangereux de s'en servir.

Ces mauvais effets des bains ne se bornent pas à ceux qu'on donne entiers; ceux de pieds, qui sembleraient en être exempts, et qui procurent d'abord un soulagement notable, quand les douleurs de tête sont violentes, ne sont guères moins à craindre qu'eux. Ils causent bientôt un accablement général, par la détente à laquelle ils donnent lieu dans toute la machine; il survient même, si l'on continue à y rester, un mal-aise difficile à exprimer, et auquel succèdent bientôt des anxiétés et des défaillances. Ces accidens, qui proviennent de la dérivation qui se fait sur les parties inférieures, et qui prive le cerveau d'une portion du sang qui lui est nécessaire pour y maintenir l'équilibre, sans lequel les fonctions ne se font qu'imparfaitement, ne manquent jamais de rendre les autres symptômes plus formidables. L'expérience que j'en ai faite deux fois sur

moi-même dans de semblables cas, et celle qui s'est
réitérée plusieurs fois sous mes yeux chez d'autres
malades, m'a prouvé combien ils pouvaient
être dangereux les uns et les autres, et me les a
fait bannir pour toujours du traitement de cette
fièvre, où le raisonnement seul n'aurait pas dû
permettre de les introduire.

Ainsi, puisqu'ils concourent les uns et les
autres à accélérer la gravité des symptômes, la
prudence exige qu'on cesse de les ordonner,
non-seulement dans cette maladie, mais encore
dans toutes celles qui participent de son caractère.

De l'Opium.

Ce médicament, qu'on doit regarder, dans un
grand nombre de circonstances, comme un des
plus précieux dons que la providence ait fait aux
hommes, est cependant bien préjudiciable dans
plusieurs autres. L'esprit de système qui semble
avoir voulu dans ces derniers temps en faire
un remède universel, en les conseillant pour des
cas opposés, en a en quelque sorte ainsi prosti-
tué l'usage. C'est surtout lorsqu'on le recommande pour combattre l'atonie que l'on commet une bien grande faute, puisque, loin d'augmenter réellement les forces, il ne fait que les

affaiblir. Il suffit, pour se convaincre de cette
vérité, et pour s'assurer que la propriété de fortifier ne réside pas dans l'opium lui-même, et
qu'elle ne lui est que relative et dépendante de
la disposition où se trouvent les individus, d'examiner ses effets les plus favorables à l'opinion
contraire. On jugera, en les appréciant, si c'est
à juste titre que je m'élève contre l'abus qu'on
en fait dans les fièvres dont l'essence est la faiblesse.

J'avouerai d'abord qu'on ne peut nier que ce
remède n'augmente pas les forces dans certains
cas, et qu'il les ranime et les rétablit dans d'autres :
le fait est incontestable; il faut pourtant expliquer comment il a lieu.

1.° Il augmente les forces : la preuve nous en
est fournie par les peuples orientaux et par ceux
qui en font un usage habituel; mais en opérant
sur les différens systêmes, il les exalte au détriment de la machine entière. Semblable aux liqueurs spiritueuses, il produit dans les humeurs
une raréfaction qui occasionne une fausse plé-
thore qui rend la circulation plus prompte et la
secrétion du fluide nerveux plus abondante. De-
là résulte une augmentation de vigueur qui dégénère, quand on en a pris une dose un peu
forte, en une espèce de fureur qui se manifeste

22

surtout chez les personnes sanguines et chez celles qui sont déjà échauffées par la maladie, ainsi qu'on le voit arriver dans les inflammations commençantes. Or, cette impétuosité momentanée qui suit son administration, et dont le cerveau supporte le choc, est d'autant plus à craindre, que, lorsque l'action irritante de ce médicament cesse, il survient un accablement considérable, quelquefois des convulsions, des crampes, et bientôt après, si l'on n'y remédie pas, un froid glacial, accompagné de sueurs d'excrétion qui continuent jusqu'à la mort (1).

2.º Il ranime les forces, lorsque l'irritation donne lieu à un éréthisme violent qui bride l'action des nerfs et enchaîne les oscillations artérielles, comme dans les fièvres qui ont pour cause les veilles prolongées ou les vives passions de l'ame; et ils les rétablit, lorsque la sensibilité est portée à l'excès, comme dans les douleurs qui affectent principalement les membranes, parce que le calme qu'il procure dans ces circonstances rend aux organes la liberté de leurs fonctions,

---

(1). La vertu assoupissante de l'opium, qui remplace alors sa vertu irritante, agit sur les nerfs en sens contraire de la dernière, et indique clairement que c'est elle qui mérite la principale attention.

et que, de cette manière, tout rentre dans l'ordre.

Mais, quand le spasme a pour origine la faiblesse et la langueur; et que la machine entière est dans une sorte d'anéantissement, il ne peut que nuire, puisqu'il est démontré, par ce qui vient d'être dit, que, s'il paraît d'abord fortifié, dans quelques cas, il finit toujours cependant par engourdir l'irritabilité et la sensibilité qui pêchent déjà en moindre dans celui-ci, où leur défaut est le principe du désordre qu'on y aperçoit. Aussi les malades qui sont atteints de la fièvre des Indes occidentales se trouvent-ils beaucoup plus accablés après en avoir fait usage, qu'ils ne l'étaient auparavant, et il est bien rare que, lorsqu'ils l'ont continué pendant quelques heures, le dévoiement ne se déclare pas, pour peu qu'il ait de disposition à paraître. Ainsi la manière dont ce médicament y agit serait une preuve nouvelle de la nature de cette fièvre, si elle pouvait être encore douteuse, puisque, s'il fortifiait en effet, il n'entraînerait pas la prostration des intestins, au lieu d'en rétablir le ton.

Ces considérations m'ont donc toujours empêché de l'y prescrire pour relever les forces; et l'emploi que j'en ai vu faire n'a servi qu'à me confirmer dans l'idée désavantageuse que je m'en

était formée; car j'ai constamment observé qu'il
y augmentait les accidens, et que son association
avec les toniques les plus énergiques s'opposait à
ce qu'ils produisissent les bons effets qu'on était
en droit d'en attendre. Cependant le préjugé est
si prononcé en sa faveur, que, quoiqu'il opère visiblement en sens contraire de ce qu'on en exige,
on ne continue pas moins à l'ordonner. J'engage
donc les praticiens à s'en rapporter à l'avenir à
leur propre observation, sans avoir égard aux
préceptes d'une fausse théorie que l'expérience
réprouve. Dégagés alors de tout esprit de systême,
je suis sûr qu'ils y renonceront pour toujours,
quand il s'agira des espèces de fièvres.

Du Mercure.

Le mercure agit sur les solides et sur les fluides.
Son effet sur les premiers, est d'en exalter l'irritabilité, et d'accélérer ainsi les oscillations des ar-
tères, au point même d'occasionner une fièvre
continue, pendant laquelle le pouls est vif et serré
et la soif considérable. Celui qu'il opère sur les
fluides, est de les décomposer en les atténuant, de
manière qu'il jette dans le scorbut les personnes
qui en font un long usage, et qu'il rend en peu
de temps complète la dissolution des humeurs,
pour peu qu'elle soit commencée. Il concourt

donc avec la fièvre qui nous occupe à la destruction, puisque le mouvement des solides, devenant plus prompt, doit l'amener d'autant plus
vîte, que l'action se passe sur des fluides déjà
soumis à celle d'un principe qui les désunit. Ainsi
les solides et les fluides étant dans un état tel,
que l'énergie des uns est trop forte, quand elle
n'est pas languissante, et la ténuité des autres
trop grande pour avoir besoin d'être augmentée par cet agent, ce remède ne peut donc qu'y
être infiniment préjudiciable.

Il paraîtra sans doute surprenant, après ce
court exposé, qu'on ait pu même en faire mention dans des fièvres de ce genre. Ceux qui l'ont
fait, ne sont excusables, à mon avis, que parce
qu'ils ont été trompés par une apparence d'analogie qu'ils ont cru apercevoir entre quelques-
unes d'elles, et des maladies où il a réussi. Les
symptômes et les indications sont pourtant si
différens dans les unes et dans les autres, que
la plus légère réflexion aurait dû suffire pour
prévenir cette erreur.

Il est de fait que ce minéral, administré en
frictions et sous forme saline, a eu, tant en
Europe que dans les pays chauds, les succès les
plus marqués dans les engorgemens essentiels du
foie accompagnés d'épanchemens bilieux , et

dans les hépatitis, lorsqu'il n'existait plus d'irritation ; mais il n'y a aucune similitude entre
ces différens cas et ceux dont il est ici question.
Les premiers, en effet, n'ont lieu que parce que
la bile est trop épaisse, et qu'elle ne peut en-
filer ses couloirs, soit qu'elle ait acquis cette consistance par un trop long séjour dans le foie, ou
qu'elle la doive à une de ces causes dont il est
si difficile, pour ne pas dire impossible, de se
rendre raison : d'où résulte un arrêt de cette humeur, ou son défaut de secrétion, et conséquemment son reflux, ou sa rétention dans la masse
générale. Ces accidens dans les seconds sont, au
contraire, la suite de l'état de souffrance où se
trouvent les organes dont les fonctions sont presque nulles, et de la ténuité contre nature des
fluides, et de la bile en particulier. Dans les premiers cas, c'est donc le trop d'épaississement de
cette dernière substance qu'il faut combattre,
tandis qu'il ne faut envisager dans les seconds
que la perte du ton des solides et la dissolution
des fluides ; de sorte que le mercure, qui convient dans la diathèse bilieuse, où sa tenacité
exige qu'on atténue l'humeur qui en fait la base,
pour la remettre dans l'état qui lui est propre
pour remplir les vues de la nature, ne doit
produire que des effets fâcheux, lorsqu'elle

n'est déjà que trop fluide et prête à se dissoudre.

Qu'on me permette, afin d'éclaircir ce que je viens d'avancer, une comparaison que je tirerai de ce qu'on voit journellement arriver dans les maladies vénériennes. Quoiqu'elle paraisse au premier coup-d'œil disparate, et que l'humeur affectée n'y soit pas la même, elle n'en est pas au fond moins juste. Personne en effet n'ignore l'utilité dont y est ce minéral, lorsqu'elles sont commençantes, parce que la lymphe est alors épaissie par le virus; mais qui ne sait pas aussi combien il y est nuisible, quand son action est parvenue à la décomposer, puisqu'on est alors contraint d'employer des remèdes d'une vertu opposée, qui, en l'invisquant, lui font reprendre sa consistance primitive, sans laquelle la guérison ne peut avoir lieu?

Concluons donc que, s'il est bien démontré d'une part que tout marche dans la fièvre des Indes occidentales vers la dissolution, et qu'elle est d'autant plus prochaine, que les mouvemens qui la produisent sont plus forts, et les fluides plus faciles à se désunir; et de l'autre, que le mercure tend à exciter les oscillations du système vasculaire, en même temps qu'il atténue les liquides, l'emploi de ce minéral y est meur-

trier, et qu'on doit le rejeter de leur traitement,
ainsi que je l'ai dit des bains et de l'opium, et
que c'est au quinquina, aux cordiaux et au
camphre, qu'il faut recourir pour qu'il soit
efficace.

NOTICE

SUR

LA FIÈVRE JAUNE.

Cette notice de la *fièvre jaune,* que je me suis engagé à donner, sera courte, et néanmoins suffisamment étendue pour fournir les renseignemens qui sont nécessaires, afin de mettre un terme à l'incertitude où l'on est, tant sur sa nature, que sur sa cause et son traitement, objets sur lesquels on n'est pas encore parfaitement d'accord, et qui ont empêché jusqu'à ce jour de déterminer précisément sa classification. Les traités nombreux qu'on en a faits, et les talens distingués de la plupart de leurs auteurs, auraient cependant dû, ce me semble, lever tous les doutes sur ce qui la concerne. A quoi donc attribuer les difficultés qui s'y opposent, si ce n'est à la diversité des opinions et à la variété des formes sous

lesquelles cette fièvre se produit ? Je m'imagine
que les sentimens seraient depuis long-temps fixés
à cet égard, si, au lieu de s'attacher à la considérer sous un aspect unique et entourée de tous
les symptômes qui l'accompagnent dans ses différens états, on l'eût envisagée sous des points
de vue particuliers et distincts.

Cette manière analytique de l'examiner, la
seule qui soit propre à faire ressortir les traits
qui la caractérisent, aurait conduit au but de-
siré, qu'on aurait certainement atteint, en la di-
visant en espèces, ainsi qu'on l'a pratiqué avec
succès pour quelques autres fièvres dont les
modes ne sont pas plus variés que ne le sont
les siens. Il était d'autant plus convenable de
suivre une marche semblable, que la fièvre jaune
affecte, de même que ces dernières, une physionomie analogue à l'âge, au tempérament, au
sexe, et surtout à la manière dont sa cause agit
sur les individus (1) ; de sorte qu'il n'est pas pos-

(1) Voyez mon Essai : ce que j'y dis est également
applicable à cette fièvre.

sible qu'elle se montre constamment la même, et que les changemens qu'on lui remarque ne la rendent pas, en certaines circonstances, pour ainsi dire étrangère à elle-même.

Cependant comme il serait à craindre qu'en réglant les espèces de cette fièvre sur celui des modes qu'elle est susceptible de prendre, on ne se jettât dans des difficultés aussi grandes que celles qu'on se propose d'éviter en s'éloignant de la route battue; mon dessein, en outre, n'étant pas d'en traiter *ex professo*, j'en décrirai deux seulement qui, par le choix que j'en ferai dans les extrèmes, serviront de règle pour se conduire à l'égard des intermédiaires. Ainsi, au lieu d'une description diffuse et embarrassante, qui était un obstacle à ce qu'on pût s'en former une idée juste, on en aura deux qui seront simples, lesquelles, en la ramenant à une sorte d'uniformité, rendront son diagnostic plus facile.

De la nature de la Fièvre jaune.

La couleur de la peau, qui devient toujours jaune dans cette fièvre, la distingue de toutes les autres; mais cet attribut qui lui est essentiel, dont elle tire son nom, et qui semblerait au premier coup-d'œil en faire une maladie *sui generis,* ne l'en sépare pas cependant de manière qu'elle n'appartienne pas à une de leurs classes. D'ailleurs il ne lui est pas exclusif; car, outre qu'il lui est commun avec les espèces huitième et neuvième, chap. V, p. 249 et 254, il n'est pas étranger à quelques autres fièvres qui, à la vérité, ont toutes son caractère, et qui sont plus ou moins susceptibles de cette modification, à cette différence près néanmoins, qu'elle n'y est jamais, ou que bien rarement portée au degré où elle parvient dans celle dont il est ici question.

Le principe qui la produit exerce sa principale influence sur la bile, qu'il décompose à un point tel, qu'elle s'épanche en un court espace de temps dans le tissu cellulaire, comme il est aisé de s'en convaincre par la couleur précitée de la peau et celle des pustules qui se manifestent avant la mort, ou qui la suivent de près. Ces effets sont ce qui la différencie particulièrement des fièvres de sa classe, et surtout des espèces qui attaquent les nouveaux arrivés dans les colonies, dont la cause agit plus spécialement sur le sang qu'elle dissout, ainsi que le démontrent les hémorrhagies qui surviennent pendant leur cours, et les pétéchies qui ont lieu à leur terminaison.

Il ne faut cependant pas croire que ces diverses fièvres se restreignent à produire sur les humeurs que je viens de nommer l'un ou l'autre de ces effets, puisque, bien loin que chacune d'elles se borne à dénaturer celle avec laquelle j'ai dit qu'elle avait une affinité particulière, elles étendent, dans un grand nombre de cas, leur action sur l'universalité des fluides; de sorte qu'en conservant leur prédominance sur l'humeur qui est le plus intimement de leur ressort, la fièvre jaune dissout le sang jusqu'à occasionner des hémorrhagies, et que les autres fièvres décomposent la bile au point qu'elle s'extravase quelquefois, comme elle le fait dans la précédente.

Cette réciprocité d'action que ces maladies exercent sur les divers fluides, et qui les rapproche les unes des autres, n'est pas le seul point par lequel elles se touchent : car, outre le type

continu rémittent que conserve la première pendant toute la durée et l'accablement où elle précipite les malades dans les premiers jours de son
invasion, lesquels la rangent naturellement dans
la classe des fièvres adynamiques, à laquelle nous
avons vu que les autres appartiennent, il existe
entre elles une analogie qui les met dans un rapport plus étroit. Elle consiste en ce qu'il est extraordinaire que la fièvre jaune, lorsqu'elle est
aiguë, ait prise deux années de suite sur les
mêmes individus. Semblable alors à l'espèce première du chap. III, p. 102, elle les respecte pendant un certain laps de temps, à moins qu'ils ne
se mettent dans le cas de la contracter plutôt par
l'abondance et la qualité des alimens, qui ne tardent pas à redonner au sang et aux humeurs la
consistance et la richesse qui les y disposent (1).
Mais le contraire a lieu quand elle est lente, et
elle peut, de même que le font quelquefois les
espèces qui ont particulièrement trait aux anciens colons, les attaquer plusieurs années con-
sécutives.

On ne peut déjà douter, d'après le rapproche-

_____

(1) Ceci rend raison de la facilité avec laquelle elle
attaque les Européens, et de la difficulté qu'elle éprouve
à atteindre les habitans des colonies.

ment que je viens de faire de ces maladies, que
le caractère de la fièvre jaune ne soit le même
que celui de la fièvre des Indes occidentales, et
l'on verra dans un instant qu'il est, ainsi que
dans cette dernière, compliqué de *contagion;*
ce qui la rend une des affections les plus meurtrières que l'on connaisse. Et effectivement, quoiqu'elle le soit peut-être moins par *elle-même* que
la première des espèces, chap. III, art. I, p. 102,
parce que le développement des symptômes n'y
est pas aussi rapide qu'il l'est chez elle, et qu'elle
ne fait guères périr ceux qu'elle attaque avant le
septième jour, on ne peut s'empêcher d'avouer
qu'elle l'emporte sur la dernière en malignité,
par la faculté, sinon réelle, du moins apparente,
qu'elle a de se communiquer, et qu'elle possède
à un degré si éminent, qu'elle paraît se propager avec autant de célérité que la peste.

Ses moyens de communication sont les mêmes
que ceux dont j'ai fait mention chap. I, art. IV,
p. 56, et elle est si active, qu'il est extrêmement
difficile d'échapper à ses coups, pour peu qu'on
y reste soumis pendant un certain temps.

C'est une vérité si bien reconnue aux Etats-
Unis de l'Amérique, que, dès l'instant où cette
maladie paraît, les gens riches y prennent le

parti de fuir les villes, où elle commence toujours à se manifester, pour se confiner dans les campagnes, où il est rare qu'on en soit atteint. La prudence ne leur permet pas d'attendre, pour le faire, qu'elle soit répandue, et que ses progrès aient jeté l'épouvante dans tous les cœurs.

Lorsqu'elle est parvenue à cet état, l'effroi qu'elle inspire est si grand, qu'il fait oublier les devoirs les plus sacrés. Les liens les plus forts se brisent; l'époux quitte sa femme, et celle-ci son époux; et, sourd à la voix de la nature, le père abandonne ses enfans et s'en trouve abandonné. Les malheureux malades, délaissés, sont réduits à recevoir par les fenêtres les secours qu'un reste de pitié leur fait passer au moyen de longues perches, quand l'égoïsme ne s'est pas borné à les en pourvoir en fuyant.

Je ne chercherai point à excuser une telle manière de se conduire, surtout entre des parens aussi proches. On n'en sera cependant peut-être pas moins étonné, lorsqu'on saura que ce fléau se montre à peine dans un quartier d'une ville, qu'on le voit bientôt dans tous les autres, et, ce qui est encore plus surprenant, qu'il se manifeste en même temps dans plusieurs cités très-éloignées les unes des autres; de sorte que les

habitans de chacune d'elles, incertains du lieu
où il a pris naissance, se ferment respectivement
leurs portes.

Cette mesure de sûreté, au moyen de laquelle
ils s'imaginent se mettre à l'abri de la contagion,
est malheureusement illusoire, puisqu'ils ne la
prennent que parce qu'ils ignorent la véritable
source de ce désastre, qu'ils attribuent à tort à la
promptitude seule avec laquelle ils croient que
cette maladie se propage ; car, quelque rapide
que l'on suppose la marche du délétère qui la
produit, la raison répugne à une pareille progression, et nous force à recourir à une cause
générale pour expliquer ses effets, qui sont inconcevables, lorsqu'on leur assigne une origine
particulière. Celle que je vais indiquer me semble
propre à les faire comprendre ; et quoiqu'elle ne
soit pas moins alarmante que celle dont on s'i-
magine qu'ils dépendent, elle laisse au moins
l'espoir consolant qu'elle ne sera pas éternelle,
puisqu'elle doit enfin céder au temps seul, pourvu
qu'on ne continue pas à l'entretenir.

Quoique la cause productrice de la fièvre jaune
ne soit point locale, et qu'elle ait, au contraire,
beaucoup d'extension, je suis bien éloigné de chercher à affaiblir les craintes qu'inspire la faculté
qu'elle a de se communiquer. Je le tenterais même

23

en vain, puisque les preuves multipliées qu'on en
a acquises n'en démontrent que trop le danger.
Cependant, malgré la persuasion où je suis qu'elle
possède cette faculté, je ne puis regarder comme
un moyen de me persuader de la vîtesse avec laquelle on prétend qu'elle l'exerce, son apparition simultanée dans une grande ville, et encore
moins celle qui a lieu à-la-fois dans plusieurs
cités : cette dernière surtout me paraît exiger
l'intervention d'une cause qui agit dans tous les
lieux avec la même force et à la même époque,
dont le développement peut, à la vérité, être
accéléré dans certaines circonstances, mais qui
ne peut jamais être suppléée par aucune de celles
qui auraient une source limitée. En effet, quelque malfaisante que puisse être une cause de
cette nature, il n'est pas probable qu'elle le soit
au point de donner lieu à des effets aussi étendus
et aussi subits que le sont ceux dont je viens de
parler.

Vainement voudrait-on s'autoriser, pour appuyer cette assertion, des bruits qui ont couru
dans le continent de l'Amérique au sujet de l'é-
pidémie qui l'a dévasté en 1794, et qui se vit
d'abord dans la seule ville de New-Yorck, puisque, bien loin de remplir cet objet, ils tendent,
selon moi, à la détruire. Je vais rapporter les

plus accrédités, afin de mettre le lecteur à même
de les apprécier. Il en courait deux principaux :
l'on assurait dans le premier que cette maladie
s'y était déclarée à l'occasion de l'ouverture d'un
magasin où l'on tenait renfermées une grande
quantité de peaux de bœufs qui s'y étaient putréfiées, et qui avaient répandu à leur sortie une
odeur infecte ; et l'on ajoutait, dans la vue d'en
convaincre, que leur extraction y avait donné
lieu ; que les premiers qui en avaient été attaqués avaient été vus dans la partie de la ville où
était ce magasin qui se trouvait situé sur le bord
de la mer. On voulait, dans le second, qu'on l'eût
reçue d'un bâtiment venant de Saint-Domingue,
et dont l'équipage était atteint de la fièvre qui
régnait alors dans cette colonie; et cette croyance
paraissait d'autant mieux établie, que le quartier
de cette cité, vis-à-vis lequel ce bâtiment était à
l'ancre, avait donné le premier des signes de l'in-
fection.

Ainsi, on attribuait cette épidémie à deux
causes bien distinctes, lorsque chaque parti n'en
reconnoissait qu'une seule. Or, maintenant si on
demande quelle pouvait être la véritable, je ré-
pondrai que, dans une occasion d'une telle importance où les témoins ne pouvaient pas avoir
manqué, et sur laquelle il n'aurait dû y avoir

qu'un sentiment, dès-lors qu'ils ont été partagés, il n'est pas conséquent d'en admettre une comme telle. Supposons les néanmoins pour un instant vraies l'une et l'autre ; quelle induction en faudrait-il tirer ? Premièrement, qu'il est certain que la fièvre jaune a commencé cette année-là à se montrer à New-Yorck, ce que ses habitans n'auraient osé nier, puisqu'elle ne parut effectivement que quelque temps après dans les autres villes des Etats-Unis ; et en second lieu, qu'elle s'y est manifestée sur les bords de la mer avant que de s'introduire dans le centre de la ville ; mais on ne pourrait aller plus loin sans cesser de raisonner juste.

Et en effet, si une de ces causes, et même les deux réunies, avaient seules donné lieu à cette épidémie qu'on suppose avoir passé de proche en proche, ou avoir été portée dans différentes villes très-distantes les unes des autres, au moyen des relations qu'elles ont entre elles tant par mer que par terre, peut-on penser que quinze ou vingt jours auraient suffi pour qu'elle devînt aussi générale qu'elle le fut bientôt tout-à-coup, principalement lorsqu'il est certain qu'on aura pris dans toutes les moyens les plus propres à s'en garantir, aussitôt qu'on y aura été instruit de son apparition à New-Yorck ? Or, si de pareilles

causes, dont l'existence n'est pas bien avérée, ont
pu avoir part à l'événement dont il est ici question, ce n'est donc qu'en accélérant dans cette
cité le développement de celle qui l'a occasionné,
et qui n'avait besoin que d'un peu plus d'activité
pour faire naître d'elle-même cette maladie, ainsi
qu'elle l'a fait dans les autres villes où elle a produit les mêmes effets, sans avoir été précédée par
rien de semblable : de sorte qu'elles n'auraient,
dans ce cas, agi que comme causes occasion-
nelles, et non comme efficientes. En outre, si
les exhalaisons provenant des peaux putréfiées
avaient été capables de donner naissance à cette
épidémie, la même chose n'arriverait-elle pas
ailleurs, et ne serait-on pas exposé à voir partout et dans tous les instans la fièvre jaune? Or,
comme elle ne se montre aux Etats-Unis qu'aux
mêmes époques, et le plus souvent dans plusieurs
villes à-la-fois, il n'est pas raisonnable de leur
attribuer l'épidémie de 1794. On en peut dire
autant du navire venant de Saint-Domingue :
car, pour que l'équipage eût pu l'occasionner, il
aurait été nécessaire avant tout que la fièvre qui
ravageait alors cette colonie eût eu la faculté
de se communiquer. Mais celle qu'on y voyait
n'ayant de commun avec la fièvre épidémique
dont nous parlons, que son type et son carac-

tère simplement adynamique, elle n'aurait pu
paraître à New-Yorck qu'avec ces deux attri-
buts qu'elle avait à Saint-Domingue; d'où par
conséquent il répugne qu'elle ait été apportée.

Bien plus, je soutiens qu'elle n'a point été trans-
férée des autres colonies au continent de l'Amérique : car, si l'on jette un coup-d'œil sur les maladies qu'on y voit et qui diffèrent plus ou moins
de la fièvre jaune, pour se rapprocher de celles
que j'ai observées à la Gouadeloupe, on se convaincra que leur terminaison est trop prompte
pour que les malades n'y succombent pas dans
le voyage. Mais, dans la supposition contraire où
le germe de ces maladies en resterait concentré
assez long-temps dans les corps, pour que ceux
qui les auraient contractées pussent arriver dans
leur patrie avant que le développement ne s'en
fût fait, celles auxquelles elles donneraient lieu
lorsqu'il viendrait à éclore, n'occasionneraient
jamais la mort que de ces individus qui ne com-
muniqueraient pas à personne les maladies qui
en résulteraient, puisqu'elles ne seraient point
dans ce cas, et qu'on ne peut communiquer que
celles de cette nature.

De la cause de la Fièvre jaune.

On demandera maintenant comment il arrive

que cette fièvre, qui n'a pas toujours été connue
au continentseptentrional de l'Amérique, y existe
pourtant aujourd'hui, puisque les causes dont je
viens de parler sont incapables de l'y faire naître,
et que tout concourt à prouver qu'elle ne vient
pas du dehors. Je vais tâcher de répondre à cette
question, en indiquant sa véritable source, que
je trouve dans la situation des villes.

Bâties sur les bords de la mer et des rivières,
on a construit au-devant d'elles, et quelquefois sur
leurs côtés (ce qui dépend du terrain qu'on a
choisi), des espèces de quais qu'on nomme dans le
pays, *warfs,* qui en ont été placés à une distance
plus ou moins éloignée, mais toujours à une pro-
fondeur d'eau telle, que les navires peuvent s'en
approcher assez près pour être chargés et déchar-
gés avec le secours seul d'une grue. Au lieu de
faire ces warfs pleins, on s'est contenté de frapper plusieurs rangs de pieux et de les revêtir de
planches à une certaine hauteur. Mais ces pieux
n'étant point assez près les uns des autres pour
empêcher les vases que pousse le flux de s'insinuer entre eux, et l'étant néanmoins assez pour
les retenir, elles y croupissent en y séjournant, et
répandent, durant les chaleurs de l'été, qui sont
aussi fortes que celles qu'on éprouve aux Indes
occidentales, des vapeurs d'une odeur insuppor-

table qui nuisent beaucoup à la salubrité de l'air, et qui pourraient seules être la cause de la maladie que concerne cette notice.

On ne s'en est cependant pas tenu à la construction de ces warfs ; et comme s'ils n'avaient pas été suffisans pour causer de grands maux, on en a élevé des seconds, puis des troisièmes, et souvent des quatrièmes, les uns devant les autres, en laissant entre chacun d'eux des intervalles assez considérables pour y bâtir des maisons séparées par de vastes rues ; ensorte que ceux qui étaient en premier lieu sur le bord de la mer et des rivières s'en sont trouvés éloignés dans la suite de cinq à six cents pas.

Quoique les warfs et les terrains qu'ils renferment aient été successivement comblés, le fond en est néanmoins resté le même : ainsi, outre les vapeurs que fournissent les warfs les plus avancés, il se dégage de toute la surface remblayée un gaz qui vicie l'air des rues qui y sont placées, ou qui, en se concentrant dans les maisons qui les forment, agit d'une manière pernicieuse sur ceux qui les habitent (1).

_____

(1) Voyez ce qui a été dit à ce sujet, chap. I, art. V, p. 60 de mon Essai, quand il a été question des accidens produits par une cause semblable à la Pointe-à-Pitre.

Toutes les villes étant situées de la même manière, et conséquemment bordées de ces espèces
de quais, devant plusieurs desquels encore la
mer se retire pour laisser à découvert une plage
immense et boueuse, l'évaporation dont je viens
de parler a lieu dans toutes, lorsque les chaleurs sont devenues ardentes; et comme elle s'y
fait en même temps, elle doit aussi y donner naissance à la maladie, à-peu-près à la même époque.
De-là, l'embarras où sont les habitans de ces contrées, pour savoir précisément dans laquelle de
ces villes elle a d'abord paru, et le motif des
mesures de sûreté qu'ils prennent réciproque-
ment.

Il n'est pas possible d'assigner une autre origine à la fièvre jaune, quand on considère qu'elle
n'a commencé à se manifester au continent de
l'Amérique, surtout à s'y populariser, que lorsque les grandes villes y ont été assez nombreuses,
et conséquemment les warfs assez multipliés pour
produire des effets capables de l'y faire naître, et
qu'on l'y voit plus fréquemment depuis qu'on en a
construit de nouvelles, et que les anciennes se sont
accrues (1). J'ajouterai encore, afin d'en com-

_____

(1) On ne doit pas conclure de ce que je dis ici de ces

pléter la preuve, que sa première apparition a
lieu dans les villes, et presque toujours sur les
bords de la mer et des rivières, et qu'elle ne se
déclare jamais dans les campagnes, où il est rare
qu'elle fasse de grands progrès (1).

Il me paraît donc démontré, tant par les faits
que par le raisonnement, que la cause qui a fait
naître et qui régénère la fièvre jaune aux États-
Unis est attachée à leur sol, et j'espère qu'on
en sera convaincu par ce qui me reste à dire.

On a vu plus haut que la couleur dont la peau
s'empreint dans la fièvre jaune en est un attribut qui lui est tellement essentiel, qu'il en est
inséparable. Je crois qu'il serait inutile d'entre-
prendre d'en découvrir la cause première, qui
n'est vraisemblablement qu'une modification dé-

---

deux dernières causes de la fièvre jaune, qu'elle doit
devenir plus fréquente et plus meurtrière en raison de
l'augmentation des villes, puisque les miasmes qui se
dégagent des lieux anciennement comblés perdent chaque jour, en s'épuisant, de leur malignité.

(1) Voyez ce qui a été dit plus haut, lorsque j'ai fait
mention des bruits répandus au continent de l'Amérique,
au sujet de l'épidémie de 1794, que quelques-uns assu-
raient aussi avoir commencé à Philadelphie par une rue
qu'on nomme *Water-Street* (rue de l'Eau), laquelle est
établie sur des *warfs*.

pendante du climat des Etats-Unis (1). C'est en
vain qu'on l'a cherchée dans la manière de vivre
des habitans de cette contrée ; car, quoique leur
nourriture ne consiste guères qu'en viande, et
surtout en chair de porc, dont un homme mange
souvent une si grande quantité en un seul jour,
qu'elle surpasse de beaucoup celle dont un de
nos compatriotes se contente dans une semaine,
je ne pense pas que cette couleur doive lui être
attribuée (2), quelque mauvaise que soit la qualité du chyle qui en résulte. S'il en était autrement, pourquoi ne l'aurait-on pas aperçue sur les
Anglais, au commencement de l'épidémie qu'ils
ont occasionnée à leur arrivée à la Gouadeloupe,
puisque leur manière de vivre diffère si peu de
celle de ce peuple ? Cet accident ne s'étant joint

(1) Je n'entends pas dire qu'elle lui soit particulière ;
car je m'imagine que cette modification pourrait exister
dans tous les pays où il se trouverait une réunion des
causes qui y donnent lieu au continent de l'Amérique.

(2) Je ne parlerai ici que des gens du peuple, et surtout des matelots, dont j'ai vu quelques-uns, dans les
traversées que j'ai faites sur les bâtimens de cette nation, en manger en un seul repas, sans biscuit ni pommes
de terre, au moins une livre, dont plus de la moitié
était de la graisse. Ils faisaient trois à quatre repas semblables chaque jour, et ne buvaient que de l'eau.

à ceux qu'ils avaient déjà que plus de six semaines après cette époque, c'est-à-dire lorsque les Américains, chez qui la fièvre jaune s'était manifestée cette année-là beaucoup plutôt qu'elle n'a coutume de le faire, eurent eu le temps de la leur communiquer, il est évident qu'il ne provient pas des alimens. Cette cause n'étant donc pas celle qui produit cette modification, dont la connaissance ne me paraît pas d'ailleurs d'une grande utilité, je ne m'arrêterai pas davantage à sa recherche : il me suffit qu'elle soit constamment attachée à cette fièvre, et qu'indépendamment du degré de certitude qu'elle donne aux faits que j'ai déjà rapportés, elle me fournisse encore un moyen de prouver des vérités d'autant plus importantes à mon sujet, qu'elles le mettent à l'abri de toutes objections.

Nous venons de voir que la peau ne devenait pas jaune chez les Anglais pendant les six premières semaines de leur séjour à la Gouadeloupe, et qu'elle ne prit cette couleur qu'à l'époque où les Américains eurent pu leur avoir apporté la fièvre jaune; et il eût été bien surprenant qu'ils ne la leur eussent pas transmise : car, outre le nombre considérable de navires qui vinrent alors dans cette île des Etats-Unis, et des provinces du même continent qui sont restées attachées à la Grande-Bretagne, il y arriva aussi des vaisseaux de guerre chargés de troupes qui y avaient vécu avec des matelots américains journellement pressés, contre le droit des gens, à bord de leurs bâtimens qui se rendaient dans les autres Antilles.

Il n'est guères possible de concevoir que la la fièvre jaune se soit introduite autrement que par cette voie à la Gouadeloupe, puisqu'elle n'y existait pas auparavant, même sur les matelots américains qui ne l'avaient pas depuis plusieurs années; avantage qu'ils devaient à ce que cette maladie ne s'étant pas manifestée chez eux durant cet intervalle, ils n'avaient pu en apporter le germe dans cette colonie. Une circonstance qui vient à l'appui de ce sentiment, c'est que je n'ai pas vu un seul individu de leur nation qui en ait été attaqué pendant les quinze derniers mois que j'y ai passés. Ils périssaient avec des accidens semblables à ceux qui enlevaient les nouveaux-venus d'Europe; et la raison en était encore que ce fléau avait été trois ans sans se montrer dans leur pays, où s'il ne se déclare pas chaque année, ce qui a souvent lieu (1), c'est parce que

_____

(1) La fièvre jaune a commencé cette année 1807, qui est la troisième consécutive qui la voit régner au continent de l'Amérique, à se montrer dès la mi-septembre.

les chaleurs n'y sont pas toujours assez fortes
pour donner une activité suffisante aux causes
propres à le réveiller.

Je dis propres à le réveiller ; car, quoiqu'il ne
s'y fasse pas ressentir par continuation d'une manière évidente, le principe qui l'occasionne n'en
donne pas moins de temps en temps des signes
de sa présence, lesquels ne permettent pas au
médecin observateur de le méconnaître. Je puis
en attester cette sorte de permanence par deux
faits dont j'ai été témoin à la fin de juillet et au
commencement d'août 1804, pendant le séjour
que j'ai fait à cette époque à New-Yorck, où il
ne se montra ouvertement que plus de six semaines après. Je vis alors dans cette ville deux
personnes attaquées de dysenteries (1) accompagnées de fièvre adynamique qui avait tous les
symptômes ordinaires à la fièvre jaune, à l'exception de la couleur de la peau, qui était légèrement plombée, sans doute parce que le délétère qui s'était affaibli depuis son renouvellement
n'avait pu lui imprimer celle qu'il a coutume de
lui faire prendre lorsqu'il est dans sa force. C'est
vraisemblablement aussi par le peu d'action qui

_____

(1) Ces dysenteries ressemblaient en tout à celles décrites chap. VI, art. III, p. 290 de mon Essai.

reste à cette cause, que la peau ne devient pas jaune dans les pays éloignés où les Américains transportent cette maladie, qui n'y trouve pas d'ailleurs des circonstances aussi propres à favoriser son entier développement, qu'elle en rencontra à la Gouadeloupe en 1794.

La correspondance observée des temps où les Américains sont attaqués de la fièvre jaune dans les colonies, avec ceux où elle sévit dans leur patrie, où elle paraît toujours auparavant, est la preuve la plus concluante qu'on puisse avoir, que non-seulement elle tire son origine du pays qu'ils habitent, mais que, loin d'en contracter le germe chez les étrangers, ce sont eux, au contraire, qui la leur transmettent, comme ils l'ont fait réellement aux Anglais pendant leur séjour à la Gouadeloupe, où elle se déclara vers la fin de septembre, époque à laquelle ils avaient pu l'y introduire, parce qu'elle s'était, ainsi que je l'ai dit ci-dessus, montrée cette année-là aux Etats-Unis beaucoup plutôt qu'elle ne le fait ordinairement.

Au surplus, et c'est le dernier argument que j'emploierai en faveur de l'opinion que je professe ici, serait-il probable qu'on fût exempt de la fièvre dans cette contrée pendant un intervalle de temps aussi considérable qu'on l'y est en effet, si, comme les Américains voudraient le donner à entendre (1), elle y venait des Indes occidentales. Si on a pu le présumer autrefois, une pareille erreur ne doit plus subsister aujourd'hui, que l'on sait que le nombre des navires qu'ils y envoient s'y était sextuplé pendant les trois dernières années qu'ils ne l'ont point eue, et qu'il y a toujours continué à être double de ce qu'il était avant la révolution française, qui est devenue, par la liberté dont ils jouissent d'y importer et d'en exporter toutes les espèces de denrées, une source incalculable de prospérité pour leur commerce.

Par tout ce qu'on a vu jusqu'à présent, il pa-

_____

(1) Ils ont trop de bon sens pour le croire, et je ne pourrais pas m'empêcher de penser que les précautions qu'ils prennent sont uniquement pour tranquilliser l'esprit du peuple, si, portant plus loin mes vues, je n'avais pas lieu de me persuader qu'ils ont aussi voulu en imposer aux autres peuples, en feignant des craintes que ceux-ci devraient seuls avoir. C'est ainsi qu'ils détournent l'attention commune, et que leur commerce éprouve à peine quelque gêne. La manière qu'ils observent pour eux les quarantaines, en accordant aux maîtres des navires la liberté de se rendre dans les villes aussitôt qu'ils sont arrivés, et celle qu'ils laissent aux personnes attachées à leurs lazarets de communiquer avec celles du dehors, m'ont convaincu qu'ils n'avaient pas d'autres motifs que ceux dont je viens de parler.

raît bien certain que le continent de l'Amérique n'a point reçu la fièvre jaune des colonies, d'où, d'ailleurs, il est impossible qu'elle soit venue, puisque tout prouve qu'elle n'en tire point son origine.

J'ai déjà dit qu'elle n'existait point à Saint-Domingue ni dans aucune des Antilles avant l'épidémie qui a désolé le continent américain en 1794 ; et cela est si vrai, que, s'il n'en eût pas été ainsi, je n'aurais certainement pas manqué de l'y observer sur quelques-uns de leurs habitans.

Or, il ne m'est pas arrivé d'en voir un seul atteint de cette fièvre durant plusieurs années que j'y ai demeuré ; ce qui ne laisse aucun doute qu'elle n'avait pas lieu dans ces contrées, où il est bien étonnant qu'elle ne se soit pas introduite long-temps auparavant, vu les rapports qu'elles ont avec les Américains ; mais la constitution des individus y paraît, ainsi que je l'ai fait remarquer ailleurs (1), si fortement opposée à recevoir les impressions qui peuvent lui donner naissance, qu'aucun de mes confrères n'en a été attaqué, non plus que moi, malgré la malheureuse facilité que j'ai de contracter les autres fièvres, quoique nous

_____

(1) Voyez ce que j'ai dit de cette opposition page 34 de l'introduction.

ayons donné plusieurs fois les uns et les autres
des soins à des Américains qui en étaient atteints,
et fait pendant plusieurs semaines la visite des
hôpitaux où l'on déposait les soldats anglais, lorsque la fièvre qu'ils avaient au commencement
eut dégénéré en celle-ci. Il en a été ainsi pour la
généralité des colons, chez qui la fièvre qui a
ravagé les îles n'a pas eu dans cette colonie,
même dans les circonstances les plus calami-
teuses, une parfaite ressemblance avec la fièvre
jaune.

Je viens d'exposer le plus clairement, et de la
manière la plus succinte qu'il m'a été possible, la
nature et la cause de la fièvre jaune, et je passe,
après avoir rempli la tâche que je m'étais im-
posée, aux descriptions que j'en ai promises, pour
m'occuper ensuite de son traitement, et terminer
cette notice par quelques réflexions.

Première espèce.

L'espèce dont je m'occupe ici est la plus aiguë, et attaque ordinairement d'une manière
brusque. L'accès, le plus souvent précédé de frisson, est violent et accompagné d'un mal de tête
considérable. La peau à une chaleur âcre au toucher et une nuance de jaune; les yeux ont une
couleur semblable à celle de cette dernière, et

leurs vaisseaux engorgés sont abattus; la langue est recouverte d'un limon safrané et terne, qui laisse voir clairement sa superficie; la soif, quelquefois très-forte, est communément à peine remarquable, et le pouls, qui est accéléré, élevé et plein, n'est pas dur. Il y a encore faiblesse générale, anxiétés, resserrement au précœur, et de la tension au bas-ventre, qui est sec. Les urines sont d'un rouge tirant sur le jaune, et claires, avec anéorême, ou des flocons suspendus dans leur milieu, ou bien troubles et sans sédiment.

L'état du second jour est, à peu de choses près, le même que celui du premier, si ce n'est que la peau à jauni, que la faiblesse est plus grande, et que les malades commencent à ressentir des douleurs dans le bas-ventre.

La fièvre est plus forte le troisième qu'elle ne l'avait encore été; l'accablement remplace la faiblesse; la peau est entièrement jaune, la langue chargée, les anxiétés plus grandes, le précœur plus serré, et les douleurs du ventre, qui est météorisé, vives. Il y a parfois nausées, et la soif commence à diminuer vers la fin du redoublement, lorsqu'elle a été intense dès le principe. Ces accidens continuent pendant le quatrième jour, sans qu'on y observe de changement bien notable; mais les forces sont en prostration le cin-

quième ; l'enduit qui couvre la langue est épais
et sale. Les malades sont très-agités, ont des
nausées, quelquefois des vomissemens bilieux,
ou seulement des glaires jaunâtres, et éprouvent
dans le bas-ventre, qui est ballonné, des douleurs qui leur font, la plupart du temps, pousser
les hauts cris, et l'on entend dans sa capacité des
borborygmes et des grouillemens qui annoncent
qu'il ne tardera pas à s'ouvrir : la fièvre a deux
redoublemens dans les vingt-quatre heures, et
l'on observe dans le fort de chacun d'eux, un
léger délire : le pouls, qui est toujours accéléré,
s'affaiblit et se concentre, et la peau, dont la chaleur tombe sans perdre beaucoup de son âcreté,
devient plombée.

Les douleurs sont moindres le sixième jour,
et le pouls, qui est vîte, est aussi plus faible et
plus concentré ; la peau n'a plus qu'une chaleur
médiocre, et est un peu moite. La soif est nulle ;
les anxiétés et les agitations ne permettent point
de repos aux malades, qui sont oppressés ; le hoquet survient ; le ventre s'ouvre ordinairement
alors, et les matières qu'il donne sont jaunes et
tirant sur le brun, liées d'abord, ensuite liquides
et puantes, et quelquefois mêlées d'un peu de
sang dissous. Le délire se prolonge pendant la
plus grande partie du redoublement.

Le septième jour enfin, les malades tombent
dans l'affaissement; le pouls est précipité et très-
concentré, avec des intermittences, et le hoquet
est presque continuel; la peau se couvre de petites sueurs qui deviennent froides; les selles sont
fétides, et cependant toujours jaunâtres; la connaissance n'a plus lieu que dans les momens où
la fièvre se calme pour redoubler, et se perd
bientôt entièrement pour faire place aux rêvasseries : l'oppression est extrême, et il paraît des
pétéchies d'un jaune tirant sur le brun. Les malades meurent à la fin du second redoublement
de cette journée, ou dans le premier de la suivante, rarement avant d'avoir atteint l'un de ces
termes, et vont néanmoins assez souvent au
dixième jour.

Cette espèce n'attaque guères que les individus
d'une bonne constitution et ceux qui font usage
des liqueurs spiritueuses, ou qui se nourrissent
bien.

Seconde espèce.

Celle-ci est la plus lente de celles sous lesquelles la fièvre jaune se produit. Elle prélude
par un léger frisson suivi d'un accès qui a peu
de force, et pendant lequel les malades, qui ont
du dégoût, éprouvent de la pesanteur et du mal

à la tête, une faiblesse générale et une gêne à l'estomac. L'altération est le plus souvent nulle, et le regard abattu : la langue a un enduit ténu, auquel on aperçoit une nuance de jaune : la peau, dont la chaleur est moyenne, a une teinte semblable, ainsi que les urines, qui sont claires : le pouls est accéléré, sans élévation ni dureté.

Les symptômes sont les mêmes durant le second jour; mais la jaunisse est plus apparente, et la faiblesse et le dégoût plus grands. Le redoublement du troisième, qui n'est pas précédé de frisson, est plus marqué que le premier accès, et accompagné d'un mal de tête fatigant et orbitaire, d'accablement, de pesanteur à l'épigastre, d'anxiétés, et quelquefois de petites nausées : la chaleur de la peau est diminuée, et elle est entièrement jaune; le limon dont la langue est recouverte s'épaissit; le pouls, plus accéléré, se concentre, et le ventre, qui se météorise, est douloureux. Continuation de ces accidens le quatrième jour. Les forces sont en prostration le cinquième, et les anxiétés moins supportables : le pouls est vîte, faible et plus concentré; les redoublemens se font sentir deux fois dans la journée, et l'on observe du délire pendant leurs exacerbations : le hoquet survient encore ordinairement à cette époque, et l'altération cesse, si

elle a été forte dans le commencement; la peau
se ternit et perd de sa chaleur, et est moite; les
douleurs du ventre, qui est tendu, rarement violentes dans cette espèce, diminuent, et les urines
sont en petite quantité.

Les malades, affaissés pendant le sixième, paraissent absorbés, et en sont la plus grande
partie dans un délire obscur. Etendus sur le dos
ou couchés sur le ventre, ils ne prennent plus
qu'avec difficulté ce qu'on leur présente; ils rêvassent vers la fin du second paroxisme, et ne
peuvent rien souffrir sur eux; la peau est moite
et sans chaleur, le pouls précipité, très-faible et
très-concentré, et les urines, quoique rares, toujours claires. Ces accidens sont à leur comble le
septième: le ventre, qui s'est ballonné, s'ouvre
et donne des selles d'un jaune brunâtre, épaisses
d'abord et sans beaucoup d'odeur, ensuite claires
et puantes, pour devenir bientôt fétides; le hoquet est fréquent, s'il a lieu (car il ne survient
pas toujours); la peau est froide et couverte de
sueurs; les rêvasseries sont continuelles; il paraît
des taches, et quelquefois des pustules qui ont
l'élévation et la largeur d'une lentille dont la
forme serait sphérique : elles sont les unes et les
autres d'un jaune rembruni, et le sommet des
dernières, qui sont aplaties, d'une couleur légè-

rement plombée. Enfin, la mort, qu'ont précédée ses autres signes avant-coureurs, arrive de la fin du second redoublement de ce jour, à un de ceux du dixième, et très-rarement avant cette époque.

Les personnes naturellement débiles, ou qui le sont devenues par des maladies antécédentes, ou par le défaut d'une nourriture convenable, sont plus particulièrement exposées à être atteintes de cette espèce.

L'ordre dans lequel on vient de voir que se faisait le développement des symptômes dans ces deux espèces, n'est pas invariable; la nature n'y suivant pas toujours une marche aussi constante, qu'elle ne soit soumise à des écarts dont la fréquence exige qu'on en fasse une mention expresse. En effet, il arrive dans l'une et dans l'autre, que les malades se sentent indisposés pendant plusieurs jours, durant lesquels ils se plaignent de lassitudes, de dégoût, de pesanteur ou d'un léger mal de tête, qui sont accompagnés d'un dérangement dans le pouls, qui est plus ou moins accéléré et concentré.

Ces symptômes précèdent même assez souvent leur invasion (et l'on en doit dire autant de celle des espèces intermédiaires), lorsque l'épidémie règne depuis un certain temps, parce qu'alors

les individus qui avaient le plus d'aptitude à contracter la maladie, l'ayant déjà eue, il ne reste
que ceux qu'une idiosyncrasie particulière, quels
qu'aient été leur tempérament et leur manière
de vivre, a soutenus jusqu'à cette époque, et qui
ont enfin été contraints de céder aux attaques
réitérées du principe qui la cause. Si la nature
jouit encore d'une énergie suffisante pour faire
un effort puissant contre le mal qui cherche a
l'accabler, elle suscite la fièvre, qui est quelquefois assez forte pour égaler en intensité celle qu'on
observe dans la première espèce : mais, au contraire (et c'est ce qui a lieu le plus souvent),
elle manque de la vitalité nécessaire pour réagir
convenablement ; la langueur s'empare des malades, qui n'ont qu'une fièvre légère et semblable
à celle de la seconde espèce. La maladie est plus
grave dans ces cas que lorsque l'invasion en est
subite, par la raison que, quand elle se déclare,
le délétère a déjà influencé l'universalité des solides et des fluides : aussi les individus y suc-
combent-ils toujours plus promptement, si l'on
ne se presse pas de lui opposer les remèdes les
plus capables d'en dompter la malignité.

Traitement.

Je ne m'étendrai pas sur le traitement qui convient à ces deux espèces, et qui est également approprié à toutes celles qu'on pourrait faire de cette fièvre, parce qu'il ne diffère pas de celui que j'ai conseillé dans les généralités de mon Essai.

Ainsi donc, quand on est appelé dans le principe de cette maladie, qu'elle soit aiguë ou lente, c'est toujours au quinquina, au camphre et au vin qu'il faut avoir recours, afin de s'opposer à ses progrès, et de prévenir la dissolution qui menace de s'emparer des humeurs. Ces moyens suffisent pour la cure, à moins que les premières voies ne se trouvent farcies de matières dépravées ; ce qui arrive souvent chez les peuples qui mangent beaucoup de viande, et chez les individus voraces. La présence d'un semblable dépôt, qui alors a précédé la chûte, se manifeste par les signes ordinaires de *turgescence*. On obvie à l'obstacle qu'il apporterait au prompt rétablissement de la santé, en faisant précéder les médicamens ci-dessus de 15 à 20 grains d'ipécacuanha ; mais on recommence à les administrer dès que le dernier a opéré trois ou quatre fois. On en use ainsi, dans la crainte que l'évacuation que pourrait occasionner ce remède, ne jette dans une faiblesse qui deviendrait préjudiciable. Voyez ce qui a été dit à ce sujet, chap. III, art. I, p. 108 et 109 de mon Essai.

Lorsque la maladie dure depuis deux ou trois jours, il n'est pas rare qu'il se soit fait pendant cet intervalle une déposition d'humeurs qui provient de leur fonte, et dont les suites seraient plus dangereuses que celle du dépôt dont je viens de parler, puisque l'âcreté qu'elle acquiert par son séjour dans les intestins est une des principales causes des douleurs que les malades éprouvent. Il serait donc très-imprudent de donner de prime-abord les remèdes qui constituent le traitement général sans avoir prescrit auparavant quelques verres de la solution n.° 2, entre chacun desquels on donne alternativement une dose d'infusion de quinquina et une de la potion camphrée : on en cesse l'usage dès-lors qu'on s'aperçoit qu'elle a suffisamment purgé. Il est encore nécessaire d'ajouter au quinquina une douzaine de feuilles de chicorée sauvage ou de pissenlit avant que de verser dessus l'eau dont on se sert pour son infusion, qu'il est souvent nécessaire de faire dans la décoction d'une plante apéritive.

Quant à ce qui concerne les douleurs qui sont,

comme je l'ai fait remarquer, quelquefois exces-
sives, et qui ne dépendent pas d'une irritation
nerveuse, ainsi que les remèdes calmans qu'on a
employés contre elles, portent à penser qu'on l'a
cru, les clystères émolliens sont les seuls moyens
qu'on puisse prescrire avec sûreté pour les apaiser. Ces injections, qu'on fait à demi-seringue,
ont le double avantage d'adoucir les matières
qui les causent, en se mêlant avec elles, et d'en
solliciter la sortie. On aide néanmoins leur effet
par quelques doses de la mixture saline n.° 1,
qu'on peut continuer en l'alternant avec le quinquina et le camphre, tandis que la nature des
selles paraît les exiger : elle est d'ailleurs utile,
en ce que, soutenant les forces, elle prévient la
faiblesse à laquelle des évacuations réitérées pourraient donner lieu.

Il est presque inutile de dire que les indications se remplissent dans ces espèces de la même
manière que dans les autres espèces adynamiques,
et que leurs accidens particuliers se combattent
avec des médicamens semblables à ceux qu'on y
emploie; de sorte qu'il faut, dans tous les cas, bien
prendre garde de négliger aucune des précautions que j'ai précédemment recommandées.

On suit le traitement, c'est-à-dire, qu'on continue le quinquina et le camphre jusqu'à ce que

la fièvre cède, ou qu'elle change de caractère, et
on l'achève par l'usage des bouillons amers ou
apéritifs, soit seuls ou aiguisés d'un sel neutre,
ou bien en donnant un ou deux minoratifs, tel
que celui indiqué n.° 7. Si elle devient opiniâtre,
on tente de la détruire avec l'opiate, n.° 8, qu'on
remplace, lorsqu'elle résiste, par les sucs d'herbes,
qu'on prescrit à la dose de huit à dix cuillerées
tous les matins, pendant quinze à vingt jours.

Les remèdes que j'ai indiqués contre cette maladie ne sont pas les seuls qu'on y ait employés
ou prescrits; j'ai déjà parlé des rafraîchissans, de
l'opium et du mercure, qui n'y ont point été ou-
bliés, quoiqu'ils y soient aussi dangereux qu'ils
le sont dans toutes celles du même genre. Je ne
dirai rien des acides ni des autres médicamens,
qui sont en général nuisibles aux dernières; mais
comme je n'ai pas eu l'occasion d'en mentionner
un, l'huile de ricin, que j'ai vu donner si souvent à une certaine époque, malgré qu'elle le fût
sans succès, qu'on pouvait la considérer alors
comme un remède banal : je vais en dire ce que
je pense.

On prescrivait cette huile dans la double vue
d'évacuer et d'apaiser les douleurs. Elle purge
bien à la vérité assez ordinairement sans causer
de tranchées, mais les évacuations qu'elle pro-

cure sont quelquefois trop abondantes. Ainsi son
effet n'est pas sûr, et cet inconvénient n'est pas le
seul qui soit attaché à son usage; car elle fait
perdre, par la lenteur avec laquelle elle opère, un
temps précieux , et laisse, lorsque son action
cesse, une certaine langueur dans le canal intestinal, dont elle obstrue en outre l'embouchure
des vaisseaux , qu'elle met de cette manière hors
d'état d'absorber pour l'instant les remèdes dont
l'entrée dans la masse est indispensable à la guérison. La mixture saline n.º 1, et la solution n.º 2,
lui sont préférables, parce qu'elles n'ont pas ces
désavantages, et que, de plus, elles calment les
douleurs, en neutralisant en quelque sorte les matières du dépôt avec lesquelles elles se mêlent (1).

Il résulte de tout ce qu'on vient de voir, que
le traitement de la fièvre jaune ne diffère que

---

(1) On dit avoir employé les bouillies de quinquina,
dont on enveloppait le corps. Il faut que leur utilité soit
constatée par un médecin instruit, pour n'être pas ré-
voquée en doute; car le défaut de chaleur dans l'instant
où il rapporte les avoir mises en usage ne pouvait guères
.permettre une absorption profitable. Je ne m'en suis jamais servi, mais bien de la teinture d'Huxham, que je
faisais chauffer, et dont j'imbibais des compresses sur différentes parties en même temps, et je n'ai pas eu lieu de
m'en féliciter.

bien peu de celui de la fièvre des Indes occidentales et des autres adynamiques, et que ce qu'il
exige de particulier consiste à ajouter dans le
cours de la maladie quelques feuilles d'une plante
amère au quinquina, qu'on fait quelquefois, selon
l'occasion, infuser dans une décoction apéritive,
ainsi qu'à mettre les malades à l'usage des amers,
lorsqu'elle est terminée, afin de débarrasser les
humeurs de la bile qui s'est extravasée (1).

D'après les descriptions qu'on vient de voir
des deux espèces que j'ai jugées les plus propres
à donner une notion exacte de la fièvre jaune,
et l'exposé que j'ai fait de leur traitement, il sera
facile, en combinant les symptômes, de reconnaître celles qui en tiennent le milieu, et de leur
appliquer les moyens curatifs qui leur conviennent ; et l'on trouvera d'autant moins de difficulté
dans le choix des derniers, qu'ils sont presque
les mêmes pour toutes.

Je termine ici cette notice, sur laquelle je crois
m'être aussi étendu qu'il m'était possible de le

---

(1) Rien ne convient peut-être mieux dans ce cas,
ainsi que dans les jaunisses des autres espèces, lorsqu'il
n'y a plus de fièvre, qu'une décoction de la racine de
grande chélidoine, à la dose de 2 ou 3 gros par pinte,
que l'on continue pendant quelques jours.

faire sans passer les bornes que je m'étais prescrites; car, outre que je n'aurais pu la faire plus
longue sans me répéter, elle me paraît suffisante
pour ce que j'avais en vue de prouver, c'est-à-
dire, que cette fièvre ne diffère des autres fièvres
adynamiques que par une affection plus particulière de la bile, qui donne constamment une couleur jaune à la peau, puisqu'elle en a le type et
le caractère. Cette identité, qui est confirmée par
la similitude de ses symptômes avec ceux des dernières, l'est encore par celle de son traitement,
qui ne s'éloigne du leur que par l'addition de
quelques remèdes qui n'y sont pas toujours si
nécessaires, qu'on peut s'en passer, surtout quand
on est appelé dans son principe; mais ce qui la
démontre jusqu'à l'évidence, c'est que les médicamens qui rendent les autres mortelles lui sont
également pernicieux.

FORMULES

DES

REMÈDES.

N.º 1.

Mixture saline.

℞ De sel d'absynthe............... ℥ iB.
Sirop de limon.................... ℥ iiB.
Eau de canelle orgée.............. ℥ j.
Eau pure.......................... ℥ xx.
Liqueur anody-minérale d'Hoffmann... g.ᵗᵗᵉˢ xxv.

Bouchez bien. Dose, deux onces toutes les heures et demie, ou toutes les deux heures.

N.º 2.

Solution.

℞ Casse en bâton................. ℥ ij.
Orange amère (1)................ N.º 1.
Feuilles de chicorée sauvage......... N.º 12.

---

(1) Si l'on n'a point d'orange amère, on la remplace par un citron, et au lieu de douze feuilles de chicorée sauvage, on en met vingt-quatre.

Brisez la casse pour en avoir la pulpe, que vous mettrez avec l'orange pelée et coupée par rouelles , et les feuilles de chicorée hachées menu : versez sur le tout une pinte d'eau bouillante ; mèlez bien avec une cuiller pour séparer la pulpe de la casse du bois et des noyaux : couvrez pendant dix minutes ; mèlez de nouveau et coulez en exprimant : adoucissez avec deux onces de sirop simple.

N.° 3.

Clystère.

℞ Quinquina concassé (je préfère le
    rouge).......................... ℨ j.
Ecorce de grenade concassée.......... ℥ ʙ.
Teinture d'Huxham.................. ℥ ɪ.
Camphre............................ gr. vj.

Faites bouillir légèrement le quinquina et l'écorce de grenade pendant un quart-d'heure dans une pinte d'eau ; coulez et ajoutez la teinture d'Huxham, dans laquelle on aura fait dissoudre le camphre. — Pour quatre clystères.

N.° 4.

Clystère.

℞ Quinquina concassé............ ⎱
Ecorce de grenade concassée......... ⎰ aa ℨ vj.
Roses de Provins.................. pag. ɪv.
Amidon .... ℨ ɪv.

Faites bouillir le quinquina, l'écorce de grenade et les roses dans une pinte d'eau pendant un quart-d'heure, et coulez : délayez l'amidon dans la colature, et faites cuire pendant quatre à cinq minutes. — Pour quatre clystères.

N.º 5.

Épithème.

℞ Farine de froment................. cochl. iij.
Vinaigre fort....................... cochl. ij.
Poivre pulv........................ ⎫
Muscade pulv...................... ⎬ aa Э ij.

Délayez la farine avec le vinaigre pour en former une pâte d'une consistance moyenne, et l'étendez sur un linge, de manière à ce qu'il soit large comme la paume de la main : parsemez la surface qui doit être appliquée sur le creux de l'estomac, avec le poivre et la muscade mêlés ensemble : contenez par le moyen d'un bandage.

N.º 6.

Épithème.

℞ Coupez le tour d'un pain d'une livre de l'épaisseur de deux écus de six francs, et faites le griller : jettez-le chaud dans environ six cuillerées de bon vin rouge, dans lequel vous aurez mis la moitié plein un dez à coudre de noix muscade pulvérisée, et imbibez-le bien : parse-mez-le encore de poudre de muscade sur le côté, que vous appliquerez sur le creux de l'estomac, et contenez avec un bandage.

N.º 7.

Minoratif.

℞ Follicules de séné................⎫
Quinquina concassé menu...........⎬ aa Ʒ ij.
Sirop de chicorée composé...........⎭ ℥ ij.
Sulfate de magnésie (sel d'Epsom)..... Ʒ iij.

Versez sur les follicules et le quinquina un moyen
verre d'eau bouillante; couvrez et mettez à infuser pendant deux heures sur les cendres chaudes; remuez deux
ou trois fois la liqueur pendant l'infusion, et coulez :
ajoutez à la colature le sirop et le sel.

N.º 8.

Opiate.

℞ Quinquina rouge pulvérisé........ Ʒ iv.
Tartrite de potasse antimoniée (tartre
    stibié)........................,........... gr. vj.
Sel d'absynthe..................... Ə j.
Muriate ammoniacal (sel ammoniac).. gr. x.

Sirop d'absynthe; q. s. pour former une masse dont
on fera seize pilules. La dose est de quatre de ces pilules, qu'on peut partager, si on les trouve trop grosses.
On prend deux ou trois de ces doses entre les redoublemens, si la fièvre est continue, ou entre les accès, si
elle est intermittente, et sept à huit cuillerées de soupe
immédiatement après.

N.° 9.

Tisane.

℞ Racines d'oseille.................⎫
　　De fraisier.............. ⎬ aa ℥ ij.
　　De chicorée sauvage....... ⎭

Coupez et fendez les pour les mettre à bouillir pendant un quart-d'heure dans vingt-quatre onces d'eau ;
retirez du feu ; couvrez et coulez un quart-d'heure après.
Faites tremper ensuite dans cette décoction pendant quelques minutes une boule de mars de Nancy, et donnez en
à boire trois verres dans le courant de la journée. On
peut y ajouter deux ou trois cuillerées de vin blanc.

N.° 10.

Mélange.

℞ Acide citrique (suc de citron)..... ℔ ij.
Muriate de soude (sel marin)........ ℥ iv.

Mêlez et faites chauffer.

N.° 11.

Soupe.

℞ Carotes moyennes............... N.° ij.
Feuilles d'oseille.................. ... N.° x.
Idem , de laitue.................... N.° ij.

Hachez menu ces légumes et mettez les dans une pinte
d'eau, avec gros comme un petit œuf de pigeon de beurre

frais, un peu de sel, de poivre et de cannelle ou muscade :
faites cuire doucement pendant deux heures ; coulez avec
expression, et versez sur trois ou quatre tranches de pain
très-minces et grillées : donnez de suite à prendre.

Je me sers ordinairement de cette soupe lorsque je
donne l'opiate à la fin de la maladie. On enveloppe chaque
pilule d'une portion de tranche de pain, qu'on avance
sur l'extrémité de la cuiller, qu'on remplit de bouillon.
Les malades les avalent ainsi sans répugnance, et ne s'en
trouvent nullement fatigués. Ils mangent ce qui reste de
la soupe après qu'ils ont pris les pilules.

FIN.

TABLE

Des matières contenues dans cet Ouvrage.

(393)

(395)

FIN DE LA TABLE.

ERRATA.

www.ingramcontent.com/pod-product-compliance
Lightning Source LLC
Chambersburg PA
CBHW052104230326
41599CB00054B/3730